Die Feldenkrais Methode – Ein Weg aus der Zerebralparese im Säuglingsalter und in der Frühkindheit

Eine Studie über die Zerebralparese aus der Sicht des organischen Lernens in der frühen Kindheit

Paul Doron Doroftei

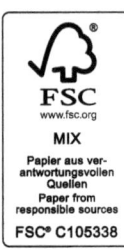

Titel:	Die Feldenkrais Methode – Ein Weg aus der Zerebralparese im Säuglingsalter und in der Frühkindheit
Untertitel:	Eine Studie über die Zerebralparese aus der Sicht des organischen Lernens in der frühen Kindheit
Autor:	Paul Doron Doroftei
ISBN:	9783738646979
Copyright:	Copyright © 2015 Paul Doron Doroftei
Herstellung und Verlag:	BoD-Books on Demand, Norderstedt

Dieses Buch ist allen 'kleinen Gladiatoren' auf den Therapiebänken der Welt gewidmet,

meiner Mutter, die nicht zugelassen hat, dass meine Sehnen, meine Muskeln und Gelenke vom Messer der Orthopäden berührt werden,

meinem Master und Lehrer Moshé Feldenkrais, dessen Lehre mein ganzes Leben begleiten wird,

meiner Schwester Rodica Doron, deren leidenschaftlicher Beitrag zur sprachlichen Gestaltung dieses Buches im Laufe von vielen Jahren ermöglicht hat, dass dieses Buch in dieser Form erscheinen kann.

Inhalt

Vorwort	7
Warum noch ein Buch über die Feldenkrais Methode?	15
Die spastische Lähmung aus der Sicht der Feldenkrais Methode	20
Die Feldenkrais Methode und wie diese zu meiner Lebensleidenschaft und -aufgabe wurde	24
Organisches Lernen und seine Gesetze im Nervensystem	46
„Sein oder nicht sein, das ist die Frage"	60
Lernen als Heilprozess	72
Die Feldenkrais Methode und einige Aspekte ihrer Anwendung an spastisch behinderten Säuglingen und Kleinkindern	153
Der Fall Cornelius	203
Einige zusammenfassende Bemerkungen als Vorbereitung auf den praktischen Teil	209
Eine praktische Kostprobe als „erste Hilfe" für Eltern spastisch gelähmter Kleinkinder	219
Die Feldenkrais Methode: eine Zusammenfassung	228
Eine Warnung für Eltern behinderter Säuglinge und Kleinkinder	234
„Das Körperbild" – Fragment aus einem Vortrag	242

„Der Sassower erzählte seinem Jünger, dem Zydaczower:

»Die Erkenntnis wahrer Nächstenliebe verdanke ich einem Gespräche zweier Dorfleute, denen ich zuhörte.

Erster: ‚Sage mir, Freund Ivan, liebst du mich?'

Zweiter: ‚Ich liebe dich sehr.'

Erster: ‚Weißt du, Freund, auch, was mir weh tut?'

Zweiter: ‚Wie kann ich denn wissen, was dir weh tut?'

Erster: ‚Wenn du nicht weißt, was mir weh tut, wie darfst du auch nur sagen, dass du mich lieb hast?'

Verstehst du, Hersch,«, führt der Sassower aus, »lieben, wirklich lieben, heißt wissen, was dem andern weh tut.«"

— *Hans Joachim Schoeps* [1]

„Des Himmels TAO ist fördern, ohne zu schaden."

— *Laotse*

---

1 *Jüdische Geisteswelt: Zeugnisse aus zwei Jahrtausenden*, Holle Verlag, Darmstadt (1980), S. 218 u. 219.

Vorwort

> „... in einer Weise denke ich, dass ich ein Pionier bin, der die Mittel hat ... und in der Tat bereits heute kann ich beweisen, dass es genug Wissen gibt, das bereits angewendet werden kann, um Dinge jenseits der menschlichen Vorstellung zu verbessern."
>
> — *Moshé Feldenkrais* [2]

> „Wir haben eigentlich keine Erkenntnisprobleme. Deshalb brauchen Sie keinen Wissenschaftler. Wir haben ein Umsetzungsproblem und zwar ein ganz massives."
>
> — *Professor Gerald Hüther* [3]

In diesem Buch möchte ich dem Leser eine Selbstverständlichkeit enthüllen, die seinem Bewusstsein entgangen ist. Sie wird seiner Haltung gegenüber dem eigenen Leben und dem Leben Anderer eine Perspektive eröffnen, die die Verantwortung für unser Handeln auf allen Gebieten menschlichen Tuns, sei dieses Tun Erziehung, Medizin, Politik oder das tägliche Miteinander, unter ein neues Licht stellt.

In der Tat ist die Grundidee dieses Buches einer Ameise zu verdanken, die durch ihr Eindringen und fleißiges Schaffen in meiner Wohnung in Tel Aviv in den 70er Jahren, einen bedeutenden Beitrag zu meinem Verständnis des Lebensphänomens geleistet hat und mir damit auch den Kern, den wesentlichen Sinn der Feldenkrais-Einstellung im Bezug auf das Leben offenbarte. Diese Grundidee erklärt das Besondere an der Feldenkrais Methode, sowie die Bedeutung der dieser Methode *als befreiender Faktor in unserem Streben*

---

[2] *Physics and My Method*, CERN, 1981

[3] *Know How Congress*, 2009

nach *Selbständigkeit, Selbstausdruck und maximaler Entfaltung des eigenen Potentials* zukommt – ob wir gesund, krank oder behindert sind.

Als ich in meiner damaligen Wohnung in Tel Aviv eine Lektion in „Bewusstheit durch Bewegung" machte, bemerkte ich auf dem Boden, ungefähr einen Meter von mir entfernt, ein ungewöhnlich großes Reiskorn sich sehr mühsam und wackelig, aber mit eindeutiger Beharrlichkeit in eine bestimmte Richtung fortzubewegen.

Wegen der Perspektive, aus der ich diese Szene betrachtete, schien mir das Reiskorn für länger als eine Minute als selbstbewegend. Als ich hinter dem Reiskorn die mühsam arbeitenden Beinchen einer Ameise entdecken konnte, wandelte sich die Mischung aus Neugier und Angst in ein Liebesgefühl für die kleine Kreatur, die sich bemühte, das Reiskorn zu tragen. Die ungewohnte Sicht im ersten Moment, und die Überraschung, die ich erlebte, als ich mir das Rätsel des „selbstbewegenden" Reiskorns erklären konnte, hatten eine entscheidende Wirkung auf mein Verstehen des Unterschiedes zwischen „sich bewegen" und „bewegt werden", zwischen einer *beabsichtigten* Bewegung und einer Bewegung, die *unbeabsichtigt* entsteht – im Allgemeinen zwischen einem lebenden Wesen und einem leblosen Objekt.

Anhand folgender Beispiele aus uns mehr oder weniger vertrauten Situationen werde ich versuchen, den entscheidenden Unterschied zwischen den zwei Zuständen – „sich bewegen" und „bewegt werden" – anschaulicher zu machen.

Die Fenster unserer Wohnung sind geöffnet, es ist ein stürmischer Tag und die Gardinen bewegen sich im Windzug. Ein gewöhnliches Bild, das nichts zu bedenken gibt. Wie würden wir aber reagieren, wenn sich die Gardinen bei geschlossenen Fenstern anfangen würden genauso zu bewegen? Ich glaube, niemand möchte sich lange in einem solchen Raum aufhalten. Warum? Weil das leblose Objekt „Gardine" unserer erfahrungsgestützten Erwartung widerspricht und die entscheidende Grenze zwischen dem Leblosen und dem Lebendigen durch *eigenes, beabsichtigtes Tun* überschreitet.

Holz verhält sich nur als Baum wie lebendige Materie, im Unterschied zu Holz in der Form eines Möbelstücks. Der lebende Baum wird seine Lebendigkeit durch bestimmte Prozesse erkennen lassen, die bei einem Möbelstück nicht existieren, wie z. B., sich zum Licht richten, wachsen, CO_2 in Sauerstoff umwandeln, die unterirdische Nahrung durch sich hindurch ziehen lassen und Feuchtigkeit durch die Blätter ausdünsten etc. Holz, als Möbelstück, wird keine weitere Veränderung widerfahren, außer dem Dehnen und Zusammenziehen – beides keine *bio*chemischen Prozesse mehr – und dem Verkommen, falls es nicht entsprechend behandelt und „gepflegt" wird.

Die Rolle der Absicht als ausschlaggebender Unterschied zwischen lebendem Wesen und Objekt wird, unbewusst, in vielen Krimis, in der Spannungsliteratur und im Film als besonders effektives leistungssteigerndes Mittel eingesetzt. Wenn der Held sich an einem unheimlichen, für ihn gefährlichen Ort aufhält, erleben wir jede Veränderung in der Umgebung als eine Angstquelle wegen der Unberechenbarkeit der im Verborgenen womöglich lauernden Lebewesen, seien das Menschen, Tiere, Werwölfe oder von Menschen befehligte Waffen oder Roboter. Sobald die Veränderung, sei sie eine Tür, die sich schließt, eine leere Dose, die auf dem Boden rollt etc., sich als eine nur zufällige, d. h. *unbeabsichtigte* Veränderung erweist, wird unsere Angst verschwinden. In der Tat wurde die Angst nur im Zusammenhang mit der Existenz einer bestimmten Absicht erweckt, die vom Helden, mit dem wir uns identifizieren, als unberechenbar empfunden wird. Auch hier wird der Ausdruck, das „Markenzeichen" sozusagen, eines Lebewesens als *Absicht* wahrgenommen.

Man kann sich letztendlich auch fragen, zu welchem Zweck man tötet? Was will man damit eigentlich bewirken? Was unterscheidet ein Lebewesen im „lebenden Zustand" vom gleichen Lebewesen, das tot vor uns liegt? Die Antwort ist: Tot hat es keine Möglichkeit mehr Absichten zu haben und sie zu verwirklichen. Das ist auch der Grund, warum der „gleichgeschaltete" Mensch der ideale Untertan der Diktaturen ist – er hat keine eigene, eigenständige Absicht – und warum Diktatoren so viel morden. Die Aufrechterhaltung der Tyrannei, die damit verbundene Notwendigkeit, eine ständige Unterdrückung der Meinungsverschiedenheit auszuüben, hat in der Geschichte der Menschheit das Leben unzähliger Millionen Menschen gekostet.

Jedes System, ob politisch oder organisch, setzt eine Selbstverwaltung, eine Selbstorganisation voraus, – wenn auch zum Glück nicht immer in der drastischen Form einer Diktatur, – in der alle Komponenten einem bestimmten Zweck entsprechend „koordiniert" oder, wie Feldenkrais sagen mochte, „organisiert zusammenarbeiten". Alles, was sich in einem geschlossenen, „totalitären" System eigenständig macht, von Zahnkaries bis zur politischen Meinungsverschiedenheit, wird vom entsprechenden System als Störfaktor empfunden und dadurch unerwünscht bzw. beseitigt.

Organisiert funktionieren bedeutet für einen Organismus, eine funktionale Leistung mit einem Minimum an Energieverlust zu erlangen. Mit anderen Worten, beim Ausüben einer bestimmten Funktion die *parasitären*, zweckfremden Aktivitätsmuster auf das Minimum zu reduzieren und möglicherweise zu eliminieren.

Es ist gut, sich diese in allen Bereichen menschlicher Tätigkeit uneingeschränkt anerkannte, in der Technologie streng geachtete Tatsache zu merken, um ihre praktische Berücksichtigung in der Therapie der Bewegungsstörungen, d. h. in der Herstellung und Wiederherstellung von Funktionen des Nervensystems, zu untersuchen.

Je komplexer sich die Materie in eine selbststeuernde Einheit organisiert, je höher die Vielfältigkeit dieser Organisation ist, desto instabiler und anfälliger, angreifbarer ist sie. Dieses Prinzip gilt auch für die Funktionen in einem Organismus und für die Spontaneität oder die Schwierigkeit, ganz allgemein für die Fähigkeit, solche Funktionen *hervorzurufen* oder *wiederherzustellen*. Je älter eine Funktion ist, umso zuverlässiger und weniger verletzbar ist sie und umso schneller, leichter, im allgemeinen spontaner, wird man sie in Anspruch nehmen oder wiederherstellen können. Je *neuer* und *komplexer* die Funktion, umso unzuverlässiger, d. h. verletzlicher und, wenn sie zerstört ist, viel schwieriger wieder aufzubauen ist sie.

In der lebenden Materie gibt es einerseits ein Streben nach mehr Komplexität und Entfaltung und andererseits einen „Gegenzug" zu einfacheren Strukturen, ein „Zurückziehen" in „primitivere" Existenzformen. Wenn die Komplexität in einfachere Formen zerfällt, die nicht mehr zum Erhalt des Ganzen zusammenarbeiten, heißt dies, dass das System stirbt.

Die „letzte Instanz" des Lebens, welche gleichzeitig allein die potentiell höchste Komplexität der lebenden Materie erreichen und steuern kann, die komplexeste Lebensform in ihren unzählbaren Organisationsmöglichkeiten, ist unser Gehirn. Das Gehirn ist, wie sich Feldenkrais einmal geäußert hat, die wertvollste aller denkbaren Materien der Welt, auch dann, wenn man sie nur mengenmäßig betrachtet. *Ihren reellen Stellenwert zu erkennen und sich ihren Gesetzen unterzuordnen ist maßgebend für jedes erzieherische und therapeutische Unternehmen.* Diese Gesetze zu verkennen, zu missachten oder interessant ausgedachten Theorien zu opfern hat auf das komplexe und in seiner Komplexität höchst verwundbare Phänomen *Leben* störende, bzw. zerstörende Wirkung und dementsprechend verheerende Folgen.

Es ist die *Befreiung der Absicht* – um zum Ausgangspunkt dieses Kapitels und dieses Buches zurückzukehren – das, unter tiefem Verständnis und weiser Befolgung und Anwendung der Gesetze unseres Nervensystems, den Sinn, die „raison d'être" der Feldenkrais Methode ausmacht und ihr unter den vielen Versuchen, Lösungen für die Behinderungen menschlichen Verhaltens zu finden, eine einzigartige, eine revolutionäre, noch zu entdeckende Stellung zuweist.

Ich habe versucht, in diesem Buch ein für den noch lange nicht abgeschlossenen, nie endenden Prozess der Menschwerdung wichtiges Thema zu behandeln. Es ist ein Thema, das, bewusster betrachtet, uns zu einem Urteilsvermögen verhilft, *das seinerseits zu einem menschlicheren und gewissenhafteren Einsatz unseres Wissens verpflichtet.* Am Anfang des dritten Jahrtausends a. d. sind Bereiche wie die allgemeine menschliche Entwicklung und die in ihr unmittelbar wurzelnden Gebiete – Erziehung und Rehabilitation –, ungeachtet des immensen angesammelten und veröffentlichen Wissens, *praktisch* betrachtet, in *ihren Grundsätzen* immer noch ein exotisches Gebiet, ein Tabu für den nicht spezialisierten Menschen und sein Urteilsvermögen. Nicht zuletzt die Erwartungen einer autoritätsehrfürchtigen Öffentlichkeit befriedigend, sind sie zu einem oft falsch verstandenen Monopol der Spezialisten geworden, die sich in immer unzugänglichere Höhen eines Spezialistentums begeben, die schwindelerregend genug sind, um eine gelegentlich vollständige Abkoppelung von der Wirklichkeit eines Nervensystems und seiner Gesetze zu überspielen oder sogar vergessen zu machen.

Ich möchte die in ihren Konsequenzen fahrlässige Lücke zwischen dem vorhandenen Wissen und der praktischen Anwendung dieses Wissens auf dem Gebiet der neurophysiologischen Rehabilitation ausfüllen, einem Wissen, zu dessen *Grundlagen* auch der „nicht spezialisierte" Mensch Zugang haben kann und sollte. Es ist die Lücke, die zwischen der bloßen Information und der Erkenntnis der Bedeutung dieser Information für ihre praktische Anwendung entsteht: es ist nicht genug zu wissen, dass es dies und das gibt; das Wichtigste ist, auch dort die Information einzusetzen, wo ihre Anwendung notwendig und sinnvoll wäre. Zum Fortschritt der Menschheit haben außer dem Wissen, (auch) das Erkennen *und das Gewissen* einen großen Beitrag geleistet. Da, wo das Gewissen absichtlich oder fahrlässig nicht mitspielt, wird das Wissen zerstörerisch missbraucht. Die Atombombe und der Schmuggel von Spenderorganen sind nur zwei von vielen Beispielen.

Während in vielen Bereichen der Medizin jede neu gewonnene Erkenntnis so schnell wie möglich in die Praxis umgesetzt wird – was den rasanten Fortschritt, zum Beispiel auf dem chirurgischen Gebiet erklärt – hinkt man auf dem Gebiet, das sich generell mit Bewegungsstörungen und ihrer Therapie befasst, oft Lichtjahre hinter den sich inzwischen stapelnden neurologischen Erkenntnissen zurück.

Der Hauptgrund dafür, dass dieses Buch erst dreizehn Jahre nach seiner Verfassung im eigenen Verlag erscheinen muss, ist so alt wie die Unterdrückung des Fortschritts.

Es ist notwendig, wie ich als ehemaliger Betroffener urteilen kann und als Begleiter von Betroffenen auf ihrem Weg zur Gesundung immer wieder feststellen muss, die äußerst effektiven, in Deutschland leider aus zutiefst unwissenschaftlichem und unprofessionellem Status-Dünkel, beruflichem Kasten-Denken und gesundheitspolitischem Stumpfsinn totgeschwiegenen Möglichkeiten der Feldenkrais Methode all jenen bekannt und zugänglich zu machen, die davon profitieren könnten. Es ist notwendig, die Mauer des Schweigens zu durchbrechen, die tragischer- und fahrlässigerweise um die von der Feldenkrais Methode eröffneten Perspektiven errichtet wird; die Mauer eines, wie ich in zwei Fällen selbst miterleben musste, auch Tod bringenden Schweigens.

Dies ist dies allerdings eine allgemein vorkommende Erscheinung des menschlichen Verhaltens, wenn es um Fortschritt geht – bekanntlich nicht nur im therapeutischen Bereich. Außerdem ist *„Wir haben davon nichts gewusst …"* seit eh und je für uns alle, nicht nur erst seit sechzig Jahren und nicht nur hier in Deutschland, ein nicht so unpopulärer Satz. Dies ist ein Verhalten, über das sich unter vielen Anderen auch Schopenhauer geärgert hatte:

„Das Wahre und Aechte würde leichter in der Welt Raum gewinnen, wenn nicht Die, welche unfähig sind, es hervorzubringen, zugleich verschworen wären, es nicht aufkommen zu lassen. Dieser Umstand hat schon Manches, das der Welt zu Gute kommen sollte, gehemmt und verzögert, wo nicht gar erstickt."

— *Arthur Schopenhauer* [4]

Es käme einem längst fälligen Akt der Gerechtigkeit gleich, dem Feldenkrais-Ansatz durch öffentliche Bekanntmachung seiner Möglichkeiten gleiche Zugangschancen in der Behandlung spastisch behinderter Kinder einzuräumen, umso mehr, als es ein Weg ist, der sich nicht zuletzt ökonomisch betrachtet schon für die Kostenträger ungemein entlastend im wahren Sinn der Worte lebenslanger Behinderungsunterstützung erwiesen hat: Einige meiner Patienten hatten zum Glück Ärzte, die, angesichts der Fortschritte der Kinder, eine Behandlung bei mir nach der Feldenkrais Methode schließlich verschrieben haben, und Kassen, die die Behandlung auch entsprechend finanziert haben.

Dank der vollständigen Heilung der Kinder war dies in diesen Fällen *der letzte* von der Krankenkasse in diesem Zusammenhang finanzierte Aufwand.

---

4 Vorrede zur dritten Auflage der *Welt als Wille und Vorstellung*

Warum noch ein Buch über die Feldenkrais Methode?

Es ist des klugen Bücherschreibens kein Ende.

Einer vielfältigen und hervorragenden Fachliteratur zum Trotz, die in faszinierender Weise dem breiten Publikum neueste Erkenntnisse auf allen Gebieten des Wissens und des Lebens nahebringt, liegt nun in Ihren Händen ein neuer Versuch Phänomene unseres Verhaltens vor allem unseres Lern- und Bewegungsverhaltens neu zu beleuchten. In diesem Buch geht es um den physiotherapeutischen Umgang mit Behinderten und Schwerbehinderten und die Erkenntnisse, die schon Moshé Feldenkrais für die von ihm entwickelte Lern- und Bewegungsmethode als Grundlage dienten.

Feldenkrais selbst hat sechs Bücher und viele Artikel über seine Methode und ihre Hintergründe geschrieben, die mittlerweile auch in Deutsch erschienen sind. Es gibt andere Bücher, die von Schülern von Feldenkrais' geschrieben wurden, die den Feldenkrais-Ansatz zu erklären versuchen. Außerdem wurden verschiedene Kommentare der Herausgeber und Übersetzer seiner Bücher sowie diverse Artikel in der Fachpresse veröffentlicht. Wieso also erneut ein Buch, das sich mit der Feldenkrais Methode befasst?

Die erste Antwort auf diese Frage ist, dass trotz des bisher gut und nicht wenig Geschriebenen, ein grundlegender, richtungsweisender Aspekt der Feldenkrais Methode nie unter dem Gesichtspunkt der *existentiellen* Bedeutung erörtert wurde, die ihm auch in jedem therapeutischen Umgang, in der Tat, in jedem menschlichen Umgang zukommt.

Eine zweite Antwort, die sich direkt aus der ersten ergibt, liegt in einem persönlichen Erlebnis. Sie kommt aus der Praxis und ist zugleich auch Antwort auf ein Problem, das bis heute im therapeutischen Umgang immer noch besteht: Als ich 1992 ein Gespräch mit einem Kinderarzt in seiner Praxis führte, um ihm meine Arbeit als Feldenkrais Pädagoge mit Kindern vorzustellen, hörte ich aus einem benachbarten Zimmer etwa zwanzig Minuten lang ein Kind, das die ganze Zeit pausenlos, und in verschiedenen Intensitätsstufen nur ein einziges Wort rufen: „Mami!" Das reichte von um Erbarmen bettelnd bis hin zu grellen, schrillen Schreien. Solche Schreie könnte man vielleicht mit einem grausamen Vorgang, mit einer Verstümmelung assoziieren oder als seelische Folter für Eltern, die man im Verhör zu Erpressungszwecken die Stimme ihres gefolterten Kindes zu hören zwingt. Ich war von diesen Kinderschreien derart schockiert, dass ich den Kinderarzt nach dem Grund der Schreie fragen musste. Er antwortete mir mit einer leicht bagatellisierenden Stimme: „Ah, es wird ein Kind im Raum nebenan nach Vojta behandelt." Zugleich erklärte er mir, dass er einst Direktor eines namhaften Institutes in Hamburg gewesen sei (eines Institutes, wo vorwiegend Vojta praktiziert wird) und, dass er seit seiner Pensionierung dort nun seine private Praxis leite, in der angestellte Vojta-Therapeuten arbeiten.

Als ich durch den Hof seiner Praxis zur Straße ging, konnte ich ein 6- bis 7-jähriges, zierliches Mädchen mit seiner Mutter sehen, die beide mit stark verweinten Gesichtern noch im Hof standen und sich die Augen abwischten, bevor sie zur Straße gingen. Ich hätte gerne mit der Mutter gesprochen und ihr erzählt, dass es Therapien gibt, in denen ihre Tochter nicht gequält, sondern im Gegenteil, sich ihrer neu gewonnenen Bewegungsmöglichkeiten freuen würde. Ich kam mir lächerlich vor, ähnlich einem Häretiker, der den Menschen auf der Straße eine Wahrheit verkünden will. Wie hätte auch diese Mutter in ihrer Aufregung und Trauer nach einer Therapiesitzung in der Praxis eines alteingesessenen Kinderarztes und Professors ihre Aufmerksamkeit einem unbekannten Menschen auf der Straße widmen können, der sie gerade über das für sie in diesem Moment empfindlichste Thema anspricht und der dazu selbst spastisch behindert ist? Ich hätte mich auf eine kafkaeske Situation eingelassen.

Vor einiger Zeit in einem Gespräch mit einer überzeugten Vojta-Therapeutin, bezeichnete diese die Ursache der Kinderschreie bei der Vojta-Therapie als eine „ein bisschen unangenehme Lage", die, ihrer Meinung nach, notwendig sei um die Kinder „zur Bewegung zu zwingen". Über das „zur Bewegung zwingen" wird in diesem Buch noch viel die Rede sein. Die Schreie, die ich aber in der Praxis des ehemaligen Direktors des Hamburger Instituts gehört hatte, waren nicht der Ausdruck der Widerspenstigkeit oder Laune eines verwöhnten Kindes, sondern eines durchlebten Alptraums.

In meiner Tätigkeit als Feldenkrais Pädagoge habe ich Kleinkinder in Behandlung bekommen, die, wegen ihrer Erfahrung mit den Vojta- und Glenn Doman-Methoden, Wochen benötigt haben, bis sie ihr in diesen Therapien erlebtes Trauma, durch ihre Erfahrung mit der Feldenkrais-Arbeit überwinden konnten, und nicht mehr bei jedem menschlichen Annäherungsversuch wie unter Folter geschrien haben. Es ist vor allem im Namen dieser Kinder, dass ich dieses Buch in der Überzeugung geschrieben habe, dass es, wenn es auch nur einem einzigen Kind eine manipulierende und Gewalt anwendende Therapie ersparen hilft, wert genug ist geschrieben zu werden.

Die Feldenkrais Methode macht durch ihren Ansatz und ihre Arbeitsweise bestimmte Aspekte in unserem Umgang mit uns selbst und mit anderen bewusst; Aspekte, deren Vorhanden- oder Nichtvorhandensein die Qualität dieses Umgangs bestimmt. Dass diese Qualität im Umgang, im heilen-wollenden und heilen-sollenden Umgang mit Behinderten, besonders mit behinderten Kindern, die höchste sein muss, wird allgemein als selbstverständlich erachtet und sollte von niemandem in Frage gestellt werden. Und trotzdem verfährt man, vermutlich in bester Absicht, in den vorherrschenden Therapien in der Behandlung zerebralparetischer Kinder in krassem Gegensatz zu diesen von der Gehirnforschung wiederholt und vielfach belegten hohe Qualitätsmaßstäben.

Es geht in der Feldenkrais Methode in diesem Zusammenhang um den Gebrauch der Berührung. Im Unterschied zu einer in der Therapie leider allgemein verbreiteten leistungserwartenden, korrigieren-wollenden Berührung hebt die Berührung in ihrer *heilenden* Aufgabe in der Feldenkrais Methode den Wert *des Stützens* im spezifischen therapeutisch bezogenen Sinn hervor. Es geht um eine Berührung, die, frei von jedem Zwang, nur das bewusst macht, was die berührte Person mit sich selbst tut, um ihr dann eine bessere Alternative des Seins anzubieten. Sie wirkt, wie Feldenkrais dem Vater eines behinderten Kindes sagte, wie ein Skalpell auf der Ebene der Bewegungssteuerung. Sie tut das, was das normale Skalpell nicht realisieren kann: Sie eliminiert nicht Teile des Körpers sondern falsche Bewegungsmuster.

Die Menschen, soweit nicht selbst als Familienangehörige oder Behinderte betroffen, führen ihr tägliches Leben mit ihren Problemen, Beschäftigungen und Vergnügungen, selbstverständlich ohne einen einzigen Augenblick der Frage zu widmen: Was wird eigentlich mit einem behinderten Kind gemacht? Wie geht man mit einem solchen Kind um und was versteckt sich hinter einer therapeutischen Maßnahme? Wie begründet und rechtfertigt eine Therapie den Umgang des sie anwendenden Therapeuten mit den Behinderten, besonders mit behinderten Kindern?

Die Einstellung, die ich in diesem Buch vertrete, beweist seit Langem ihre Richtigkeit auf einem anderen therapeutisch-erzieherischen Gebiet und setzt sich hier mehr und mehr durch: bei der (von der Humantherapie in diesem Bereich grundsätzlich nicht verschiedenen) Pferde-Therapie und Zähmung, wie sie der amerikanische Pferde-Erzieher und -therapeut und, im wahren Sinne des Wortes, Pferde-Freund, Monty Roberts, anwendet:
http://www.youtube.com/watch?v=9Dx91mH2voo

Es existieren unter anderen einige Aufnahmen von Einzelsitzungen Feldenkrais' mit einem autistischen, hyperaktiven, „wilden", verängstigten neun Jahre alten Jungen. Anfangs rang der Junge ununterbrochen die Hände, zitternd und schreiend, wie von wilden Tieren umzingelt. In diesen Aufnahmen benutzt Feldenkrais die gleiche Körper- und Beziehungssprache wie Monty Roberts bei der Zähmung eines traumatisierten Pferdes. Er erzielt damit den gleichen für die ungläubig Zuschauenden verblüffenden und spektakulären Erfolg. Das Kind, das sein ganzes bewusstes Leben beziehungsunfähig und von einer aggressiven Panik beherrscht war, kam am Ende der fünften oder sechsten Sitzung, nachdem es einige Zeit durch den Raum geirrt war, unerwartet auf Feldenkrais zu und warf ihm beide Arme um den Hals. Es sind Erfolge, die nichts mit Wunderheilung zu tun haben, die in Wirklichkeit nicht spektakulär, sondern nur folgerichtig sind, und deren Parallelität auf universal gültige Gesetze der Lebensentfaltung zurückzuführen sind: Die Lebensentfaltung schließt das Lernen und das Heilen durch Lernen (nicht durch Gewalt!) als wesentlichen Faktor, ja, als wesentliche Bedingung ein.

Es ist offensichtlich, dass die Selbstverständlichkeit, die Feldenkrais mit seinem Buch *Die Entdeckung des Selbstverständlichen* uns zu entdecken helfen wollte, bis heute von den meisten, die von dieser Entdeckung profitieren könnten, noch nicht wahrgenommen wurde. Nicht ohne Grund hat Feldenkrais 1981 in der letzten Ausbildung, die er geleitet hat, behauptet, dass das, was er uns vermitteln möchte, wahrscheinlich noch ein paar Jahrzehnte benötige, um vollständig wahrgenommen, angenommen und angewendet zu werden. Dass zum Beispiel in Österreich, Dänemark und in der Schweiz die Feldenkrais Methode inzwischen von den Krankenkassen anerkannt und finanziert wird, während dort, wie in anderen europäischen Ländern, manche Gewalt anwendende Therapie verboten wird, ist ein Zeichen dafür, dass die erzieherisch-therapeutische und wissenschaftliche Domäne mehr und mehr an Menschlichkeit, an Präzision und Effektivität gewinnt.

Mit dem Wunsch, diesen Prozess des Menschlicher-Werdens zu beschleunigen, habe ich dieses Buch verfasst. Es soll dazu beitragen, dass das Schicksal vieler behinderter Säuglinge und Kleinkinder menschenwürdiger wird. Es ist mir bewusst, dass mein Buch nur ein kleiner Beitrag zur allmählichen Entdeckung *unserer* Menschlichkeit ist, die sich noch am Anfang eines langen Wegs in unserem Prozess der Menschwerdung befindet.

Die spastische Lähmung
aus der Sicht der Feldenkrais Methode

Über 38 Jahre Erfahrung in der Feldenkrais Methode lassen mich behaupten, dass es noch viel Raum gibt für eine Verbesserung des therapeutischen Umgangs in der Frühförderung spastisch behinderter Kinder. Zunächst konnte ich sie als spastisch Geborener zehn Jahre lang in Tel Aviv von Moshé Feldenkrais erfahren und erlernen. Seit 1986 durfte ich als Anwender der Feldenkrais Methode die deutlichen Verbesserungen sowie Genesungen bei spastisch behinderten Säuglingen und Kleinkindern einleiten und begleiten.

Die Spastik entsteht durch das Absterben von Nervenzellen im Gehirn. Das Absterben führt zu einer teilweisen Ausschaltung der Steuerung bestimmter höheren Nervenzentren. In Folge dieser Ausschaltung verhält sich das Nervensystem wie mehr oder weniger betäubt. Ein Beispiel: Ein Mensch, der nicht mehr so gut hören kann, wird um seine eigene Stimme zu hören viel lauter sprechen als ein normal Hörender. Genauso versucht die überhöhte Muskelspannung beim spastischen Kind ein Defizit auszugleichen: Das Defizit in der Wahrnehmung des eigenen Körpers inmitten der Reize der Umwelt. Dieses Defizit wurde durch das Ausschalten von Nervenzentren verursacht.

Die erhöhte Spannung in der Muskulatur wirkt indes kontraproduktiv. Sie stört ihrerseits massiv die Wahrnehmung der Reize aus der Umgebung, wie z. B. der Schwerkraft, so dass ein Teufelskreis entsteht: Wahrnehmungsstörung führt zu erhöhter Muskelspannung, erhöhte Muskelspannung führt zu noch mehr Wahrnehmungsstörung.

Solange das Kind keine funktionalen Absichten hat, wie z. B. nach einem Spielzeug zu greifen oder sich in eine bestimmte Richtung zu wenden und zu bewegen, lassen sich durch die erhöhte Muskelspannung keine gravierenden funktionalen Störungen erkennen. Erst wenn ein Säugling oder Kleinkind anfängt, *seine Absichten in eine Handlung umsetzen zu wollen*, beginnt die

Spastik ihre Stärke im Kampf mit den Absichten zu behaupten. Die Handlung ist wegen der hohen Muskelspannung (als Folge des erlittenen Schadens im Zentralnervensystem) nur mühsam, wenn überhaupt auszuführen. Je stärker der Wunsch oder die Absicht des behinderten Kindes wird, etwas in die Tat umzusetzen, um so mehr wird es sich verspannen und seine Muskulatur wird mit der Zeit immer steifer.

Die immer komplexer werdende Vielfalt von unterschiedlichen funktionalen Absichten in den ersten Lebensmonaten und -jahren eines Kindes beeinträchtigt das Koordinieren der abwechselnden, gegensätzlichen Tätigkeit der Beuge- und Streckmuskelgruppen immer stärker. Es entsteht ein wachsender Konflikt zwischen den Absichten und Wünschen des Kindes einerseits und seiner Unfähigkeit andererseits, die körperbezogenen Reize aus der Umgebung angemessen wahrzunehmen und für eine gelungene Umsetzung seiner Absichten richtig einzuordnen. Der psychische Aspekt, d. h. die Wünsche und die Absichten eines Kleinkindes spielen damit eine entscheidende Rolle in der Entwicklung der Spastik und auch in den Strategien, die in der Feldenkrais Methode angewendet werden. Eine der wichtigsten Aufgaben in der Anwendung der Feldenkrais Methode ist es, Kinder wie Erwachsene von jedem überfordernden Ziel abzulenken, d. h. vom Ziel, das noch nicht mit einem Empfinden von Leichtigkeit, Erfolg und Selbstverständlichkeit zu erreichen ist.

Mit zwei einfachen Versuchen kann jeder am eigenen Leib nachvollziehen, wie es ist, spastisch zu sein:

Beispiel 1: Versuchen Sie, einige Minuten lang dreißig Kilogramm im Sitzen oder Stehen über Ihren Kopf zu halten und, während Sie das tun, fangen Sie an zu sprechen oder zu singen. Wenn Ihre Anstrengung groß genug ist, wird Ihre Stimme derjenigen eines spastisch behinderten Menschen ähneln. Sie werden auch nicht mehr fähig sein, Ihre Finger einzeln zu öffnen und auch nicht, ihren Kopf zur Seite zu wenden. Falls Sie stehen und nicht sitzen, werden Sie höchst wahrscheinlich auch nicht fähig sein Ihre Zehen vom Boden abzuheben.

Beispiel 2: Hängen Sie eine fünf bis zehn Kilogramm schwere Tasche an Ihr Handgelenk und versuchen Sie mit dieser Hand etwas auf einer senkrechten Ebene zu schreiben.

Was hindert Sie daran, die erwähnten Funktionen (Sprechen, Singen, Finger und Zehen einzeln zu bewegen, Schreiben) mit Leichtigkeit und Genauigkeit auszuführen? Nichts anderes als die Anstrengung, die unumgänglich ist für die Ausführung der genannten Funktionen unter den oben angegebenen Bedingungen. Diese Anstrengung, aber auch eine zu große Aufregung oder Angst sind verantwortlich für eine „teilweise Ausschaltung oder das Versagen der Steuerung im lebendigen Organismus" (Moshé Feldenkrais[5]). Das Erreichen von Genauigkeit in der Ausführung einer Funktion des Nervensystems *wird ausschließlich durch das Pflegen der Stress- und Anstrengungslosigkeit, der Leichtigkeit und der ruhigen Aufmerksamkeit ermöglicht.*

Seit mehr als einem Jahrhundert ist bekannt, dass keine der Nervenzellen in der Hirnrinde stimuliert werden kann, ohne dass auch benachbarte Nervenzellen mehr oder weniger reagieren, besonders wenn der Reiz eine bestimmte Intensität überschreitet. Ein Beispiel dafür ist das Bewegen des Ringfingers bei Menschen, die noch nicht gelernt haben ein Musikinstrument zu spielen – eine Tätigkeit, die eine getrennte Betätigung einzelner Finger voraussetzt. Man kann lernen, den Ringfinger einzeln zu bewegen, d. h. ohne dass sich die anderen Finger mitbewegen, indem die Impulse an die Hirnrinde anfangs sehr schwach, durch sehr kleine und leicht ausgeführte Bewegungen des Ringfingers erfolgen. Dasselbe kann sogar *nur durch die Vorstellung der Bewegung* durchgeführt werden: Die Vorstellung einer Bewegung allein wird Nervenzentren mobilisieren, die für die Ausführung dieser Bewegung zuständig

---

5 *Der Weg zum reifen Selbst*, Junfermann

sind. Das Erlernen einer neuen Funktion im Nervensystem bedeutet demnach in erster Linie das Hemmen von unnötigen, dieser Funktion nicht dienenden Handlungen und Reaktionen. Je heftiger das Ansprechen von Nervenzellen ist, desto größer wird auch die Wahrscheinlichkeit, dass benachbarte Nervenzellen mitreagieren und umso geringer die Möglichkeit, die überflüssige Aktivierung zu hemmen. Jede Aufregung, die von übermäßiger Anstrengung, Angstzuständen oder Schmerzen verursacht wurde, wird große Areale in der Großhirnrinde reizen, was *keine Unterscheidung (Differenzierung) in der Reaktion* mehr ermöglicht. Zum Beispiel: Ein Schauspieler oder Sänger kann seine Stimme mehr oder weniger so beherrschen, dass er den gleichen Satz leise, lauter und sehr laut sprechen oder singen wird. Das wird nicht mehr möglich sein, wenn der gleiche Schauspieler oder Sänger z. B. nur am Kragen über einen tiefen Abgrund gehalten wird. Sein ganzes Nervensystem wird in einer undifferenzierten, globalen Reaktion mobilisiert, so wie das bei einem heftigen Angstschrei geschieht. In einem solchen Zustand ist kein leises Sprechen mehr möglich und es kann auch keine sanfte Melodie gesungen werden, da hierzu eine wesentlich feinere Motorik und eine viel differenziertere Mobilisierung des Nervensystems erforderlich wäre. Statt dessen wird die ganze Hirnrinde und somit der ganze Körper lediglich in einem Angstschrei mobilisiert werden.

Die von Moshé Feldenkrais entwickelte Bewegungslernmethode ist in der Arbeit mit spastisch behinderten Säuglingen und Kleinkindern besonders erfolgreich, weil sie entstressende Reize und Strategien einsetzt. Diese Reize und Strategien ermöglichen es dem Nervensystem eines behinderten Kindes, unentwickelte und zerstörte Funktionen (Funktionen der ausgeschalteten Nervenzentren) mit anderen, lebendigen Nervenzellen neu aufzubauen.

> „Weder heile ich, noch korrigiere oder unterrichte. Ich schaffe nur die Bedingungen, in denen jemand lernen kann."
>
> — *Moshé Feldenkrais*

Die Feldenkrais Methode und wie diese zu meiner Lebensleidenschaft und -aufgabe wurde

Als ich etwa vier Monate alt war, wurde festgestellt, dass ich an spastischer Lähmung leide. Während meiner Kindheit haben meine Eltern viele Ärzte, Professoren und Spezialisten für Zerebralparese befragt. Alle Ärzte und Professoren haben nach meiner Untersuchung ein sehr endgültiges Urteil über meine Zukunft abgegeben; ein Urteil, das heute immer noch in den medizinischen Kreisen trotz aller schon seit den fünfziger Jahren erreichten Erfolge von Moshé Feldenkrais mit behinderten Kindern gilt: Keine Möglichkeit für irgendeine Verbesserung, weil abgestorbene Zellen im Gehirn für immer abgestorben sind. Meiner Mutter hat ein Professor, ein Neurologe aus Stockholm, der in Bukarest zu einem Kongress gekommen war, gesagt, dass genauso wie ein amputierter Arm nie wieder wachsen wird, so werde ich aufgrund von abgestorbenen Zellen im Gehirn wegen Sauerstoffmangel bei der Geburt nie gesund sein können. Dieser Professor war in den fünfziger Jahren noch nicht so weit informiert um zu wissen, dass Milliarden von noch lebenden Nervenzellen im Gehirn die Aufgaben der abgestorbenen sofort übernehmen können, wenn dem Nervensystem die notwendigen Bedingungen geschaffen werden, um das zu lernen, was die abgestorbenen Zellen von Natur aus gelernt hätten.

Bereits mit 6 oder 7 Jahren war mir der Unsinn der Therapien, denen ich ausgesetzt war, bewusst, auch wenn diese Therapien eventuell dazu beigetragen haben eine mögliche Muskelatrophie zu verhindern. Ich hatte einen Widerwillen gegen jede Therapie, die nur mit Körper und Muskeln zu tun hatte …

Trotz der Hindernisse, die meine Behinderung mir verursachte, hatte ich kein Bestreben, mich ausschließlich mit meinem eigenen Körper, in dem ich mich während meiner Kindheit nicht besonders unwohl fühlte, zu beschäftigen. Ich wurde sehr viel auf dem Arm getragen und alle Massagen und anderen

Therapien, die ich bekam, waren genauso harmlos wie ohne Bedeutung für eine funktionale Verbesserung.

Die erste ernsthafte Auseinandersetzung mit meiner Behinderung erlebte ich in dem Moment, als ich schreiben lernen sollte. Ich beobachtete eine physische Barriere, die mich daran hinderte mit der gleichen Geschwindigkeit fließend zu schreiben wie es meine Klassenkameraden konnten.

Ich konnte schon mit sieben Jahren zwischen einer groberen und einer feineren Funktionsweise des Nervensystems unterscheiden: Wenn ich unter Leistungsdruck geriet, zeigte sich die grobere Funktionsweise beim Gebrauch von evolutionsmäßig niederen Gehirnschichten. Die feinere Funktionsweise ergab sich, wenn ich mir die Ruhe und die Zeit ließ, um neue funktionale Aufgaben, mit denen ich noch nicht vertraut war, zu lernen und auszuführen wie z. B. beim Schreiben, einen Stift leicht nur mit den Fingerspitzen so zu halten und zu führen, dass verständliche und entschlüsselbare Buchstaben und Symbole entstehen.

Ich konnte einen Stift ohne Schwierigkeiten mehr oder weniger entspannt zwischen meinen Fingern halten, solange ich keine andere Absicht hatte, als den Stift zu halten.

Sobald ich jedoch beabsichtigte, eine spezifische Figur wie einen Buchstaben, eine Zahl oder ein Symbol wie „=" zu malen, die für die Anderen auch lesbar sein musste, für die aber mein Nervensystem die notwendigen Bewegungen noch nicht differenziert genug steuern konnte, weil es noch funktionale Erfahrung benötigte, spürte ich eine Störung in der Stille meines Körpers, die den Wasserwellen ähnelte, wenn ein Stein in stilles Wasser fällt. In diesem speziellen Moment, in dem ich eine Bewegung ausführen wollte, die die Grenzen meines „Selbst-Bildes", d. h. meiner Vorstellung dessen, was ich tun konnte, überschritt, begann mein Arm zu zittern; und das gerade in dem Augenblick, in dem ich am entspanntesten blieb.

Ich wurde mir der Tatsache bewusst, dass das Zittern durch meine Gedanken an das Risiko des Zitterns oder des „Überrascht-Werdens" durch ein Zittern verursacht wurde, z. B. beim Zeichnen eines Kreises oder einer Linie, als Teil eines Zeichens, das für andere verständlich sein sollte. Es war die Idee des Zitterns, das Denken an das Risiko des Zitterns, das mich tatsächlich zum Zittern brachte. Die bloße Erwartung des Zitterns rief das Zittern hervor. Aber ich erkannte auch, dass dieses Zittern durch das Gefühl hervorgerufen wurde, nicht mit dem Zustand der Freiheit und der Leichtigkeit in der Bewegung vertraut zu sein, wie das der Fall war, wenn ich den Bleistift ohne bestimmte (funktionale) Absicht zwischen den Fingerspitzen hielt. Dass dabei die Leichtigkeit und das Vertraut-Sein fehlte und der Vergleich zur Spastik, die sich mir in anderen Handlungen oder Absichten zu handeln zeigte, waren für mein Zittern verantwortlich. Mit anderen Worten, es waren die Grenzen, die ich meinem Selbst-Bild setzte, als nicht in der Lage war, „um über den Fluss zu gehen", wie Ruthy Alon es so bildhaft darstellt, beim Erwähnen der Giraffe im Vorwort ihres Buches *Mindful Spontaneity* als ein Symbol für die Grenzen, die man sich selbst setzt.

Um die Gefahr einer weiteren „Verschandelung" meines Schulheftes zu vermeiden, entwickelte ich eine Strategie: Wenn ich spürte, dass ich zittern könnte, ergriff ich die Feder so kräftig, dass der Druck der Finger zueinander und zur Feder den „Gedanken" an das Zittern bezwingen und hemmen sollte.

Ich wusste, dass kräftiges Halten eine minderwertigere Verhaltensweise war, als mit Leichtigkeit zu halten, aber damals hatte ich keine andere Wahl: Ich musste mein körperliches „Wohlbefinden" opfern, um mit den allgemeinen Anforderungen Schritt zu halten und zu verhindern, in der Schule als „zurückgeblieben" eingestuft zu werden. Ich spürte auch, dass es keinen Sinn ergeben würde, das Zitter-Problem mit jemandem zu besprechen, weil die Leute ganz hilflos drein sahen, als ob sie einem unerforschten Tabu begegneten, wenn ich ihnen Details meiner Behinderung zu beschreiben versuchte.

Die Therapien, die ich bekommen hatte, waren mehr oder weniger mechanisch und damit sinnlos. Ich bekam sie, ohne dadurch irgendeine Veränderung in meinem körperlichen Zustand wahrzunehmen oder zu fühlen. Die Massagen und die Bewegungen als solche waren mehr oder weniger angenehm, aber eigentlich ärgerte ich mich über alle diese Therapien und hatte keine Geduld für sie. Ich fühlte mich auf die Ebene der Gelenke, Muskeln und Organe erniedrigt. Da war nichts, das mein Interesse weckte. Als Kind hatte ich keinen Ehrgeiz und auch kein Bedürfnis „gesund" zu sein oder zu werden. Bis zum Alter von 13 Jahren nahm ich meinen Zustand an, so wie er war. Ich konnte mir nicht vorstellen, dass eine Änderung überhaupt möglich sein könnte. Diese Haltung änderte sich eines Tages von einer Sekunde auf die andere, als ich den Mut aufbrachte einen Topf Milch aus dem Kühlschrank zu nehmen und ihn etwa 10 Meter weit entfernt zum Herd zu tragen.

Es war ein sehr weiter Weg, und der Topf war ziemlich breit und flach. Jede unsachgemäße Bewegung konnte die Milch verschütten. Und doch war ich von der Idee fasziniert, die Milch selbst zu tragen, ohne Hilfe von Anderen. Und siehe da, der innere Wunsch mich selbst zu übertreffen, gipfelte in einem Erfolg, der die Grenzen meines Selbstverständnisses völlig verwandelte. Die Aufmerksamkeit, eigentlich die Faszination, mit der ich die Bewegung der Milch in der Schüssel den ganzen Weg über beobachtete, bei jeder meiner unebenen Bewegungen, war für mich wie eine Bedienungs- und Führungs-„Anleitung", ohne jegliche Bewertung davon, wie ich mich bewegte. In diesen Momenten fühlte ich keinerlei Panik und es kam mir während des Milchtragens gar kein Gedanke an Scheitern in den Sinn. Ich war gerade allein zu Hause, sonst hätten mir meine Eltern oder sonst jemand „geholfen". Es ging mir lediglich darum keine Milch zu verschütten. Ich möchte daran erinnern, dass mein Gang damals sehr spastisch und zittrig war.

Zum ersten Mal im Leben erlebte ich einen Zustand des Bewusstseins, der es mir ermöglichte „zu wissen, was ich wirklich tat", bei jedem meiner Schritte.

Während ich die Milch trug, nahm ich mir alle Zeit, die nötig war, um so weich wie möglich zu gehen; es war dann auch eine sehr langsame Bewegung, ähnlich wie bei einer T'ai Chi Übung.

Nachdem ich den Topf auf den Herd gestellt hatte, hatte ich das Gefühl, dass eine Verbesserung und Veränderung meines Zustandes nur von meiner eigenen geistigen Stärke abhinge, von meiner Bereitschaft, mir alle nötige Zeit zu nehmen und sie in die analytische Beobachtung meiner Bewegungen zu investieren.

Diese Denkweise im Auge zu behalten und in die Tat umzusetzen ist aber tatsächlich sehr schwierig. Während ich mit dem Milchtopf ging, brauchte ich einen völlig anderen Gemütszustand als meinen sonstigen: Zum ersten Mal im Leben lebte und handelte ich in vollem Bewusstsein. Zum ersten Mal empfand ich, dass es in meiner Macht steht, es zu lernen, mich selbst zu steuern. Obwohl ich das alles als eine Tatsache verstand, verspürte ich keinen besonderen Drang danach, von der Möglichkeit, die sich mir auftat, Gebrauch zu machen: Ich war ein faules Kind. Der Sinn dafür, diese Fähigkeit, meine Wahrnehmung, zu verwenden, um meine Bewegungen gut funktionierend und leistungsfähig zu machen, war mir noch immer verborgen.

Ein Jahr, bevor ich mit meiner Familie nach Israel emigrierte, besuchte mich eines Abends ein befreundeter Nachbarsjunge, ein Jahr älter als ich. Während seines Besuches fragte er mich plötzlich: „Kannst du das auch?" Spontan warf er die Arme hinter den Nacken und verschränkte sie, während die Hände den Hals umklammerten. Ich war über die Geschmeidigkeit seiner Arme erstaunt, über die Bewegung seiner Schulterblätter, die seitlich nach außen gehen konnten, wie ich es nie zuvor gesehen hatte. Es war eine exotische Eleganz in seinen Bewegungen und Stellungen, die mich sofort faszinierte. Ich fragte ihn, wie er zu dieser Fähigkeit gekommen sei, und er zeigte mir einige Grundübungen für die Selbststeuerung und erzählte mir, dass diese Techniken aus dem Hatha-Yoga kämen. Es waren sehr langsame Bewegungen der Finger, Arme, Beine etc.

Ich war so fasziniert von diesen Techniken, von der hohen geistigen Betrachtungsweise des Körpers, dass ich seit damals nie aufgehört habe, meine Bewegungen zu „analysieren", mit dem Ziel sie dauerhaft zu verbessern. So wurde ich das erste Mal mit Yoga konfrontiert. Bei den Yoga-Übungen bin ich sehr oft auf Schwierigkeiten gestoßen, die ich nicht lösen konnte, wie z. B. die Unfähigkeit, bestimmte Teile meines Körpers oder bestimmte Muskeln zu fühlen. Ich habe versucht Zeitlupen-Übungen zu machen, die in sich selbst sehr interessant waren, die aber – in einigen Fällen – anstatt Probleme zu lösen noch mehr Schwierigkeiten schafften, natürlich auch wegen meiner damaligen mangelnden Erfahrung, wie man das „Yoga-System" anwendet. Es war für mich ein völlig neues Feld. Dennoch habe ich dabei eine sehr wichtige, wenn nicht sogar entscheidende Erfahrung für meine weitere Entwicklung gemacht: Es wurde mir bewusst, was ich nicht tun konnte. Ich erkannte die Hindernisse, die mich daran hinderten die Bewegung, die ich machen wollte, auszuführen.

Dieses Bewusstsein – das Bewusstsein der physischen Hindernisse bei der Ausführung von Bewegungen, die ich tun wollte – war die Grundlage für meine Suche nach einer Lösung, nach jemandem, der meine Probleme angehen könnte, nicht in Form einer Diagnose einer bestimmten Krankheit (mit denen ich mich nie identifizieren konnte), sondern durch die Konfrontation mit meinen eigentlichen Problemen, unabhängig von ihren Namen. Das „Ritual" der Untersuchung und Diagnose, das die meisten Ärzte in gleicher Weise durchführten, so dass ich schon im frühen Alter von 7 oder 8 Jahren seinen Verlauf auswendig kannte, offenbarte jedes Mal eine Art Angleichung der „Spezialisten" durch ihre eigene Routine.

Diese Routine schien mir so grotesk wie eine Zirkusvorstellung verschiedener Personen, die nichts voneinander wissen, so dass ich nicht anders als lachen konnte, wie jemand der eine Szene aus einem Fellini-Film sieht. Bei den zwei oder drei Malen, wo das vorkam, dachte der Untersuchende, dass ich nicht nur spastisch, sondern auch geistig zurückgeblieben war.

Nach meiner Auswanderung nach Israel im Jahre 1970, begann ich einen Yoga-Lehrer zu suchen, der mir die Fähigkeiten beibringen sollte, die ich erreichen wollte. Nach einer mittelmäßigen Erfahrung mit einem Yoga-Lehrer in Tel Aviv gab ich die Suche nach einem Lehrer, der meine körperlichen Probleme angehen und damit zurechtkommen würde, auf.

Eines Tages, während eines Besuchs, erzählte mir mein Cousin von einem Physiker, der Ben Gurion vor einigen Jahren beigebracht hätte auf dem Kopf zu stehen, nachdem dieser an chronischen Rückenschmerzen gelitten hatte. Als ich später seitens derer, die ich nach „dem Meister" von Ben Gurion fragte, etwas Misstrauen und Skepsis wahrnahm, wuchs mein Interesse ihn kennen zu lernen noch mehr. Darum fragte ich etwas später meinen Onkel, Dr. Landau, der Dank seiner politischen Aktivitäten alle Persönlichkeiten in Israel kannte, nach dessen Namen und er sagte mir: „Feldenkrais, aber er ist kein Arzt." Mit dem Gefühl, dass etwas Entscheidendes in meinem Leben passieren würde, etwas auf das ich, seit ich mich erinnern konnte, immer gewartet hatte, suchte ich im Telefonbuch nach Moshé Feldenkrais. Es war ein Freitagabend, als meine ältere Schwester ihn anrief. Er gab mir einen Termin für den Dienstag in der nächsten Woche.

Die Stille, die in seinem Nachmany-Institut herrschte, und das sehr bescheiden eingerichtete Wartezimmer hatten etwas Mystisches für mich. Als ich von Moshé in sein Unterrichtszimmer gebeten wurde, war ich überrascht die meisten seiner damaligen Studenten um seinen Arbeitstisch herum sitzen zu sehen. Ich hatte nicht den Mut zu sagen, dass ich es vorziehen würde, wenn niemand bei der Sitzung zusähe, und ließ sie mich beobachten, wie ein Meerschweinchen.

Moshé bat mich, mich auf seinem Arbeitstisch auf den Rücken zu legen. Zum ersten Mal in meinem Leben nahm ich die Unordnung in meinem Körper mit einer solchen Gewalt wahr, dass ich mich fragte, ob ich jemals zuvor auf meinem Rücken gelegen hatte. Der Kontakt meines Rückens mit der Oberfläche des Tisches erschien mir wie mein persönliches „Jüngstes Gericht", als ob jemand mir sagte: „Schau, was du aus dir gemacht hast!". Ich kann nicht erklären, warum, aber es war das erste Mal, dass das Liegen auf meinem Rücken solche scharfen Empfindungen hervorrief. Die Spannungen im ganzen Körper waren nicht nur für meine verdrehten Gliedmaßen und Gelenke, für meine runden Schulterblätter und meinen gekrümmten Rücken verantwortlich, sondern auch für den chaotischen Druck meiner Glieder auf die Tischfläche. Es war, als wenn der Tisch von einer Seite zur anderen schwanken würde und ich meine Arme, Beine und den Kopf auf den Tisch pressen müsste, um nicht herunterzufallen. In diesem Moment wurde ich mit meinem wirklichen Zustand konfrontiert.

Nach diesem Moment, in dem mich Moshé dieser Empfindung überlassen hatte, unterlegte er meine Schulterblätter mit Halbzylindern aus Holz und legte eine gerollte Decke unter die Knie und eine weitere unter das Kreuz. Meine spontane Reaktion auf diese Unterstützung war ein offenes Lachen, trotz der Anzahl anwesender Studenten, von deren Aufmerksamkeit ich der Gegenstand war.

Das Lachen brach erstens wegen meiner Verzauberung über seinen großen Vorzug aus, fähig und bereit zu sein, jemanden mit der Möglichkeit, mit der „Alternative", eines viel einfacheren, viel bequemeren Daseins bekannt zu machen, und zweitens wegen der raschen Wirksamkeit von Moshés Strategien.

Jede Unterstützung von Moshé war vom ersten Augenblick an, ohne Veränderungen oder Versuchen, genau die ideale Unterstützung, die ich in diesem Moment brauchte. Ich staunte, wie bequem ein harter, hölzerner Gegenstand sein konnte; es war, als hätte ich auf Sand gelegen. Eine noch größere Überraschung kam nach ein paar Minuten, als Moshé meine Knöchel anfasste. Es war, als wenn er mit seinem Griff („Nonverbale Kommunikation") sagte: „Schau, ich halte dich kräftig genug, so dass du nicht vom Tisch fallen kannst." Schritt für Schritt fing er an mich anzufassen, von den Knöcheln bis zum Kopf. Es war, als ob er mir durch seine Hände sagte, ich solle fühlen und darauf achten, was ich selbst mit mir an den Stellen machte, die er berührte.

Es war keine Muskel-Therapie, keine „Körper-Massage" und keine „Energie-Zuführung".

Es war für mich die schärfste, fast grausame Konfrontation mit mir selbst und meiner Fähigkeit der physischen Kontrolle. Durch seine Hände führte mich Moshé zu einer genauen Selbstanalyse. Mehr als zehn Jahre später begriff ich, dass tatsächlich diese erste Sitzung mich dazu brachte meinen eigenen unvollständigen Homunkulus genau zu hinterfragen.

In der zweiten Stunde begann Moshé mit dem künstlichen Boden. Ich erinnere mich, wie unangenehm mir die Berührung seines Brettchens an den Füßen und an den Zehenspitzen war. Obwohl ich auf dem Rücken lag, gaben mir die feinen Berührungen an den Fußsohlen das Gefühl auf einem instabilen Boden zu stehen, an welchen ich mich anpassen musste.

Gerade diese Fähigkeit meines Nervensystems, sich jede Minute an die Impulse und Veränderungen anzupassen, beabsichtigte Moshé zu wecken. Obwohl ich es unangenehm empfand mit diesen Impulsen konfrontiert zu werden, auf die ich im ersten Moment nicht richtig reagieren konnte, fühlte ich nach etwa zehn Minuten eine Leichtigkeit, welche sich über alle Muskeln meiner Beine, Hüften und des unteren Teils meines Bauches erstreckte. Die Leichtigkeit, die ich empfand, war so ungewöhnlich und so fremd, als ob Moshé meine Beine und Hüften durch andere, neue, die ich nicht kannte, ersetzt hätte. Ich fühlte mich lang werden und weit entfernt von meinen Füßen und Hüften, wie Alice im Wunderland. Allmählich grub sich dieses

Gefühl der Länge und Leichtigkeit in mein Bewusstsein ein und „kickte" das erste Gefühl des Unbehagens weg. Staunend über die Genauigkeit der witzigen Hexerei Moshés und die Veränderung erfassend, die in meinem Körper stattfand, als einen Mechanismus, der außerhalb meiner Willenskraft lag, konnte ich nicht anders als wieder lachen.

Damals war meine Spastik so akut, dass Moshé, wie ich annehme, es besser fand, mein Selbstverständnis, mein verzerrtes Bewusstsein für mich selbst, zu umgehen und Impulse zu geben, die dazu geeignet waren, meinem Nerven-System neue Erfahrungen zu geben. Erfahrungen, die mein Selbstbild überlagern konnten, d. h. die mein Nervensystem nicht kannte, und die es deshalb ohne Probleme als „neue Infos" integrieren konnte. Inzwischen verstehe ich Moshés Strategien im Umgang mit meiner Spastik als ein frontales Brechen der Grenzen und der Vermeidung jeglicher „Verhandlungen" mit meinem Bewusstsein.

[Beim Nachlesen meines Textes fällt mir seine Aussage im Vorwort von *The Elusive Obvious* (*Das schwer zu erfassende Offensichtliche*) ein: „Ich jedenfalls mag keine vorverdaute Nahrung."] Er regte durch seine Impulse lediglich mein Nervensystem an und beobachtete meine Reaktionen.

Das Wunderwerk seiner Strategien war, dass er im Voraus wusste, welche Impulse ich brauchte, um das größtmögliche positive Ergebnis für mich zu bekommen. Zu Beginn dieser zweiten Sitzung konnte ich das Ergebnis seiner Manöver nicht absehen.

Nach etwa zwanzig Minuten legte Moshé seine Hand auf meine Stirn. Durch seine „zuhörende" Berührung wurde mir gleich meine unbeabsichtigte Steifheit im Nacken und im Schulterbereich bewusst. Er fing an meinen Kopf von einer Seite zur anderen zu rollen, in Form von kurzen, leichten Zickzack-„Bewegungs-Andeutungen". Ich war viel zu steif, um mit den Bewegungsrichtungen, in die Moshé meinen Kopf führte, zurechtzukommen.

Dann packte Moshé meine Bauchmuskeln von der Seite, wie man ein sehr dickes, dichtes Seil oder ein Bündel packt und hob mich in die Luft, so dass mein ganzer Körper von den Bauchmuskeln her nach unten hing. Das empfand ich als eine solch große Entlastung, dass ich den Eindruck hatte, es gäbe überhaupt keine Schwerkraft. Alle meine Körperteile fielen auf den Tisch, als wäre das Seil, das sie zusammen gehalten hatte, durchschnitten worden.

Wieder lachte ich. Das war meine Reaktion auf das Gefühl der Erleichterung und außerdem auch auf die Effektivität von Moshés Schachzug. Ich staunte immer darüber, welche „Spiele" er sich für mich ausdachte.

Später, nach zehn Jahren Feldenkrais-Erfahrung, verstand ich die Reihenfolge, in der er diese Lektionen aufbaute.

Als Moshé die zweite Lektion mit dem „künstlichen Boden" begann, beobachtete er meine Reaktionen auf die verschiedenen Arten von „Stehen", die er in meinem Nervensystem durch die Impulse, die er den Fußsohlen mit seinem Brett gab, hervorrief: die Versteifung meines Halses, der Brust und des Bauches. Obwohl ich auf meinem Rücken lag und unterstützt wurde und mich nicht selbst im Schwerkraftfeld halten musste, bewirkten die verschiedenen Berührungen an den Fußsohlen in meinem Nervensystem die Funktion des Stehens, mit all den Konsequenzen, die aus einer verzerrt angepassten Steh-Funktion herrührten.

Jede Berührung von Moshés Brett an meinen Fußsohlen bedeutete für mein Nervensystem ein „Stehen auf den berührten Flächen meiner Fußsohlen". Der Clou seiner Lektion war, dass die Steh-Funktion in der liegenden Position heraufbeschworen wurde – einem Kontext, der, weil neu und noch nicht durch falschen Gebrauch „verdorben", der entscheidende Faktor war, mir zu ermöglichen, einige der parasitären Reaktionen, die die tatsächliche Funktion des Stehens behinderten, loszuwerden. Statt meinen ganzen Körper zusammenzuziehen und zu versteifen, als ob ich alle Arten von Stehen vorführen müsste, lernte ich allmählich, dass ich eigentlich nur auf meinem Rücken lag, ohne jedes Risiko abzustürzen.

Die Tischfläche, auf der ich lag, wurde überraschend weich, sympathisch und in alle Richtungen sehr groß. Ich fühlte mich wie im Sand liegend: keine Kontraktion gegen die Schwerkraft war notwendig und als Moshé am Ende der Lektion noch einmal die Rollbewegung meines Kopfes „nachfühlte", ergab sich mein Nacken seiner Hand, wie bei einem Tanz, wenn einer der Tänzer die Bewegung führt und der andere folgt. Zu meiner großen Überraschung fühlte ich keine Fremdheit, kein Unbehagen, als ich danach wirklich auf meinen Füßen stand, obwohl ich ein völlig neues Gefühl von meinem Körper und vom Boden hatte. Moshé verstand es, mein Stehen in der liegenden Position auszuarbeiten, so dass es so weit wie möglich in mein Nervensystem integriert wurde, sobald ich zum wirklichen Stehen kam.

Während einer Lektion, die er mir später gab, 1980, sagte er zu jemandem, der ihm bei der Arbeit zusah, dass man für eine gute Integration immer am Ende einer Sitzung den Nacken überprüfen muss, und wenn man die Person mit einem steifen oder „desorganisierten" Nacken vom Tisch gehen lasse, habe man die ganze Lektion zerstört.

Ich möchte hier noch zwei allgemeine Bemerkungen über die privaten Sitzungen mit Moshé machen:

1. Er begann seinen Unterricht mit mir mit manchen Irritationen oder manchmal auch mit kräftigen Impulsen, so dass ich in irgendeiner Weise reagierte, und entsprechend meiner Reaktion, machte er den nächsten Schritt. Er veränderte sozusagen die Umwelt von Impulsen, die „mir das Lernen ermöglichten". Er „schuf mir die Bedingungen, unter denen ich lernen konnte".

2. Moshé beendete die Sitzung genau in dem Moment, wenn meine Wachsamkeit und meine Aufmerksamkeit am höchsten waren. Das hatte im ers-

ten Moment eine sehr enttäuschende Wirkung: Ich wünschte mir, er hätte ein wenig weiter gemacht. Diese „plötzliche" Unterbrechung in einem angenehmen und auch spannenden Lernprozess hatte die Wirkung eines „kleinen Traumas".

Ich konnte mir nicht erklären, warum ich, obwohl ich ein- oder zweimal die Woche bei Moshé Unterricht hatte, jeden Morgen mit dem gleichen Gefühl, das ich am Ende seiner F.I.s hatte, aufwachte. Später begriff ich, dass dieses „Gefühl am Morgen" von dem „Trauma" am Ende seiner Lektionen herrührte, die die Wirkung des Unterrichts unbewusst noch mehr in meinem Nervensystem festigte: Jedes Mal, wenn ich in einen Zustand des Unterbewusstseins kam, wie z. B. im Schlaf, erinnerte sich mein Nervensystem an das „Trauma", das unweigerlich mit meinem Zustand am Ende von Moshés F.I. verknüpft war.

Alle diese „kleinen Verletzungen" waren in der Tat eigentlich große: Ich kann mich an alle F.I. Lektionen, die ich in den 70er Jahren von Moshé bekam, erinnern, selbst in ihren kleinsten Details. Um mir diesen oder jenen Aspekt in meiner Spastik bewusst zu machen, kommunizierte Moshé in seinen F.I.s mit meinen Sinnen und nicht mit meinem geistigen Willen. In seinen Alexander-Yanai-Lektionen, hörte ich ihn oft sagen, nachdem er eine neue Bewegung mit der Gruppe angeleitet hatte: „Mach es viele, viele Male so leicht wie möglich, so dass du das Gefühl hast nichts zu tun und du wirst sehen, dass dieses „nichts tun" interessant wird. Mach dir keine Gedanken, ob es schlecht oder gut gemacht ist. Dein Körper ist klüger als du. Das Wichtigste ist, sich wohl zu fühlen, während man es tun."

Er war genial genug zu erkennen, dass zu dieser Zeit mein „Körper schlauer" als ich selbst war.

Ich sagte oben, dass Moshé mein „Bewusstsein" ablenkte, was bedeutet, dass er mein „gewöhnliches" Bewusstsein, mein aktuelles Selbstverständnis, das für einen Verbesserungs- und stetigen Entwicklungs-Prozess nutzlos war, ablenkte. Moshé wendete sich an mein Selbstbild, das fähig war, neue Eindrücke wahrzunehmen, das aber zum damaligen Zeitpunkt zu sehr verzerrt war, um meinen Körper selbst beeinflussen oder positive Veränderungen „einleiten" zu können. Wenn er meine Wahrnehmung überhaupt nicht erreicht hätte, wäre ich nicht fähig gewesen, jeden Morgen, wenn ich aufwachte, das Gefühl am Ende jeder seiner Lektionen zu erinnern, und ich wäre nicht in der Lage gewesen, mehr als 30 Jahre später über seine Lektionen zu schreiben. Er sagte einmal zu mir: „Ich gehe sehr tief in dein Gehirn."

Mit anderen Worten, er zielte auf meine Sinneswahrnehmung ab ohne in mein verzerrtes Selbstbild einzugreifen oder mir mit irgendeinem intellektuellen Versuch „bewusst zu machen", was ich damals tatsächlich machte.

Moshé ging wie bei einem Nachtwandler vor, der nur so lange sicher auf dem Dach geht, wie er fühlt, was er tut, ohne zu wissen, was er tut. Um einen Sturz zu verhindern weckt man ihn nicht auf, um ihm zu zeigen, was er tun muss, sondern führt ihn in „seiner Sprache" oder „auf seiner Ebene", wie Moshé zu sagen pflegte, in der Sprache und auf der Ebene der Wahrnehmung, mit der er zurechtkommt: in der Sprache der Empfindungen.

Durch die Impulse, die er meinem Nervensystem gab, konfrontierte er mich mit Reaktionen, die ich bis dahin nicht kannte. Sie führten zu völlig neuen Erkenntnissen und hemmten wiederum Aspekte meines gewohnten Selbstbildes. Das gab Raum für ein neues, besseres und geeigneteres Selbstbild, um damit die Anforderungen des Lebens zu bewältigen. Wie beim Prozess des Erlernens einer Sprache, gab Moshé mir die nötigen Impulse um neue und effizientere Reaktions- und Bewegungsmuster zu lernen: Wenn man nicht eine bestimmte Zeitlang Chinesisch hört, ist man nicht in der Lage Chinesisch zu sprechen.

Für mich ist die Feldenkrais Methode nicht nur eine Methode, sondern viel mehr eine Sprache, eine Sprache des „Fühlens, Empfindens, Denkens und der Bewegung". Noch mehr als das, bedeutet die Methode, die Moshé ins Leben rief, ein künstlerisches Medium für mich, nicht nur für „nonverbale Kommunikation", sondern auch für authentischen, nonverbalen Ausdruck des Innersten der Persönlichkeit. In der Ausbildung in Amherst forderte Moshé seine Schüler auf, so authentisch und überzeugend um Hilfe zu schreien, dass er von der Notwendigkeit überzeugt würde, helfen zu müssen. Soweit ich weiß, konnte keiner seiner Schüler in überzeugender Weise schreien. Ich möchte das Beispiel von Moshés Experiment anders herum drehen: Seine Berührung war so überzeugend und die Botschaft, die er mitteilte, so klar, dass sie mir eine starke Beteuerung seiner Bereitschaft, sich mit meinen Grenzen auseinander zu setzen, bedeutete.

Nur wer wirklich die Einschränkungen eines anderen versteht, d. h. wer beim Handeln auch seine Wahrnehmung und sein Gefühl und nicht nur sein Denken einbringt, nur so jemand ist in der Lage, einer anderen Person zu helfen.

Dank meiner langjährigen Selbsterfahrung in der Feldenkrais Methode wurde es für mich zu einem Bedürfnis Feldenkrais mit anderen Menschen zu praktizieren: Ich wollte auch andere von dem Wunderwerk der Feldenkrais Methode überzeugen, indem sie sie erlebten. Um es noch einmal zu betonen: Die Feldenkrais Methode ist für mich nicht nur eine Methode oder Technik, sondern in erster Linie ein Weg, um etwas, das Wissenschaft und den Ausdruck von Menschlichkeit einschließt, in einem auszudrücken.

Ich möchte diesen menschlichen Aspekt hervorheben, weil leider viele Praktiker der neuen Generation eine „Technik" anzuwenden versuchen, ohne die ausreichende Selbsterfahrung zu haben, die für das wirkliche Wahrnehmen und Fühlen, was die andere Person fühlt, notwendig ist. Was sie tun, ist mehr oder weniger eine „Technik", die oft eine Entfremdung von den eigenen Gefühlen und denen der Person, mit der sie arbeiten, verrät. Es ist, als ob man anstelle einer aufrichtigen, freundlichen Berührung, nur mit einer „unbeteiligten" höflichen Berührung zu tun hätte, ähnlich der Höflichkeit einer Stewardess; einer Berührung, die nie zum Kern des Problems kommt.

Ich möchte eine weitere ganz besondere „F.I. Geschichte" beschreiben, in der ein „psychoanalytischer" Aspekt dominierte, der für das Verständnis, wie die Methode funktioniert, unerlässlich ist.

1981, bevor Moshé nach Freiburg reiste, wo er einen Workshop abhielt, bekam ich die letzte F.I. von ihm.

In dieser F.I. überraschte er mich mit einer Art Telepathie ...

Damals war ich u. a. mit den Theorien und den Schriften von Sigmund Freud beschäftigt. Ohne es zu wagen Moshé darauf anzusprechen, fand ich eine Analogie zwischen Freuds Theorie von Hysterie und Besessenheit und der Versteifung der Muskulatur in einigen funktionalen Zusammenhängen, die jeder von uns schon erlebt hat. Ich las ein kleines Büchlein (*Aspekte meiner Methode*) von Moshé in Hebräisch, in dem er den Ausdruck der Seele im körperlichen Verhalten beschreibt, z. B. die Fäuste zu ballen in Augenblicken des Ärgers und der Wut etc. Freud schreibt in einem Artikel (zuerst in der Nyugat im Jahre 1917 veröffentlicht) mit dem Titel *Eine der Schwierigkeiten der Psychoanalyse*:

> „Objekt-Libido war zunächst Ich-Libido und kann wieder in Ich-Libido umgewandelt werden. Für vollständige Gesundheit ist es erforderlich, dass die Libido diese volle Mobilität nicht verliert. Um ein Bild für diesen Sachverhalt zu geben, können wir an eine Amöbe denken, dem Protoplasma aus dem das Pseudopodia stammt, den Verlängerungen, in welche die Substanz des Leibes sich ausdehnt, was aber jederzeit widerrufen werden kann, so dass die Form der Protoplasma-Masse wieder hergestellt ist."

Als ich diese Stelle las, dachte ich: „Schau, es ist wie beim Funktionieren der Antagonisten. In Fällen von unentwickelten Funktionen im Nervensystem, setzt sich die Aktivität der Nerven und der jeweiligen Muskeln fort, auch wenn diese Tätigkeit nicht mehr benötigt wird."

Die Unfähigkeit zum raschen Wechsel der Aktivität der Antagonisten zeigt die Unfähigkeit, die Steuerung einer Bewegung nach dem wirklichen Willen und der Notwendigkeit zu ändern. Nebenbei, Klavierspieler, die nicht schnell spielen können, drücken ihre Finger zu stark auf die Tasten, so dass sie sie nicht so schnell wieder heben können, wie sie es wollen. Das gleiche Prinzip gilt beim Gehen (Wenn Sie ganz allmählich von einem Bein auf das andere balancieren, können Sie vielleicht beobachten, wie die Gesäßmuskeln mobilisiert werden, noch bevor Sie auf das andere Bein wechseln und dies außerdem viel mehr als notwendig. Das ist die Ursache dafür, wenn jemand mit den Füßen auf den Boden stampft, statt beim Gehen fließend von einem Fuß auf den anderen zu gleiten.)

Einen Tag danach hatte ich die F.I. Sitzung mit Moshé. Während ich auf dem Bauch lag, legte er ein Stöckchen in meine rechte Hand, drehte meinen Kopf zur Seite, die Hand in die Nähe meines Gesichtes. Auf das Stöckchen hatte er einen Lockenwickler gesteckt. Die Oberfläche, die ich in meiner Hand hielt, war dadurch rauer als das eigentliche Stöckchen, so dass ich sehr viel intensiver spürte, dass ich etwas in meiner Hand hielt. Er hieß mich Folgendes zu tun: das Ding in meiner Hand festzuhalten und dann meine Finger nur so weit wie nötig zu öffnen, um das Stöckchen in meiner Hand ein wenig von einer zur anderen Seite zu bewegen. Eigentlich war die Bewegung des Stöckchens in der Hand nur ein Mittel um mein Bewusstsein von dem, was ich tue und ob ich weiterhin das Stöckchen festhielt oder nicht, zu kontrollieren. Mit einem Wort, es war ein feiner Kunstgriff, um mehr Kontrolle über die Antagonisten der Hand und der Finger bei einem Minimum an Bewegung zu bekommen.

Die kleinen, scharfen Nadeln dieser Lockenwickler-Zylinder gaben mir ein klares Gefühl von dem, was ich gerade tat, wenn ich das Stöckchen fest hielt und wenn ich aufhörte es festzuhalten. Nach mehr als 10 Minuten begannen sich nicht nur meine Finger und die Hand leicht anzufühlen, sondern auch meine Schulter, mein Schulterblatt und allmählich meine ganze rechte Seite, mein Gesäß, und die Beine waren so leicht geworden, als ob sie schwerelos auf dem Tisch lägen. Moshé sprach mit leiser Stimme und fast monoton: „Halte es fest, lass es los, halte es fest, lass es los ...", und dann, als würde er weiterhin das gleiche sagen, mit keinerlei Änderung seiner Stimme, sagte er: „Liebe es, hör auf, es zu lieben ..." Ich bedauere, dass ich, anstatt ihn zu fragen, wie er auf diese Idee gekommen war (als wenn er gewusst hätte, was ich tags zuvor gelesen und gedacht hatte), nur mit Genugtuung daran dachte, dass ich auf der gleichen Wellenlänge des Denkens sei wie er. Es wird mir für den Rest meines Lebens ein Rätsel bleiben, wie Moshé darauf kam, mir gerade in der Zeit, als ich ein größeres Verständnis für den Zusammenhang zwischen psychischem und physischem Verhalten bekam, eine solche Lektion zu geben, in der er im Zusammenhang vom Schließen und Öffnen meiner Hand von „halten" zu „lieben" wechselte.

Jede seiner Lektionen bedeutete ein großes Abenteuer für mich. Moshé überraschte und erstaunte mich jedes Mal mit neuen und völlig unerwarteten „Spielen". Der Gemütszustand, aus dem jede seiner Lektionen entstand, war der eines reifen Tieres, das mit seinem Kind spielt. Nach jeder seiner Lektionen fühlte ich mich wunschlos glücklich und frei. Ich spürte, dass nichts mich jemals daran hindern konnte, mich zu entwickeln und mich und meine Absichten von jeglichen körperlichen Hindernissen zu befreien.

Nach sechs Monaten der F.I.s von Moshé und von Yochanan unter Moshés Aufsicht, besuchte ich sämtliche Gruppenstunden in der Alexander-Yanai-Straße.

Nach zwei Wochen Gruppenunterricht war ich sehr enttäuscht, weil fast alle der Gruppen-Lektionen für meine körperliche Verfassung ungeeignet waren. Es gab Stunden, in denen die jeweils angeleitete Bewegung unüberwindliche

Schwierigkeiten und Hindernisse verursachte: Ich konnte nicht sitzen oder stehen, ohne das Gefühl zu haben, dass mein Körper unter dem Druck der Schwerkraft zusammen bricht. Jede positive Veränderung wurde durch meine Unfähigkeit normal mit der Schwerkraft zurechtzukommen, in dem Moment ruiniert, wenn ich ins Stehen kam. Diese Unfähigkeit verstärkte noch mehr die Spannung in der Lendengegend, so dass ich brennende Kreuzschmerzen hatte. Aber trotz alldem war ich optimistisch, weil ich wusste, dass der Gruppenunterricht ein ungeheures Material beinhaltete, das mir später helfen würde, wenn meine Fähigkeit der Integration gewachsen sein würde. Damals fehlte mir die primäre Funktion, das Gleichgewicht in der aufrechten Position zu halten, was eine Verbesserung durch die Menge der neuen Informationen aus den ATM-Lektionen ermöglicht hätte.

Diese Grundfunktion war in der Tat die Fähigkeit auf dem ganzen Fuß zu stehen und das Gewicht meines Körpers sanft von einem Fuß auf den anderen gleiten zu lassen. Ich entschied, dass es allzu früh war, um mit Moshés Gruppenunterricht, der jedes Mal eine desorganisierende, aufwühlende Auswirkung auf mein Nervensystem hatte, zu beginnen. Ich wusste, dass ich zuerst eine gewisse Ordnung in meinem Nervensystem bekommen musste.

Ich fing an, Moshés Buch *Bewusstheit durch Bewegung* zu lesen. Als ich darin zur ersten Lektion kam, dachte ich, den Knackpunkt meines Problems gefunden zu haben. Mir wurde klar, dass ich überhaupt nicht in der Lage war zu stehen: Mein linkes Bein war viel kürzer als das rechte, meine Knie drückten gegeneinander und waren so steif, dass überhaupt nicht daran zu denken war, auf den Füßen zu balancieren, und die Sehnen meiner Schenkel fühlten sich wie Klaviersaiten an.

Ich erinnerte mich daran, wie Moshé mit dem Brettchen an meinen Füßen gearbeitet hatte, und erkannte eine bedeutende Analogie zwischen dem, was er getan hatte, und dieser ersten Balance-Lektion seines Buches. Ich begann damit, meinen Rücken an die Wand zu lehnen und versuchte, mich sicher an die Wand gelehnt und auf meinen Füßen zu fühlen. Jedes Mal, wenn ich den Verlust des Gleichgewichts spürte und dass ich fallen könnte, lehnte ich mich sofort an die Wand. Ich war versucht die folgenden Lektionen zu lesen, aber ich versuchte zuerst mit großer Zähigkeit mein Stehen zur Vollkommenheit zu bringen. Doch dies erwies sich als großer Fehler, der viel mehr Probleme hervorrief, als meine eigentliche Behinderung, aber dazu später. Etwa zwei Monate lang habe ich praktisch nichts anderes getan, als den ganzen Tag lang von einem Fuß auf den anderen zu balancieren, so dass meine Großmutter mir eines Tages den Spitznamen „Der Geist" gab.

Allmählich kamen meine Füße auf den Boden und meine Beine wurden gleich. Bei der Gewichtsverlagerung vom linken Fuß auf den rechten hatte ich nicht mehr das Gefühl, über meine rechte Hüfte „klettern" zu müssen, sondern ich fühlte die Waagerechte des Beckens. Ich konnte damit beginnen, die Kreisbewegungen zu machen ohne die Wand zu brauchen und später, nach etwa fünf Wochen konnte ich all die Bewegungen auch auf einem Bein machen und das sogar in der Mitte des Raumes. Durch das schrittweise Erreichen des „absoluten" Stehens, fühlte ich, wie der ganze Körper unglaublich leicht wurde, als ob die Schwerkraft nicht mehr existierte.

In dem Augenblick, als ich versuchte, das Balancieren in eine Laufbewegung zu bringen, empfand ich den Übergang vom neu erworbenen Stehen zum Gehen, als ob ich durch eine Wand gehen müsste. Ich fing an, aus Moshés Buch Variationen der Balance-Übungen in der Position eines sehr kleinen Schrittes zu machen. Ich balancierte im Stehen von einem Fuß auf den anderen, indem ein Fuß ein wenig hinter dem anderen stand. Wieder hatte ich dieses unangenehme Gefühl, meine rechte Hüfte überwinden zu müssen, wenn ich das Gewicht auf den rechten Fuß bringen wollte. Ich konnte auch das ausgleichen.

Ich erinnerte mich daran, dass Moshé nach der Arbeit mit meinen Füßen meinen Hals und meinen Kopf überprüfte. Bei den Lektionen, die ich in der

Alexander-Yanai-Straße in den ersten zwei Wochen mitmachen konnte, war auch eine Lektion für den Nacken auf dem Stuhl, bei der ich den Kopf auf und ab bewegte und bei jeder Bewegung ein wenig mehr nach rechts oder nach links schaute, und auch den Kopf neigte, während die Nase nach vorne gerichtet blieb.

Ich fügte diese Bewegungen meinem „Steh-Programm" hinzu, um die Beweglichkeit des Nackens zu verbessern und dadurch ein leichteres und weicheres Drehen des Rumpfes von rechts nach links und umgekehrt zu erreichen. Allmählich konnte ich mein Gleichgewicht auf den Füßen allein durch die Bewegung der Augen von links nach rechts halten. Ich konnte mit einer unendlichen Leichtigkeit gehen, als hätte ich kein Gewicht mehr.

Der wichtigste und entscheidende Punkt beim Gehen war, meinen Rumpf so zu lenken, dass in dem Augenblick, wenn ich den Boden mit einer Ferse berührte, mein ganzes Gewicht auf die jeweilige Ferse „fallen" würde, so dass die Po-Backe des anderen Beines in der Lage wäre, sich zu entspannen und es dem entsprechenden Fuß zuließ, sich zu lösen und vom Boden wegzukommen. Zur gleichen Zeit, synchron mit dem Schwingen des Beines nach vorne, drehte ich meinen Rumpf durch eine minimale Bewegung der Augen und des Kopfes in die Richtung des schwingenden Beines, das – durch sein Gewicht – den ganzen Körper in seine Richtung zog. Mit anderen Worten, zog das Schwingen eines Beines den Körper nach vorne, während die Drehung des Kopfes das Gewicht des Körpers im richtigen Moment auf das nach vorne kommende Bein lenkte. Es war sehr wichtig, die Hüften die ganze Zeit in einer senkrechten Linie zum Kopf zu halten, sonst hätte das ganze System nicht funktionieren können.

Nach zwei Monaten des 10-stündigen täglichen „Feldenkrais-Gehens" konnte ich so geschmeidig gehen, als ob ich auf Schlittschuhen liefe.

Diese ganze Zeit über ging ich nicht nach draußen. Und als ich es dann tat, war ich wie vom Donner gerührt. In dem Augenblick, als ich ein anderes

Umfeld als die Zimmer meiner Wohnung hatte, war ich nicht mehr in der Lage auch nur einen Schritt zu gehen.

Ich fühlte mich noch mehr gelähmt als vor meinem Experiment. Es war die Veränderung der Umgebung, die ich während meiner Experimente in meiner Wohnung völlig außer Acht gelassen hatte.

Wenn Sie versuchen, sich jemanden vorzustellen, der zu Fuß auf der Straße geht und unerwartet auf der einen Seite der Straße einen Abgrund entdeckt, mehrere 100 Meter tief und mit einem tosenden Ozean unten, sind Sie in der Lage nachzuempfinden, was ich in diesem Moment fühlte, als ich mit der neu erworbenen Geh-Funktion auf der Straße gehen sollte.

Etwa 5 Jahre lang habe ich an der Integration der Umwelt, der Straße samt ihrem Betrieb, an der Funktion des Gehens und meines Selbstbildes dieser Funktion gearbeitet.

Ich fuhr fort, zu den Gruppenstunden zu gehen, viermal in der Woche, für jeweils 2 - 3 Stunden, mehr als 9 Jahre lang und ich machte es, wie Moshé mir riet, „von jedem seines Unterrichts nur das mitzumachen, was ich brauchte, und nicht das, was die anderen machten."

Ich könnte mit der Geschichte meines Falles mehrere hundert Seiten füllen, möchte aber an dieser Stelle unterbrechen, um die Geduld des Lesers nicht über Gebühr zu strapazieren.

In jedem Fall haben mich meine Erfahrungen mit Moshés Lehre zum Kern seiner Methode geführt, so dass sie für mich wie meine kinästhetische „Muttersprache" geworden ist.

Im Rückblick auf die Jahre und die Zeit, als ich begann „Moshés Methode" vor allem bei behinderten Babys und Kleinkindern anzuwenden, glaube ich, der Verteidiger einer entscheidenden Wahrheit zu sein, einer sehr menschlichen, vielleicht der menschlichsten, seit die Menschheit existiert.

Organisches Lernen und seine Gesetze im Nervensystem

Die Feldenkrais Methode ist dank der Komplexität ihrer Techniken und der Vielfalt ihrer Anwendungsbereiche mit einem lebenden Organismus vergleichbar. Wie ein lebender Organismus kann sich die Feldenkrais Methode wie kaum ein anderes pädagogisch-therapeutisches System ständig den Notwendigkeiten des Augenblicks anpassen. Diese Anpassungsfähigkeit verdankt sie der Tatsache, dass sie auf die vielfältigen Erkenntnisse über das Nervensystem – ihr eigentliches Arbeitsfeld – aufbaut.

Es gibt in der Anwendung der Feldenkrais Methode bestimmte zusammenhängende Faktoren, die berücksichtigt werden sollen, um die potentielle Wirkung dieser Methode in ihrem vollen Umfang zu entfalten. Eine entscheidende Rolle für die Wirkungsweise der Feldenkrais Methode spielt der Zusammenhang zwischen zwei nacheinander folgenden Reizen. Aus der Vogelperspektive betrachtet, stellt man fest, dass dieser Zusammenhang eine Konstante aufweist, die für alle Anwendungsbereiche der Methode gültig ist: Sie ist gültig in der Anwendung an autistischen und spastisch behinderten Kindern genauso wie bei Leistungssportlern und aufführenden Künstlern.

Was ist diese Konstante?

Sie ist die Beziehung zwischen dem, was man auf einmal maximal neu lernen kann und dem, was man schon kann (eigenen Können), unabhängig vom Bereich, in dem dieses Lernen geschieht. Die Quantität des optimal Neu-Erlernbaren entspricht 2 % des eigenen Könnens. In der Feldenkrais Methode geht es um das spezifische Lernen, das, wie Moshé Feldenkrais sagte, nicht ohne schwerwiegende Konsequenzen für die funktionale Entwicklung zeitlich verschoben werden kann („postponed" auf Englisch). Er nannte es „organisches Lernen", wie es bei gesunden Kindern von Geburt an bis zu ihrem vierten Lebensjahr ohne Plan und ohne festgelegte Ziele erfahren wird.

Diese Relationskonstante von 2/100 ist der Maßstab für ein optimales Verhältnis zwischen zwei Faktoren, die, wenn berücksichtigt, die höchste Integration der neu gemachten Erfahrung ins tägliche Leben ermöglicht. Ein Beispiel aus der eigenen Erfahrung wird die Bedeutung einer Überschreitung der 2 % für die Integration neuer Informationen verdeutlichen:

Es ist allgemein bekannt, dass ein lockerer Nacken erstrebenswert ist. Die Frage ist: Wie weit darf ein Nacken in seinem bestimmten, gegebenen funktionalen Kontext gelockert werden, damit die Befreiung von einer überflüssigen und deswegen nicht funktional dienenden Muskelspannung organisch, d. h. konfliktfrei in die allgemeine Funktionsweise und im Selbstbild des Schülers integriert werden kann?

Ich habe oft erlebt, als mein eigener Nacken wunderbar, ja, zauberhaft, frei und locker gemacht wurde, dass ich beim Wechseln von der Rücken- zur Seitenlage, vom Liegen zum Sitzen unerwartet heftige Schmerzen im Lendenbereich bekam, die mir nicht mehr ermöglichten, auch nur einen Schritt zu machen. Dieses Maß an Lockerung war eine Überschreitung der 2 % meiner Fähigkeit, eine Änderung im Rahmen meines funktionalen Befindens zu bearbeiten, so dass die neue Erfahrung in meine bisherige funktionale Sprache nicht organisch integriert werden konnte. Dieses Phänomen war und ist nicht spezifisch für meinen Fall allein, sehr spastisch damals, sondern es ist eine allgemeine Erscheinung, die auch bei gesund entwickelten Menschen unter bestimmten Umständen vorkommen kann. Die lokale und ad hoc herbeigeführte scharfe Änderung in meinem Körper, ohne mich während der Sitzung in Funktionaler Integration mindestens wahrnehmungsmäßig darauf vorzubereiten, war eine physische und psychische Überraschung ähnlich zur Erfahrung einer in der Hand bleibenden Tür beim Versuch, sie mit Schwung zu öffnen, oder wenn man über eine Brücke läuft, sich am Geländer haltend und auf einmal das Geländer lose in der Hand bleibt. Ähnliches geschieht, wenn man beim Hinauf- oder Hinabsteigen einer Treppe denkt, dass keine weitere

Stufe kommt, wenn es in der Tat doch noch eine oder mehrere Stufen gibt. Solche „Überraschungen" entstehen, wenn unsere Erwartungen und die daraus entstehende Vorstellung der uns umgebenden Wirklichkeit, zu der auch unser Körper gehört, nicht mit den Tatsachen übereinstimmen, weil unser Selbstbild nicht der tatsächlichen Wirklichkeit angepasst ist. In der Anwendung der Feldenkrais Methode geht es nicht um irgendwelche körperliche Leistung, sondern hauptsächlich um das Erziehen und Optimieren des Selbstbildes des Menschen darüber, was er noch tun könnte: Durch die Anwendung der Feldenkrais Methode lernt man, dass bestimmte „Unmöglichkeiten" möglich und auch leicht zu verwirklichen sind. Man denke z. B. auch an einen Musiker, der zuhause wunderbar spielt, aber vor einem Publikum vom Lampenfieber in seinem Spiel soweit gestört ist, dass er nicht mehr spielen kann.

Es stellt sich die Frage, was war es, das meinem Rücken bei der „perfekten" Befreiung des Nackens so große Schmerzen zufügte, während ich im gewohnt verspannten Zustand keinen Schmerz spürte? Es waren die vorher erwähnten 2 %, die bei bestimmten funktionalen Änderungen, noch bevor diese in der allgemeinen Funktionsweise meines Nervensystems integriert werden konnten, überschritten wurden.

Ich habe daraus gelernt, dass ein „ideal richtig", das man sich während eines Unterrichts vornimmt, keine Bedeutung für die Erweiterung unserer Fähigkeiten hat und sogar schädliche Wirkungen haben kann. In der Anwendung der Feldenkrais Methode so wie in jedem guten Lernprozess zählt nur das, was der Schüler immer noch als selbstverständlich, ohne große emotionale Aufregung – mit Ausnahme eines spontanen Ausdrucks der Freude – annehmen kann. Integrationsfähig ist die neue Erfahrung oder Information nur dann, wenn man sie im tagtäglichen Leben sofort wie selbstverständlich anwenden kann.

Diese Beziehungskonstante von 2 % kann zwischen zwei nacheinander folgenden Berührungen oder zwischen zwei nacheinander folgenden Bewegungen aus einer *Bewusstheit durch Bewegung* (*Awareness Through Movement*, ATM) Lektion bestehen. Sie kann auch zwischen der Wirkung einer Feldenkrais Lektion und der unmittelbar folgenden Situation im Leben bestehen, wie z. B., ob man nach einer Sitzung sofort losgeht oder sich Zeit lässt, um sich an der neu erlangten Leichtigkeit der Bewegung in den gewohnten Lebenssituationen zu gewöhnen.

Was macht die integrative Wirkung dieser Konstante aus und wodurch erhöht sie diese integrative Wirkung?

Es ist die fortschreitende Verbesserung der Lernbedingungen, indem ein älterer und bekannter Reiz mit einem neu erlebten Reiz so verknüpft wird, dass die ältere Information im Zusammenhang mit dem neuen Reiz eine bereicherte Bedeutung bekommt, dank einem neu entstandenen Kontext. Auf diese Art entsteht auch der Aha-Effekt, wenn man plötzlich etwas Neues, bis dahin noch nicht Gedachtes, begreift. In der Dichtung, wenn ein Wort, ein Satz oder ein Refrain, oder in der Musik ein Ton sich in unterschiedlichen Zusammenhängen wiederholen, bekommen diese eine intensivere Bedeutung und Ausdrucksstärke.

Hier ist ein Beispiel aus der Dichtung:

`http://www.youtube.com/watch?v=3WneAM2F0aY`

und hier ein Beispiel aus der achten Symphonie von Schubert, wo ein und derselbe Ton von sich abwechselnden Harmonien untermalt wird.

`http://www.youtube.com/watch?v=8hO_EibvTGs`

oder

`http://www.youtube.com/watch?v=dIuUVYbIaQ0`

Aus allen für die Wirkungsqualität der Feldenkrais Methode wichtigen Beziehungen werde ich mich anhand einer Fallbeschreibung nur auf die Beziehung zwischen Innen und Außen beschränken, d. h. auf die Wahrnehmung der Impulse, die ein Individuum aus seiner Umgebung empfängt, und wie es diese Impulse aufnimmt und verarbeitet in Bezug auf seine Wahrnehmung des eigenen Körpers, des eigenen Spürens, Fühlens und Denkens. Zu der Außenwelt des Schülers gehört auch der Feldenkrais Pädagoge mit allen Impulsen und Reizen, die er seinem Schüler gibt. Diese Reize und Impulse bestimmen die Beziehung zwischen dem Feldenkrais Pädagogen und seinem Schüler, die in Feldenkrais Worten „eine nonverbale Kommunikation zwischen zwei lebendigen Nervensystemen ist", im Sinne des Wunsches des Pädagogen, seinem Schüler eine wunderbare Alternative des Seins zu offenbaren, von der er noch nichts ahnt.

> „Organisches Lernen ist individuell und geht ohne einen Lehrer vor sich, der etwa in einer bestimmten Zeit zu bestimmten Ergebnissen gelangen möchte. Es dauert so lange, wie der Lernende beim Lernen bleibt.
>
> Dieses organische Lernen ist langsam und kümmert sich nicht um die Bewertung etwaiger Ergebnisse als gut oder schlecht. Es hat keinen erkennbaren Zweck, kein Ziel. Es wird einzig von dem Gefühl der Befriedigung gelenkt, das sich einstellt, wenn jeder neue Versuch als weniger ungeschickt empfunden wird als der vorangegangene, weil jetzt ein kleiner Fehler vermieden wurde, der zuvor als unangenehm oder als hinderlich empfunden worden war."
>
> — *Moshé Feldenkrais* [6]

---

6 *Die Entdeckung des Selbstverständlichen*, S. 59

Es ist anzumerken, dass es hier nur um „einen kleinen Fehler" geht, der mit „jedem Versuch" „vermieden wurde". Das will sagen, dass bei organischem Lernen nicht längerfristiger als die Zeitspanne zwischen einem und dem nächsten Schritt geplant werden kann, ähnlich einer gleichmäßigen Bewegung einer Tangente der Kurve eines Kreises entlang.

Die Notwendigkeit der Berücksichtigung der engen Beziehung zwischen Psyche und Soma und zwischen Innen und Außen, mit deren gegenseitigen Abhängigkeiten zeigt sich am deutlichsten in der Arbeit mit Kleinkindern.

Ich werde dies mit einem Fall aus der Praxis illustrieren.

Zwei Schwierigkeiten, mit denen mich der damals 17 Monate alte K. konfrontierte, begründeten meine Vorgehensweise mit ihm:

K. kam zu mir mit der folgenden ärztlichen Diagnose und dem Behandlungsvorschlag:

a) Spastik des rechten Beines (G80.2V), Plagiocephalus (Q67.3)

> *„Seit einigen Wochen fällt bei K. auf, dass er nicht auf das rechte Bein stehe. Dies sei eigentlich erst aufgefallen, als er angefangen hat, sich zum Stehen hochzuziehen. Das rechte Bein werde nicht belastet, der Fuß häufig nach innen gedreht.*
>
> *Im Alter von einigen Monaten wurde eine krankengymnastische Therapie durchgeführt, weil er sich nicht richtig drehte. Er krabble nicht alternierend, sondern robbe vorwärts oder rutsche auf den Knien.*
>
> *Der rechte Fuß wird adduziert und suppiniert gehalten, der Vorfuß ist ebenfalls adduziert, die Zehen gebeugt, im Fersensitz ebenfalls deutlich Adduktion und Suppination des rechten Fußes. Im Stand übernimmt das rechte Bein kein Gewicht, es wird nur mit den Zehen aufgesetzt, es findet sich eine Hohlfußhaltung ...*

> *Als nächster Schritt wäre dann eine Therapie mit Botulinumtoxin plus Gipsbehandlung zu erwägen. Keine sicheren Veränderungen im Bereich der Fein- und auch Grobmotorik im Bereich der Extremitäten. Angedeutet beginnendes Stehvermögen. Hier zeigt sich ein erhöhter Muskeltonus im Bereich des Trizeps surae rechts mit Ausbildung eines Spitzfußes von etwa 20 Grad und vermehrter Vorfußadduktion von etwa 10 Grad und diskreter Suppinationsstellung des Fußes, usw. ..."*

Und weiter:

> *"Diagnose – Motorischer Entwicklungsrückstand mit neurogener Klumpfußhaltung rechts.*
>
> *Therapie – Ich rate zu intensiver physikalischer Behandlung im Sinne krankengymnastischer Übungen auf neurophysiologischer Grundlage nach Vojta. Solche Behandlungsmaßnahmen wurden schon eingeleitet. Im Rahmen dieser Behandlungsmaßnahmen sollte auch eine zunehmende Vertikalisation durchaus bedacht werden. Eine Schienen- oder Einlageversorgung ist im Augenblick nicht notwendig um die Motorische Entwicklung nicht zu gefährden. Ob vielleicht zu einem späteren Zeitpunkt operative Behandlungsmaßnahmen, etwa im Sinne einer Trizepssehnenrezession (Op. nach Vulpius) oder eine Tibialistransposition notwendig werden, bleibt abzuwarten."*

b) Als K.s Mutter mit ihm auf dem Arm in den Raum eintrat, war K. in einem seelischen Zustand, der ihn nicht ansprechbar machte:

Er weinte mit offenem Mund mit einer ohrenbetäubenden Stimme, während sein Gesicht voll Tränen die Panik eines von Raubtieren umzingelten Wesens ausdrückte. Dieser seelische Zustand ließ K. keine Möglichkeit für irgendwelche organische, spontane Bewegungsentfaltung, ermöglichte ihm keine Freude und Neugier an der Entdeckung irgendwelcher Bewegungen: ein Ergebnis von mehreren einwöchigen Behandlungen nach Vojta.

Noch bevor ich an irgendwelches „somatische" Lernen denken und mich auf irgendeine Diagnose beziehen konnte, musste ich mich zuerst einem unmittelbaren Problem widmen, dessen Lösung sich als klare Vorbedingung für die Arbeit mit dem Kind stellte: Die Angst des Kindes vor der Umgebung, in die das Kind gebracht wurde. Das war ein Problem, mit dem ich leider nicht zum ersten Mal in der Arbeit mit Kindern, die nach einer Erfahrung mit anderen Therapien zu mir gebracht werden, konfrontiert wurde.

Kleinkinder, die davor Therapien erlebten, die ihr Augenmerk nur auf den Körper des Kindes legen, waren verängstigt, verhielten sich asozial und von ihrer Umgebung wie hoch traumatisierte Wesen abgekapselt.

Der ausschließliche Bezug auf das Soma ohne Berücksichtigung der Person, ihrer Fähigkeit wahrzunehmen, zu empfinden, zu fühlen und zu denken, wirkt bedrohlich und vernichtend, weil solch ein Bezug in konkreten, realen Fällen auch tatsächlich bedrohlich ist: Beim Jagen, auf dem Schlachthof und im Krieg bezieht man sich ausschließlich auf das Soma, auf den Körper eines anderen Lebewesens, ohne jede Berücksichtigung der Person, die in diesem Soma lebt. Besonders bei Physiotherapiemaßnahmen, bei denen die Verbindung und die Kommunikation zwischen Therapeut und Patient durch den unmittelbaren Weg der Berührung stattfinden, enthält ein Zugang, der sich ausschließlich auf den Körper bezieht, ohne die Psyche und die seelische Ebene der Person mit den erwähnten Fähigkeiten des Spürens, Fühlens und des Denkens zu erreichen, ein Element von Zwang und Zwang verletzt die Integrität des Individuums, seine Würde.

Ziel seiner Methode ist nach Feldenkrais' Erklärung „ein besserer Zugang zu sich selbst". Damit bezieht sich Feldenkrais auf keinen äußeren Maßstab von richtig, gut oder korrekt, sondern nur auf den Maßstab der subjektiven Empfindung der Person, auf ihre Fähigkeit, ihr eigenes Wohlfühlen selbst einschätzen zu können.

`http://www.youtube.com/watch?v=IdROt74l2xA` (bei 02:24)

Bei der Vorstellung seiner Methode bezog sich Feldenkrais am meisten auf eine besondere Haltung des Anwenders dem Patienten/Schüler gegenüber, wobei der psychische Aspekt eine entscheidende Rolle spielte, während sein Bezug zum Körper nur die physikalischen und physiologischen Bedingungen berücksichtigte, in denen die Existenz eines Ich's ermöglicht wird. Das Individuum, seine einmalige und einzigartige Persönlichkeit spielte die Hauptrolle im Lernprozess, den Feldenkrais mit seiner Methode in Gang setzen wollte.

Auf die gleiche Weise wie ein Fahrer, der ein bestimmtes Ziel erreichen möchte, einen Weg mit einer bestimmten Straßenverbindung berücksichtigen muss, um sein Ziel am direktesten zu erreichen, basiert Feldenkrais seine Methode auf physischen wie psychischen Tatsachen und macht von diesen einen optimalen Gebrauch.

Letztendlich definiert Feldenkrais seine Arbeitsweise in der Funktionalen Integration als nonverbale Kommunikation zwischen zwei Nervensystemen: dem des Anwenders und dem seines Schülers.

Was wird bei dieser Kommunikation vermittelt?

So wie ich es erlebe und verstehe, ist es die Wahrnehmung, die Vorstellung und die Bewusstheit „eines besseren Zugangs zu sich selbst", die der Anwender der Methode aufgrund seiner Selbsterfahrung mit der Feldenkrais Methode seinem Schüler vermittelt, was sich in erster Linie auf der Selbstwahrnehmungsebene spürbar macht: man fühlt sich von körperlichen wie psychischen Belastungen entrümpelt, die Bewegungen werden ungewohnt leicht, die Seele wird heiter und man bekommt mehr Unternehmungslust für Dinge, an die zu denken, man vorher nicht einmal den Mut gehabt hat.

Gesundheit bedeutete für Feldenkrais, die verborgenen Träume erfüllen zu können. Bei dem Einen kann das das Laufen sein, bei einem Anderen, ein Musikinstrument spielen zu können u. s. w.

Bei Kleinkindern wird jede Befreiung von körperlichen Hindernissen deren Instinkt für Bewegung, deren Bedürfnis und Neugier, den Raum und die Umwelt zu spüren und kennenzulernen, lawinenartig in Gang setzen. Die Kinder werden in ihrem Bewegungsdrang nicht mehr aufzuhalten sein und sie werden unentwegt immer etwas Neues unternehmen wollen. Bei Kleinkindern ist die Neugier am Entdecken und der Drang, die Möglichkeiten, die ihnen ihre Umgebung anbietet, auszuprobieren, noch nicht wie später im Leben durch gesellschaftliche Konventionen gehemmt und unterdrückt („kanalisiert" und „spezialisiert"). Bei ihnen ist die Abhängigkeit zwischen deren seelischem Zustand und deren Bewegungsrepertoire am deutlichsten zu erkennen. Ein Kind, das verängstigt ist, wird nie selbstständig überall durch eine fremde Wohnung gehen oder krabbeln und aus den Regalen Bücher und Kassetten herausholen. Diese und viele andere Handlungen und Bewegungen bedingen und ermöglichen einem Kleinkind jedoch die Entwicklung und die Verfeinerung seiner Feinmotorik und die Wahrnehmung des umgebenden Raumes in einem Umfang und in einer Vielfalt, in der es ihn sonst nie entdecken und wahrnehmen würde.

Bei Kindern wie im Fall von K. werden die zusätzlichen 2 % ihrer Fähigkeit dank ihres ständigen Bewegungs- und Spieldrang sehr schnell bearbeitet und in ihr Bewegungsrepertoire integriert. Auf diese Art und Weise werden die Kinder die Qualität ihrer Bewegung in einem ständigen Differenzierungsprozess erhöhen dank der gelungenen Befreiung von Muskelspannung, „weil jetzt ein kleiner Fehler vermieden wurde, der zuvor als unangenehm oder als hinderlich empfunden worden war."

Grundsätzlich arbeite ich so mit Kindern, dass sie mich als Teil ihrer Umgebung wahrnehmen und nicht als jemand, der sich von außen mit bestimmten Absichten und Zielen an sie richtet. Die Feldenkrais Anwendung widmet sich dem „Hier und Jetzt" und nie einem Ziel, das eine längere Frist als eine Sekunde braucht, um erreicht zu werden. Dieses „Hier und Jetzt" kann nur dann entstehen, wenn es mit angenehmen Erfahrungen verknüpft wird. Meine Arbeit mit Kindern besteht ausschließlich aus Angeboten, die einem Kind nie etwas aufzwingen, sondern dem Kind nur Vorschläge zum Ausprobieren vorstellt. Das Kind wird von selbst meinen Vorschlag ausprobieren und entdecken, ob dieser Vorschlag angenehm, interessant und brauchbar ist oder nicht. Wenn nicht, dann schlage ich dem Kind eine andere Möglichkeit zum Ausprobieren vor. Zum Glück sind meine „Vorschläge" bis jetzt so gut wie ausnahmslos von allen Kindern, mit denen ich gearbeitet habe, mit Interesse, spielerisch und mit viel Spaß und Freude angenommen worden.

Ein Beispiel:

Am Anfang meiner Arbeit mit K. konnte er noch nicht selbstständig stehen, sondern nur wenn er sich an einer Wand oder einem Möbel auch mit den Händen stützte. Um ihm das Gefühl zu vermitteln, dass es ihm möglich ist, seine Füße ohne Mühe und mit Spaß auch im Stehen zu spüren, habe ich mit ihm folgendes Experiment ausprobiert:

Seine Mutter hielt ihn mit dem Gesicht zu sich gewandt, unter den Achseln gerade so, dass er seine Füße kaum belasten musste. Ich habe eine dicke Teigrolle vor ihn hingelegt, so dass er, wenn er wollte, die Rolle mit einem seiner Füße rollen konnte. Ich habe seine Füße mit Absicht nicht mit meinen Händen auf die Rolle gestellt, sondern ihm nur die Rolle hingelegt, als mögliche Option, mit seinen Füßen die gleichmäßige Rundung der Rolle zu spüren und sie unter einem seiner Füße auch zu rollen.

Es ist wichtig zu erwähnen, dass die runde Form jedes Zylinders und seine Berührung und ein Rollen auf irgendeinem Teil des Körpers eine sehr wohltuende Wirkung hat. Ich werde es erklären, warum das so ist. Das Rollen eines Zylinders, sei es aus Pappe, Holz oder aus einem anderen harten Material mit einer ganz glatten Oberfläche erzeugt einen ungewöhnlich gleichmäßigen Berührungsübergang von einer Stelle zu der nächsten auf der Stelle des Körpers, wo die Zylinder gerollt wird. Diese ungewöhnliche Gleichmäßigkeit des

Übergangs von einer Stelle zur nächsten wird gerade durch ihre Ungewöhnlichkeit etwas Neues für die Selbstwahrnehmung bedeuten und gleichzeitig als sehr angenehm empfunden, zwei entscheidende Faktoren um die Aufmerksamkeit und das Interesse besonders bei Kindern zu wecken. Kleinkinder tun nichts gerne, wenn „es getan werden muss", weil sie noch nicht die notwendige Zeit dafür gehabt haben, um sich durch die ganzen Einflüsse ihrer Umgebung und des sozialen Lebens neurotisch zu entwickeln: Das Loben und die vielen anderen manipulativen Mittel, sie von Anderen in einer bestimmten Form abhängig zu machen, haben noch nicht die dazu notwendige Zeit gehabt. Die meisten Kinder handeln in den ersten Lebensjahren sehr spontan und viel mehr den Gesetzen der Natur entsprechend als später im Leben, wenn sie ihre Existenz vor den Anderen in einer vom Außen bestimmten erwarteten Form rechtfertigen. Kleinkinder haben, wenn sie von mehr oder weniger geistig und seelisch gesunden Erwachsenen umgeben sind, in den ersten Lebensjahren keine Leistungsaufgaben und keine Verpflichtungen der Gesellschaft gegenüber. Sie sind frei, einfach nur da zu sein und alles auszuprobieren, was das Umfeld ihnen anbietet und ihrer Neugier nachzugehen und entsprechend ihr Bewegungsrepertoire zu verfeinern und zu erweitern.

Als die Mutter das Kind an den Achseln über die Küchenrolle hielt, berührte ich nicht die Füße des Kindes und stellte diese nicht auf die Rolle, sondern habe das Kind selbst entscheiden lassen, ob es die Rolle unter seinen Füßen spüren möchte oder nicht. Ich nutzte nur die Gelegenheit, als das Kind seine Füße auf die Rolle stellte, die Rolle hin- und herzubewegen, um seine sensorische Erfahrung an seinen Fußsohlen so weit wie möglich zu erweitern. Sobald das Kind an der Rolle unter seinen Füßen nicht mehr interessiert war, habe ich das Kind selbst entscheiden lassen, was es als Nächstes unternehmen möchte und nebenbei stellte ich ihm neue „Angebote" vor, die es eventuell interessiert haben könnte. Im Fall von K. hat es weniger als eine Woche täglicher Sitzungen gedauert, bis er deren Ablauf zu bestimmen anfing, d. h. sich nach Lust und Laune zu bewegen, während ich unauffällig, mich ihm anpassend, meine Arbeit fortführte. Das Kind trat in eine Beziehung zu mir und meiner Arbeit mit ihm, so wie jemand in eine Beziehung zur Lehne oder zum Sitz des Stuhles tritt, auf dem er/sie sitzt: meine Berührung war für das Kind nur ein befreiender Faktor für all die Bewegungen, die es aus eigener Absicht bei seinem Spielen machte, genauso wie ein Stuhl als entlastender Faktor für den Sitzenden wirkt. Die Fortschritte, die das Kind machte, waren in keinem Sinn auf irgendeinen Aspekt oder Symptom seiner Behinderung bezogen, sondern entstanden so wie ein gesundes Kleinkind seine Fertigkeiten durch spielerisch wiederholtes Ausprobieren von Tag zu Tag perfektioniert, bis die Hindernisse der Behinderung irgendwann verschwinden, wie das Eis in der Wärme. Die direkte Konfrontation mit den Symptomen wurde konsequent vermieden, indem das Kind sich nur mit den Dingen beschäftigte, die es spontan tun konnte. Die Entwicklung einer verfeinerten Selbstwahrnehmung und neuer Fertigkeiten hatten allmählich die Hindernisse der Behinderung ersetzt und unbemerkt, nicht traumatisch verschwinden lassen, so wie der Neuschnee alte Spuren allmählich ausgleicht.

Oft erzählen mir Eltern, dass ihre Kinder unterwegs, schon eine Weile vor ihrem Ankommen anfangen, sich laut zu freuen.

Meine Strategien in der Anwendung der Feldenkrais Methode haben ein einziges Ziel, das ich so formulieren kann: „Womit kann ich den Schüler, sei er/sie Erwachsener oder Kind, in der nächsten Sekunde angenehm überraschen?" Bei Kindern, die infolge meiner Arbeit allmählich selbstständig werden, bin ich derjenige, den die Kinder durch ihre spontanen und unerwarteten Unternehmungen überraschen.

Im folgenden Video, kann man ab 0:50 solche Überraschungen erleben, die allein vom Kind aus kommen.

https://www.youtube.com/watch?v=7bMEvy29jPc

Was das Kind tat, war von mir vor der Sitzung mit ihm nicht geplant und ist das Ergebnis seines spontanen Bedürfnisses, Neues auszuprobieren, nur weil das Kind es kann. Damit entwickelte K. sein eigenes Trainingsprogramm, das viel komplexer war, als jedes physiotherapeutisch zusammengesetzte Programm es sein könnte, weil dieses Bewegungsprogramm nicht „aufgezwungen", sondern aus dem natürlichen, organischen und spontanen Bewegungsdrang des Kindes und als Ausdruck seiner Freude an der Entdeckung seiner Bewegungsfreiheit entstand. K. übte jede neu entdeckte Bewegungsmöglichkeit unzählige Male – aus Spaß an dieser neuen Entdeckung und weil sie seine neue Errungenschaft war. Hätte man ihm dieselbe Bewegung als Übung vorgestellt, hätte er sie wahrscheinlich nicht einmal ausprobieren wollen. Die nicht invasive, nicht zwingende Behandlung eröffnet einem behinderten Kleinkind Wege zur Entdeckung und Entfaltung seiner organischen Fähigkeiten in einem funktional natürlichen Entwicklungsprozess, der seinem Alter entspricht.

Heute kann K. schon frei laufen. Er wurde nicht operiert und nicht mit Botulinumtoxin oder Gips behandelt. So wurden auch die Traumata vermieden, die solche Eingriffe für ihn bedeutet hätten.

Lebendig sein, heißt Wünsche erfüllen können, inspiriert und nicht unter Zwang leben.

„Sein oder nicht sein, das ist die Frage"

„Ich glaube, wir leben in einer kurzen Übergangszeit, die das Heraufkommen des homo-humanus, des wahrhaft ganzen Menschen ankündigt. Es scheint nicht ausgeschlossen, dass wir ihn noch erleben."

— *Moshé Feldenkrais*

„Ein Mensch kann einen Computer bauen, aber kein Computer wird je einen Menschen bauen können, weil der Mensch die freie Wahl hat, was ein Computer nicht hat."

— *Moshé Feldenkrais*

Es gibt sehr viele Theorien und Versuche, das Phänomen des Lebens zu begreifen und zu definieren. Man sagt, das lebende Wesen unterscheide sich vom leblosen Objekt durch das Vermehrungsvermögen, das Leben sei der Ausdruck „höherer und komplexerer Energien" u. v. a. All das sind mögliche Aspekte oder Erscheinungsformen des Lebens. Sie definieren nicht das Leben in seiner Quintessenz. Nehmen wir einen Softwarevirus zum Beispiel. Ein solcher Virus vermehrt sich. Hat er aber eine selbständige Absicht? Hat er ein Ich?

Das Leben setzt die Existenz des Ich voraus, als Resultat und Merkmal der Individuation, auf welcher Stufe diese auch erfolge. Wodurch definiert sich das Ich und wo hört es auf, wo fängt die Umgebung an? Ist ein (behinderter) Körper, der mich hindert das zu tun, was ich tun möchte, ein Teil des Ich's oder nur seine Umgebung? Ist ein Organ, das ich an eine andere Person spende, ein Teil meines Ich's oder ein Teil meiner Umgebung?

In diesem Buch versuche ich eine Gedankenrichtung zu beleuchten, die eine mögliche Antwort auf diese Fragen und auf Begriffe wie Leben und Tod, Gesund- und Kranksein, Schmerz und Wohlbefinden geben kann. Nicht, weil ein solcher Antwortversuch in sich unbedingt wichtig wäre, sondern weil diese Antwort das Resultat einer Erfahrung ist, die in ihren Extremfällen mit Leben und Tod zu tun hatte, und Möglichkeiten zu einer Lösung für Probleme eröffnet, die mit Gesund- und Kranksein, Schmerz und Wohlbefinden, Leben und Tod zu tun haben.

Feldenkrais hat einmal gesagt, Gesundheit bedeutet, die verborgenen Träume verwirklichen zu können.[7] Man kann behaupten, dass der Zustand von Gesund-Sein ein Zustand von höchster Freiheit in Entfaltung, Aktion und Ausdruck bedeutet. Dies ist gerade der Unterschied zwischen dem Holz eines lebenden Baumes und dem gleichen Holz als Möbel, zwischen einem lebendigen Tier, das frei in seiner natürlichen Umgebung lebt, und dem gleichen Tier als Fell oder ausgestopft, sowie, im übertragenen Sinn, zwischen einem Menschen, der sich das Recht und die Freiheit nimmt, seinen Gefühlen und seiner Urteilskraft entsprechend zu handeln und einem *manipulierten*, einem Robotmenschen, der nur auf Befehle horcht und dementsprechend handelt, oder zwischen einem Menschen, der sich nach Herzenswunsch bewegen, agie-

---

7 Um keine Missverständnisse aufkommen zu lassen, soll man hier einen klaren Unterschied zwischen Gesundheit und den verschiedenen Formen der Kriminalität machen: Ein Hitler, ein Stalin oder andere, die noch heute unter Terror unterdrückte Völker regieren und um sich Tod und Angst verbreiten, sind, wie auch die Analyse ihrer Persönlichkeit offenbart, obwohl sie einige ihrer Träume leider verwirklichen konnten, als kriminell und krank und auf keinen Fall als gesund einzustufen. Dies trifft natürlich auch auf weniger „berühmte", auf sozusagen „gewöhnliche" Verbrecher zu. Zu diesem Thema gibt es eine umfangreiche Fachliteratur.

Durch Exzesse einer falsch verstandenen und in der Praxis falsch eingesetzten „antiautoritären Erziehung" andererseits, in der jeder Wunsch sofort in Erfüllung gehen würde, oder in einer ewigen Schlaraffenland-Gesellschaft, wo der Mensch ohne einen anderen Sinn für seine Existenz leben würde, als sich von den primären Trieben führen zu lassen, entwickelt man genauso wenig Fähigkeiten, die der Entfaltung, dem Reifen und dem freien Ausdruck der Persönlichkeit dienen. Es geht hier um die Entfaltung und Verwirklichung derjenigen Fähigkeiten, welche einem Menschen den Ausdruck seines eigenen schöpferischen Potentials ermöglicht, und somit ihn ein Stück weiter auf dem Weg zum homo humanum fortschreiten lassen.

ren und handeln kann, und dem gleichen Menschen, der gelähmt im Komazustand liegt.

Im ersten Fall gibt es die Möglichkeit zu einem Dialog, es gibt eine gegenseitige Wirkung, ein Zusammenspiel zwischen dem Lebenden und seiner Umgebung. Das lebende Wesen wird immer auf die Gegebenheiten seiner Umgebung reagieren können und seine Existenz wird sich in der Form eines sich ständig verändernden Prozesses gestalten. Das im wahren Sinne des Wortes lebende Wesen hat die Möglichkeit, *die Wahl* in seiner Umgebung zu agieren und auf seine Umgebung zu reagieren und die auf ihn wirkende Umgebung als fördernden Faktor für sein Überleben und seine Entfaltung anzunehmen.

Im zweiten Fall es ist lediglich die Umgebung, die einen Einfluss auf das „Objekt" hat, ohne dass dieses Objekt die Möglichkeit hätte, seinerseits Einfluss auf seine Umgebung auszuüben oder zumindest sich gegen den Einfluss dieser Umgebung zu wehren. In einem solchen Fall ist der einzige Prozess, der im Laufe der Zeit spürbar wird, der des Zerfalls.

Die Feldenkrais-Einstellung impliziert die vom Altertum bis zu unserer Zeit von unterschiedlichen Denkrichtungen vertretene Haltung, dass jedes lebende Wesen auf ein Ziel hin agiert, dass es demnach eine bestimmte Absicht hat, *deren Erfüllung zu einer wie auch immer gearteten Befriedigung führt*. Diese Einsicht wird von der modernen Hirnforschung bestätigt.[8]

Solche Überlegungen können vielleicht als zu allgemein erscheinen, als dass sie irgendwas mit irgendwelchen „therapeutischen Maßnahmen" zu tun haben könnten.

---

8   „Untersuchungen zum Beispiel von Goldstein an Hirnverletzten aus dem Jahre 1939, aber auch experimental-psychologische und psychologische Forschungen weisen ebenfalls darauf hin, dass jeder lebende Organismus versucht, so viel wie möglich seine individuellen Möglichkeiten, seine ureigenste Natur in der Welt zu aktualisieren, d. h. seine Identität auf welche Weise auch immer – im Denken, Handeln oder Sprechen – auszudrücken beziehungsweise zu verwirklichen."
    Heilen mit Musik, Musiktherapie in der Praxis, Hinrich van Deest, dtv Verlag 35117

Wie in jeder anderen Lern- oder Therapiemethode, die diesen Namen verdient, spielen solche Überlegungen eine zentrale Rolle in der Feldenkrais Methode für die Art und Weise in der man sie, bis in die letzten Details ihrer aus pädagogisch-medizinischer Sicht hochqualifizierten Techniken anwendet. Wir werden aber auch sehen welche gravierenden Konsequenzen die Missachtung solcher grundlegenden Einsichten für den therapeutischen Umgang haben kann.

Als ich in einem Seminar für eine Gruppe von Therapeuten eine relativ einfache Paar-Übung angeleitet habe, die darin bestand, die Hände auf den Partner, von den Füßen bis zum Nacken und Kopf aufzulegen und nur ruhig liegen zu lassen, um dem Anderen die Möglichkeit zu geben, die entsprechenden Stellen für sich wahrzunehmen, bin ich von einer der teilnehmenden Therapeutinnen sehr überrascht worden, als sie danach erzählte, sie hätte Angst bekommen, als ihr der Puls der Person, die sie berührte, bewusst wurde. Dies zeigt eine allgemein unbewusst gewordene Einstellung bei vielen Therapeuten dem behandelten Menschen gegenüber. Diese Einstellung lässt in der therapeutischen Auseinandersetzung mit einem *lebenden* Individuum in Wirklichkeit keine Achtung vor dem Selbstausdruck dieses Individuums zu. Der zu behandelnde Mensch und sein Körper wird als ein anonymer Komplex aus Knochen, Muskeln etc. ohne jegliche Individualität, kurz gesagt, als eine Leiche betrachtet.

Die Ruhe, welche die einfach „beobachtende", die Selbstwahrnehmung fördernde Berührung hervorgerufen hatte, die auf diese Weise entstandene erwartungs- und zwanglose Aufmerksamkeit ermöglichten dieser Therapeutin vielleicht zum ersten Mal in ihrem Beruf wahrzunehmen, dass sie es nicht mit einem Körper sondern mit einer lebenden Person zu tun hatte. Sie war allerdings nicht daran gewöhnt einen Dialog mit dieser Person zu führen, sondern sie lediglich, „berufsbedingt", bestimmten Formeln und Korrekturmaßnahmen entsprechend, als anonymen Organismus zu behandeln. Der

Therapeutin ist vielleicht zum ersten Mal in ihrem beruflichen Leben ihre eigene Haltung einem Menschen gegenüber, mit dem sie arbeitet, *bewusst* geworden. Sie hatte sich in der Tat nicht vor dem Puls des Anderen erschrocken sondern vor der „Bedrohung", die ein *lebendes* Individuum, durch seine Persönlichkeit, seine *eigene Energie, Selbständigkeit und Urteilskraft*, im Rahmen der Ausführung ihrer, im Voraus erdachten Übung, bedeutete.

Wenn man Therapien wie Vojta oder Glenn-Doman betrachtet, um nur zwei der manipulativen Extremfälle in der Therapiewelt zu erwähnen, wird man die Bedeutung einer Wahrnehmung des Pulses des Anderen für diese Therapeutin und den ausgelösten Schock begreifen.

Heilen kann auf unterschiedlichen Ebenen geschehen. Eine Wunde zum Beispiel heilt, ohne dass unsere Aufmerksamkeit und Lernfähigkeit unbedingt in Anspruch genommen werden müssen. In diesem Fall ist die Heilung ein meist passiver Vorgang, dem man sich ohne die Möglichkeit zu einer aktiven Teilnahme unterzieht. „Heile machen" sagt man auch, wenn man an einem Gegenstand das „kaputte" Teil wieder in Ordnung bringt. Es gibt aber Heilprozesse, die sehr komplexe Zusammenhänge zu einem reibungslosen Funktionieren bringen, die ohne einen Lernprozess des gesamten Organismus als einmaliger Organismus nicht vorstellbar wären. Solche komplexeren Heilprozesse werden nicht nur vom ganzen Organismus mit seinen verschiedenen Komponenten bedingt, sondern auch von der Umgebung und der Interaktion zwischen dem Organismus und seiner Umgebung, ohne die keine Heilung stattfinden kann. Diese Heilprozesse sind Lernprozesse, die eine Teilnahme der ganzen Persönlichkeit am Lernprozess *und zwar nur in einer als positiv empfundenen Art und Weise* voraussetzen.

Es ist hier angebracht zu bemerken, dass auch negative, d. h. als unangenehm empfundene Erfahrungen einen Anlass zum Lernen bieten können. Ein Lernen aus negativen Erfahrungen wird, wie im Fall eines Kindes, das sich bei der Berührung einer heißen Herdplatte verbrannt hat, nicht so sehr die Perspektiven und die Möglichkeiten der persönlichen Entfaltung eines Individuums eröffnen und fördern, sondern mehr oder weniger in Form einer Dressur, die ein Individuum belehren, was es für sein Überleben *nicht tun soll*.

In diesem Buch geht es ausdrücklich nur um den Einsatz von positiven Erfahrungen, die ein Individuum in seiner Interaktion mit der Umgebung fördern, und nicht um Erfahrungen, die diese Interaktion eingrenzt (wie im Beispiel der heißen Herdplatte), seien diese negativen Erfahrungen für das Überleben auch so notwendig wie sie seien. Ein schwacher, unentwickelter oder ein behinderter Organismus ist in erheblichem Maße viel weniger fähig, aus negativen Erfahrungen zu lernen oder sich zu heilen als aus positiv gemachten Erfahrungen. Mit den negativen Erfahrungen geht es so wie Feldenkrais während einer seiner Gruppenlektionen in Israel über das Barfußlaufen über Glassplitter erzählte: man läuft eine Stunde, zwei Stunden, ... ein Tag, zwei Tage, und läuft und läuft und am Ende wird man so stark verletzt, dass irgendwann das Laufen nicht mehr möglich wird.

Es gibt zwei Unterschiede zwischen Lernen aus negativen, unangenehmen und verletzenden Erfahrungen und Lernen aus positiv empfundenen Erfahrungen: 1. Während die negativen Erfahrungen in ihrer Zahl sehr begrenzt sind, soll das Überleben des Individuums nicht gefährdet werden, darf und soll die Menge der positiven Erfahrungen im Gegenteil so groß wie nur möglich sein. 2. Die Reichweite des Lernens aus negativen Erfahrungen ist auch entsprechend begrenzter als die des Lernen aus positiven Erfahrungen.

Sehr viele Beispiele aus der Entwicklung der menschlichen Gesellschaft können dies nur bestätigen: Der Mensch hat im Laufe seiner Geschichte *nichts* aus den Kriegen (als Vergleich zur heißen Herdplatte), aus der Korruption u. a. gelernt – man tötet, foltert, unterdrückt und vernichtet genauso grausam, wo es nun möglich wird, genauso wie vor sechzig, hundert, tausend oder zwei-, drei-, viertausend Jahren. Währenddessen entsprangen die Verbesserung der Existenzbedingungen der Menschen, seine ganze Kultur und die

Entfaltung aller seinen komplexen Möglichkeiten ausschließlich dem Streben der Menschen nach immer noch angenehmeren Erfahrungen und nach mehr Komfort.

Wie oft werden in verschiedenen Therapien Ausdrücke wie „passiv erfolgende Bewegung", „passiv bleiben", „locker lassen" u. s. w. (sowie im Gegensatz dazu, „aktive Bewegung", als welche viele maschinell ausgeführte Übungen gelten) verwendet, als ob ein Mensch zwischen einem passiven und einem aktiven Zustand „nach Befehl", wie eine Maschine, umzuschalten wäre. Wenn man sich der Wirklichkeit eines Behinderten, der eine mangelhafte Kontrolle über seinen Körper hat, *bewusst* wird (und wer unter uns ist nicht mehr oder weniger in der einen oder anderen Weise behindert?), versteht man, wie realitätsfremd die Erwartung ist, dass der behinderte Mensch gerade dort „passiv" bleibt, worüber er *keine Kontrolle* hat, und *das* „locker lässt", was er gerade *nicht lockerlassen kann.*

Der gesunde Menschenverstand würde uns sagen, dass eine Therapie nur dann eine ist, wenn sie dem Menschen gerade *diese Fähigkeit herstellt oder wiederherstellt* „locker zu lassen", diese oder jene Bewegung auszuführen, kurz gesagt, Kontrolle auszuüben und eine Absicht verwirklichen zu können, eben wieder ein freier, nicht in den Zwängen der Behinderung gefesselter Mensch zu werden, und nicht dann, wenn sie diese Zwänge kurz entschlossen durch andere zu ersetzen versucht. Es ist hier angebracht zu bemerken, dass „passiv bleiben" (d. h. sich der Unberechenbarkeit einer aus fremder Absicht entspringenden, womöglich von fremder Hand ausgeführten Bewegung soweit anpassen, dass diese Bewegung auf keinerlei Widerstände seitens desjenigen stößt, der sie über sich ergehen lassen soll), *die schwierigste Forderung ist, die man überhaupt an ein gesundes wie lädiertes Nervensystem stellen kann.*

Andererseits wird der Behinderte, wie sehr oft in verschiedenen therapeutischen Systemen der Fall, durch Gewalt anwendende Eingriffe zu einer „aktiven", oft als „reflektorisch" erhofften und genannten Reaktion gezwungen, deren Ausführung *nicht* durch ein *Aufbauen der Fähigkeit* dazu vorbereitet wird, die seine Fähigkeiten übersteigt und bis zum Äußersten strapaziert, und das nur, weil *von ihm erwartet wird, das zu tun, was er gerade nicht tun kann.*[9]

Dieser mechanistische Zugang zu einem behinderten Menschen geht heutzutage soweit, dass die Muskeln eines Patienten mit Hilfe bestimmter Betäubungsmittel (z. B. Injektionen mit Botulinumtoxin A von Dysport) für eine längere Zeit schlaff gemacht werden (wobei mitunter ernsthafte Nebenwirkungen in Kauf genommen werden), um eine „passive" Aufnahme von therapeutischen Eingriffen zu fördern. Dem Therapeuten bleibt dadurch jeder Widerstand des Patienten (meist Kleinkinder) bei der Durchsetzung seines therapeutischen „Programms" erspart.

Das ist vielleicht eine menschlichere Art des Therapierens, als wenn der Behandelte die Gewalt anwendenden Eingriffe ohne Betäubung erleben muss. Die Effektivität derartiger Maßnahmen, in denen (mit oder ohne Betäubung) die Wahrnehmung und das Empfinden der behandelten Person *nicht* als entscheidende Faktoren im therapeutischen Prozess mit einbezogen werden, ist stark zu bezweifeln. In beiden Fällen (mit oder ohne Betäubung) bleiben die Persönlichkeit des Patienten, sein Wahrnehmungs- und dadurch auch sein Lernpotential, eigentlich sein Haupt-Organ, das gleichzeitig *Wohnsitz und letztendlich Ursache seiner Behinderung ist*, sein Gehirn, auf der Strecke. Wenn wir derartige Maßnahmen mit dem Ausschalten eines kaputten Gerä-

---

9 „Zum Beispiel angesichts manchmal hektischer therapeutischer Aktivitäten, die häufig genug wortlos vollzogen werden. Wenn der Patient auf kurze Aufforderungen nicht reagiert, wird in der Regel eine direkte Stimulierung mit Schmerzreizen ausprobiert – ein Kneifen in den Oberarm zum Beispiel oder ein Schlagen auf die Brust. Schließlich unterbleibt zumeist jegliche direkte menschliche Zuwendung: Pfleger und Ärzte arbeiten mit stummer Routine, sachlich und korrekt."
Heilen mit Musik, Hinrich van Deest, S. 43
Was in diesem Zusammenhang den Begriff „korrekt" betrifft: Die Kriterien, worauf dieser beruht, sind höchst fraglich.

tes zur Beseitigung seines Defektes vergleichen, verstehen wir, wie dem Leben unangemessen und feindlich solche Maßnahmen sind. Das Heilen eines Menschen kann im sensomotorischen Bereich nur von einem Lernprozess gefördert werden, einem Prozess, der mit „Werkstatt-Prozeduren" inkompatibel ist.

Wir sind in dem Maße lebendig, in dem wir das tun können, was wir eigentlich tun möchten, das heißt, soweit wir *unseren Absichten entsprechend* handeln können.[10] Bewegungen und Aktionen, die wir machen, ohne dies auch zu wollen, sondern nur weil die Umstände, seien sie äußerlicher oder innerlicher Natur, uns dazu zwingen, sind (die vegetativen Prozesse ausgenommen) kein Beweis für unsere Lebendigkeit, sondern im Gegenteil, sie bedeuten ein Defizit, einen Verlust am *eigenen* Leben. Ein extremes Beispiel sind die gezüchteten Selbstmordkommandos, bei denen die eigene Urteilskraft völlig ausgeschaltet wurde.

Das Leben und der Tod sind zwei Extreme, zwischen denen sich unser Ich in unterschiedlichen Existenzzuständen einer stufenlosen Gradierung von Gesund- und Krank- oder Behindert-Sein befindet.

„Um sich zu verbessern, gibt es keine Grenzen. Für schlechter werden gibt es eine unmittelbare Grenze: den Tod."

— *Moshé Feldenkrais*

Die entscheidende Frage für die Förderung eines Individuums in der therapeutischen und pädagogischen Praxis ist: Wo hört die Umgebung auf und wo

---

10 Diese Behauptung möchte ich hier noch einmal ausdrücklich von jeglichen Absichten abgrenzen, die eine ernsthafte *zerstörerische* Wirkung auf die Umgebung haben. Menschen mit derartigen Absichten wissen meist noch nicht, was sie eigentlich wollen. In den meisten Fällen ist die Triebfeder ihres Tuns nicht Absicht, sondern im weitesten Sinne der Begriff zwanghaftes Verhaltensmuster. Hier ins Detail zu gehen, würde uns in ein anderes, weites Forschungsfeld führen, das den Rahmen dieser Erörterung sprengen würde. Zwanghafte Verhaltensmuster, auch wenn in ihrem Wahn vollständig verwirklicht, können nicht als Gesundheitssymptom betrachtet werden – sie sind im Gegenteil, Freiheitsbegrenzung und Konditionierung.

fängt das Ich an? Die Grenze zwischen Umgebung und Ich könnte man im hier behandelten Bereich dadurch definieren, dass, während das Ich die freie Wahl hat Entscheidungen zu treffen, die Umgebung nur die Konsequenzen (er)tragen kann. Mit anderen Worten, das Ich erhebt sich von seiner Umgebung durch seine freie Wahl und seine Entscheidungskraft.

Erst wenn wir unseren Körper nicht mehr als nur *identisch mit unserem Ich* – im Sinne eines „meine Muskeln, meine Knochen und meine Organe sind ich" – betrachten werden, sondern *als Wohnstätte unseres Ich*, als Fahrzeug, in dem sich unser Ich befindet, und somit immer noch oder schon als *Umgebung*, auf die wir Einfluss nehmen und für die wir auch die Verantwortung tragen, wahrnehmen werden und erst wenn wir uns nicht mehr sagen werden „Der Körper tut mir weh" sondern *„Ich tue meinem Körper weh*, weil *ich* nicht weiß, dass ich meine unmittelbare Umgebung, meinen Körper, missbrauche", erst dann werden wir imstande sein, nicht nur mit dieser unmittelbaren Umgebung, unserem Körper, sondern auch mit der äußeren Umgebung verantwortlicher umzugehen. Paradoxerweise werden wir erst dann diese Umgebung – die entferntere wie die unmittelbare – als einen untrennbaren Teil von uns wahrnehmen und entsprechend handeln können.

Feldenkrais behauptete, dass ein Mensch viel größere Überlebenschancen beim Verlust eines seiner Körperglieder hat, als wenn er von seiner Umgebung vollständig isoliert wird. Kinder sind deswegen „modellierbar" und „manipulierbar", weil sie, damit ihre Seele reifen kann, die Umgebung *im gleichen Maße* benötigen, wie eine Pflanze die Erde, ihre Umgebung, benötigt. Der Grad unserer geistigen und körperlichen Reife bestimmt den Grad unserer Unabhängigkeit von den Einflüssen unserer Umgebung. Das Maß, in dem wir diese Einflüsse *bewusst* wahrnehmen, bestimmt das Maß, in dem wir von unserer freien Wahl Gebrauch machen, diese anzunehmen oder abzuweisen und inwiefern wir diesen Einflüssen ausgeliefert sind. Um deutlicher zu merken, wie weit die Spanne zwischen dem Ich und seiner Umgebung reicht, genügt es an den seelischen Druck zu denken, den Eltern auf ihr Kind in seinen ersten wie auch späteren Lebensjahren durch das Loben und durch ihre dem Kind zugewandte oder abgewandte Aufmerksamkeit ausüben können, oder an große Yogis und Fakire, die ihren Körper soweit beherrschen, dass sie fähig sind, sich nicht mehr mit dem Schmerz ihres Körpers zu identifizieren.

Andererseits deutet die Unfähigkeit, sich mit der Umgebung zu identifizieren und daran teilzunehmen, immer auf ein *Nicht-in-der-Wirklichkeit-sein*, auf einen Mangel an *Erkennen-können* und schließlich auf die Selbstentfremdung und auf bedingten Automatismus hin. Soldaten, die mit Hilfe manipulativer Gehirnwäschetechniken wie Maschinen andere Menschen und Lebewesen um sich herum töten, haben auch das Wertgefühl des eigenen Selbst verloren. Wenn wir die Einflüsse, denen wir ausgesetzt sind, nicht bewusst wahrnehmen können, sind wir ihnen ausgeliefert, genauso wie jemand, der beim Sammeln nicht zwischen giftigen und ungiftigen Pilzen unterscheiden kann.

Ein wichtiger Unterschied zwischen unserer Umgebung und unserem Körper ist, dass wir unsere Umgebung, wenn sie uns nicht passt, mit guten Überlebenschancen wechseln können, wohingegen wir unseren Körper solange wir leben behalten müssen und sei er so unangepasst für unsere Bedürfnisse und Absichten, wie er nur sein kann. Wir sind, solange wir leben, in unserem Körper „gefangen" – wobei nicht zuletzt unser Gehirn Teil unseres Körpers ist: Ein wichtiger Grund, mit ihm ebenso „vorschriftsmäßig" und sorgfältig umzugehen, wie wir es mit einem sehr teuren, ein zweites Mal nicht mehr zu erwerbenden Gerät auch sonst tun würden.

Erst wenn wir bereit werden, *unser eigenes* (im Sinne des hier behandelten spezifischen Gebiets insbesondere auch unser eigenes Bewegungs-) Verhalten genauso zu beobachten, wie wir es mit unserer äußeren Umgebung tun, und erst wenn wir für die Selbstbeobachtung vom „Mikroskop" unserer Sinne und unserer Bewusstheit Gebrauch machen werden, erst dann werden wir fähig sein das wahrzunehmen, was wir zunächst für *unsere* Freiheit tun können, um anschließend ebenfalls unserer Umgebung gegenüber einer achtsamen Haltung fähig zu sein und schließlich *Anderen* helfen zu können, sich aus ihren Nöten zu befreien. Dies gilt vor allem, wenn wir Lehrer oder Therapeuten sind.

> *„Die esoterischen Schulen kennen ein Gleichnis, das aus Tibet stammt. Es sagt, dass ein Mensch, der sich seiner nicht bewusst ist, einem Wagen gleiche, dessen Fahrgäste die Begierden, dessen Pferde die Muskeln sind, und der Wagen selbst das Skelett ist. Die Bewusstheit ist der schlafende Kutscher. Solange er schläft, wird der Wagen ziellos bald hierhin, bald dorthin gezerrt. Jeder Fahrgast will an ein anderes Ziel, jedes der Pferde zieht in eine andere Richtung. Ist der Kutscher wach und hält die Zügel, so wird er Pferde und Wagen so lenken, dass jeder Fahrgast sein Ziel erreicht.*
>
> *In den Augenblicken, da es der Bewusstheit gelingt, mit Gefühl, Sinnesempfindung, Bewegung und Denken gemeinsame Sache zu machen, wird der Wagen seine Straße halten und auf ihr leicht und schnell vorankommen. Das sind die Augenblicke, in denen Entdeckungen gemacht werden, in denen einer erfindet, schöpft, Neues schafft, erkennt. In ihnen begreift er: seine kleine Welt und die große um ihn sind eins, und in dieser Einheit ist er nicht mehr allein."*
>
> — *Moshé Feldenkrais* [11]

Was die Feldenkrais Methode vertritt, ist Teil einer universalen Wahrheit, welche diese Methode selbst transzendiert. Man könnte diese Wahrheit und den Weg sie zu verwirklichen mit dem alten Satz zusammenfassen: „Erkenne Dich selbst." Sie ist, wie jeder andere Versuch neue, bessere Wege in der gegebenen inneren und umgebenden Wirklichkeit zu finden, eine Verbesserungsmaßnahme in unserer *Conditio, als Menschen*.

---

11 *Bewusstheit durch Bewegung*, Bewusstsein und Bewusstheit

Lernen als Heilprozess

> „Gehirnarbeit ohne Verbindung mit der Wirklichkeit ist nicht Denken, wie auch zufällige Zusammenziehungen von Muskeln weder Handlung noch Bewegung sind.
> Bei Reflexhandlungen finden wir subjektiv keine Motivation.
> Was mich interessiert, ist die Wiederherstellung der menschlichen Würde in jeder einzelnen Form."
>
> — *Moshé Feldenkrais* [12]

> „Organisches Lernen ist grundlegend, daher unerlässlich. Es kann auch therapeutisch wirken. Lernen ist gesünder, als Patient zu sein oder sogar geheilt zu werden.
>
> Für den Menschen ist Lernen, vor allem organisches Lernen, eine biologische, um nicht zu sagen: eine physiologische Notwendigkeit."
>
> — *Moshé Feldenkrais* [13]

Was ist Lernen, was ist Heilen? Kann man das Eine vom Anderen trennen? Wie entsteht Lernen oder Heilen?

Heilen ohne Lernen ist möglich auf der vegetativen Ebene, z. B., wenn man sich in den Finger geschnitten hat. Die Heilung der Wunde geschieht, ohne dass unser Bewusstsein in Anspruch genommen wird. Eine derartige Heilung bringt uns, wenn sie nicht mit traumatischen Ereignissen verbunden ist, keine neue Erfahrung. Wir werden wieder zu dem, was wir waren – wenn nicht, dann gibt es auch keine Heilung. Ich möchte mich aber auf den Heilungspro-

---

12 *Bewusstheit durch Bewegung*

13 *Die Entdeckung des Selbstverständlichen*, Suhrkamp, S. 57 u. 58

zess beziehen, bei dem man durch eine Erfahrung etwas Neues lernt. Erfahrung? Wodurch entsteht in erster Linie eine Erfahrung?

Kann man eine Landschaft erfahren und erleben, wenn man blind und taub ist? Kann man musizieren ohne die Musik wahrnehmen zu können? Kann man, wenn man nicht hört oder nicht *zu*-hört, die Musik von Bach, Beethoven oder Brahms in all ihrem Reichtum der Ausdrucksnuancen empfangen oder wiedergeben?

Erfahrung wird in erster Linie durch die Wahrnehmung bedingt. Was man nicht *wahrnimmt*, wird man auch nicht erfahren und davon Gebrauch machen können. Solange man eine bestimmte Sprache nicht wahrnimmt, wird man diese Sprache auch nicht lernen und gebrauchen können. Jede Erweiterung, jede Verbesserung unserer Fähigkeiten setzt die Wahrnehmung als allererste Bedingung voraus.

> „»Narren fühlen nicht«, sagt ein hebräisches Sprichwort. Einer, der nicht fühlt, kann Unterschiede nicht empfinden, wird also auch zwischen einem Tun und einem anderen nicht unterscheiden können. Ohne Unterscheidungsvermögen kein Lernen – und gewiss keine Erweiterung des Lernvermögens. Das ist nicht so einfach, wie es klingt, denn unsere Sinnesorgane sind so beschaffen, dass sie desto besser unterscheiden, je kleiner, schwächer der Reiz ist, der auf sie trifft."
>
> — *Moshé Feldenkrais* [14]

„... unsere Sinnesorgane sind so beschaffen, dass sie desto besser unterscheiden, je kleiner, schwächer der Reiz ist, der auf sie trifft", das ist ein Satz, den man sich merken muss. Es ist ein Kernsatz in der Feldenkrais Methode und

---

14 *Bewusstheit durch Bewegung*, „Geschärftes Unterscheiden", S. 89

wir werden auf ihn und auf seine Rolle in der Vorgehensweise der Feldenkrais Methode in diesem und in den folgenden Kapiteln noch zurückkommen.

Wir sprachen von Wahrnehmung. Wahrnehmung von was? Kann man den Begriff der Wahrnehmung von dem der Umgebung dissoziieren? Was nimmt man wahr, wenn nicht die Umgebung, unter welchen ihrer materiellen, geistigen oder seelischen Erscheinungsformen auch immer? Was würden wir, auch *von uns*, wahrnehmen, wenn wir von der Umgebung vollständig abgeschnitten wären? Und inwieweit sind wir – für uns – Teil dieser Umgebung? Fragen, die, jede für sich genommen, für die therapeutisch-erzieherische Praxis von Bedeutung sind.

Im neurophysiologischen therapeutischen Bereich dominiert noch größtenteils die Einstellung, dass man durch bloßes Tun einen Lern- und Entwicklungsprozess in Gang setzen kann. Die Qualität der Wahrnehmung wird in solchen Fällen zugunsten des Tuns missachtet und geopfert und somit die Qualität dieses Tuns. Wie kann man aber etwas tun, ich meine etwas korrekt tun, ohne eine den Erfordernissen des bestimmten Handelns angemessene, ihm vorangehende Wahrnehmung?

Um tanzen, Klavierspielen oder eine andere Funktion lernen zu können, muss ich zuerst meinen eigenen Körper und die Flächen, mit denen mein Körper in Kontakt kommt, d. h. einen Teil meiner Umgebung, wie den Boden, auf dem sich meine Füße bewegen, den Stuhl, auf dem ich sitze, die Klaviertasten, mit denen meine Finger in Kontakt kommen und zusammenarbeiten werden, sowie die jeden Bewegungsablauf bestimmende Schwerkraft, kurz, alle in meinem Tun unmittelbar involvierten Faktoren und Elemente wahrnehmen können. Ohne eine derartige Wahrnehmung habe ich keine Möglichkeit, die Raumorientierung zu entwickeln, die mir eine gerichtete Bewegung erlaubt.

Wenn ich, z. B., die Höhe und die Beschaffenheit der Sitzfläche eines Stuhls visuell oder taktil wahrnehme, werde ich die Richtung, das Ausmaß und die Geschwindigkeit meiner Bewegung richtig einschätzen und so Verletzungen bspw. durch Anstoßen oder ähnlichen ungeschickten Bewegungen beim Hinsetzen vermeiden können. Ich werde mich anders auf eine mit Nägeln gespickte Fläche setzen, wenn überhaupt, als in einen gemütlichen Sessel. Ich werde anders auf einer vierzig Zentimeter schmalen Brücke über eine Schlucht gehen, als auf einem breiten Bürgersteig oder in meinem Garten. Ich werde z. B., wenn ich kein geübter Akrobat bin, auf der schmalen Brücke nicht unbedingt hüpfen. Und ich werde anders mit einem traumatisierten Menschen sprechen, als z. B. mit einem achtzehnjährigen, frisch gebackenen Führerscheinbesitzer, der seine erste Spritztour absolviert hat. Wird in all diesen Beispielen das Handeln nicht auf eine ihm vorangehende Wahrnehmung abgestimmt, hat dies je nach Fall mehr oder weniger schwerwiegende Folgen.

Wodurch unterscheidet sich überhaupt geschicktes, intelligentes Handeln vom ungeschickten? Beim geschickten Handeln, sei es Bewegungsablauf oder geistiges Geschehen, agiert man mit wachsamsten, „geschärften" (was nichts anderes heißt, als in hohem Grade *wahrnehmungsfähigen*) Sinnen und ist sich der Beschaffenheit der Hindernisse, des Gegenstandes oder der Situation, mit der man zu tun hat, in hohem Maße bewusst. Je schärfer wir wahrnehmen, desto angemessener, intelligenter, kurz gesagt, „geschickter" werden wir vorgehen.

Ich bin überzeugt, dass die meisten Probleme des menschlichen Lebens ihren Ursprung darin haben, dass wir handeln ohne wahrzunehmen. Unsere Ohnmacht in der Auseinandersetzung mit bestimmten Behinderungen entsteht ebenfalls nur, weil wir die Bedingungen nicht wahrnehmen können, die notwendig sind, um das oft zu Unrecht als „unheilbar" Bezeichnete zu heilen.

Lernen bedeutet eine Erhöhung der Komplexität unseres Funktionierens auf körperlicher, geistiger und/oder seelischer Ebene – wobei jede dieser drei Ebenen die anderen zwei meist unmittelbar beeinflusst. Betrachtet man alle Behinderungen, wird man immer eine Reduzierung der Komplexität unseres Funktionierens in dem spezifischen, von der Behinderung betroffenen

Bereich feststellen. Ein am Down-Syndrom stark Leidender, um nur den Extremfall zu nehmen, wird keine komplexe wissenschaftliche Abhandlung verfassen können. Ein stark spastisch behinderter Mensch kann nicht Geige spielen oder auf dem Eis tanzen. Diese Beispiele machen deutlich, dass eine Schädigung des Nervensystems immer eine *Begrenzung* auf einfachere, weniger komplexe und, phylogenetisch betrachtet, ältere Funktionsweisen und Reaktionen bewirkt.

Andersherum betrachtet, man *heilt* sich, indem man sich bestimmte Fähigkeiten, *Funktionen* in der Feldenkrais Sprache, aneignet und entfaltet. Jemand, der nicht gehen kann, wird seine Behinderung in dem Maße überwinden, in dem er/sie allmählich *mit Leichtigkeit gehen lernt*. Übrigens jede Funktion, die sich nicht mit Leichtigkeit ausüben lässt, deutet auf eine Behinderung in Bezug auf diese bestimmte Funktion. Mit anderen Worten, *wenn man sich anstrengen muss um eine bestimmte Funktion auszuüben, ist man in Bezug auf diese Funktion behindert*. Wenn die Anstrengung beim Gehen einen bestimmten Grad überschreitet, heißt es, dass man gehbehindert ist. Es ergibt sich – und wir sind bei einem Thema, das ausführlicher behandelt wird –, dass die Anstrengung nicht der Weg des Lernens und der Entwicklung sein kann. Funktional bedeutet eine Anstrengung eher ein Hindernis in der Entwicklung, eine Stagnation.

Das Lernen, das neurophysiologische wie das geistige, erfordert eine Aufmerksamkeit, ein „Hinhorchen", das allein die *Wahrnehmung* erwecken und fördern kann, um im Gegenzug ihrerseits erweitert und verfeinert zu werden – und die Wahrnehmung wird von der Anstrengung nicht gefördert, sondern abgestumpft.

Jede neue Fähigkeit, die wir uns aneignen, wird eine Erweiterung des Funktionierens unseres Nervensystems hervorrufen. Unter welchen Bedingungen entfaltet nun unser Nervensystem seine Fähigkeiten? Kann zum Beispiel jemand ohne Wasser Weltmeister im Schwimmen werden? Kann man ohne Geige oder vielleicht am Klavier Geige spielen lernen? Kann man ohne Schwerkraft laufen lernen? *Ohne das entsprechende Medium kann man eine sich auf dieses Medium beziehende Funktion nicht aufbauen.* Und es ist selbstverständlich, dass je genauer und differenzierter man dieses Medium, seine Möglichkeiten und Begrenzungen *wahrnimmt*, umso angemessener und effektiver kann man mit ihm umgehen. Diese Feststellung mag als selbstverständlich erscheinen – sie wird in fast allen Lernbereichen erstaunlich wenig berücksichtigt, im physiotherapeutischen so gut wie gar nicht.

So werden viele Behinderungen als unheilbar bezeichnet, weil die Behandelnden das Medium, auf das sich eine Funktion oder ein Funktionskomplex bezieht, diesen unerlässlichen Dialogpartner in unserer kleinsten Bewegung oder Handlung – dessen Unerlässlichkeit verkennend – nicht zu erzeugen wissen, und damit auch nicht die Bedingungen, die auch in diesen Fällen einen Lernprozess in Gang setzen könnten.

Bevor ich aber über diese spreche, möchte ich den engen Zusammenhang zwischen Lernen und Heilen einmal anders, mit umgekehrten Zeichen beleuchten: Hat man sich je gefragt, warum ein Mensch, der nicht schwimmen, chinesisch sprechen oder Klavier spielen kann, nicht als Behinderter bezeichnet wird? Warum man, mit anderen Worten, ihm eine Fähigkeit zubilligt, die man dem spastischen Kind z. B. abspricht – die, nämlich, genug Reservezellen im Gehirn zu besitzen, um neue Funktionen *lernen* zu können? Einige behinderte Kleinkinder, denen man diese Chance eingeräumt hat, können heute viel besser gehen als je ein Europäer Chinesisch sprechen wird, andere, die es nicht so weit gebracht haben, haben immerhin Wege gelernt, weiser in ihrer Bewegungssprache zu sein, ein Fortschreiten der Behinderung zu verhindern und ihr die größtmöglichen Zugeständnisse abzuringen.

Dass Heilen durch Lernen erfolgt, wurde allerdings erneut von Ergebnissen der Gehirnforschung bestätigt, die besagen, dass Gehirnzellen sich nicht nur millionenfach als gesunde „Reserve" für neue Verbindungen zur Verfügung halten[15], sondern, entgegen der bisherigen Überzeugung, auch *nachwachsen* (*Nature Medicine*, Nov. 1998). Diese nachwachsenden Zellen sind neben den Reservezellen fähig, die Informationen zu speichern, die in einem Lernprozess zur Herstellung von Funktionen führen.

> *„Erworbenes Verhalten ist das Ergebnis der Interaktion zwischen der genetischen Entität und ihrer Umwelt. Man kann also sagen, dass erworbenes Verhalten sich verändert, wenn die Umwelt sich verändern kann. Demnach kann alles charakteristische Verhalten, das nicht den Gesetzen der Vererbung unterliegt, durch die Umwelt beeinflusst werden.*
>
> *... es lässt sich auf Anhieb sagen, dass wir uns mit gewissen Einschränkungen – körperlicher oder seelischer Art – nur deshalb abgefunden haben,* **weil wir nicht wissen, wie wir etwas daran ändern können***. Die Folgen schlechter Angewohnheiten werden als Charaktermängel oder als chronische Krankheiten bezeichnet, die, wie ihr Name andeutet, als unheilbar gelten. Und wenn wir mit uns* **falsch umgehen***, so bezeichnet man das als unglückseliges Erbe oder als dauerhafte Missbildung. Um das Scheitern aller möglichen Verbesserungsversuche zu rechtfertigen, wird immer wieder von der Degeneration der menschlichen Rasse gesprochen. Deshalb erscheint es mir angebracht, den Wahrheitsgehalt dieser Degenerations-These zu überprüfen."*
>
> — *Moshé Feldenkrais*[16]

---

15 „Generally, neighbouring cells gradually take over the function of the damaged cell to a considerable degree of perfection."
Body and Mature Behaviour, ALEF LTD, 1980, S. 20
„In der Regel übernehmen die benachbarten Zellen die Funktion der beschädigten und können es dabei zu einer beachtlichen Perfektion bringen."
Der Weg zum reifen Selbst, Junfermann Verlag

16 *Der Weg zum reifen Selbst*, Junfermann Verlag; (Hervorhebungen durch den Autor)

„Weder korrigiere ich, noch heile oder unterrichte. Ich schaffe nur die notwendigen Bedingungen, in denen jemand lernen kann." sagte Moshé Feldenkrais.

Eine der wichtigsten dieser Bedingungen ist die Leichtigkeit.

In der „Funktionalen Integration" – dem Feldenkrais-Unterricht in seiner Einzelsitzungs-Form – wird das Medium, die Umgebung geschaffen, in der ein *neurophysiologisches, organisches Lernen* unter optimalen Bedingungen entstehen kann, was so viel heißt wie „so anstrengungslos wie möglich". Wir werden sehen, warum dies die optimalen Bedingungen sind. Es geschieht, knapp umschrieben, durch das Stützen des Körpers in *verschiedenen* Konstellationen. Das Stützen reduziert die Aktivität des Nervensystems *im* Schwerkraftfeld auf das Minimum: das Nervensystem muss, mit anderen Worten, nicht mehr oder so gut wie nicht mehr der Schwerkraft entgegenwirken. In diesem Zustand steigert das Nervensystem seine Aufnahme- und Bearbeitungsbereitschaft der zu ihm gelangenden Impulse bis zum Maximum.

Zum Beispiel, im Fall einer starken Spastik der Beine: Anstatt Sehnen und Muskeln zu massieren oder zu dehnen, wie es oft gemacht wird, d. h. anstatt das gewünschte Verhalten von außen, oft mit aggressiven Mitteln aufzuzwingen zu versuchen, wird in einer Feldenkrais Sitzung umgekehrt verfahren. Es wird *die Bedingung*, d. h. die notwendige, angemessene Umgebung geschaffen, in der die Spastik der Beine *vom Nervensystem* als überflüssig registriert wird. Als Folge wird diese Spastik zuerst *bewusst* wahrgenommen und kann anschließend *ausgeschaltet* werden. Der Hauptfaktor unserer Umgebung, dem sich ein spastisch lädiertes Nervensystem im Wege des Heilungsprozesses anzupassen lernen muss, ist die Wirkung der Schwerkraft und das Maß des erforderlichen Widerstandes ihr gegenüber. Das sind beides Elemente, die es behinderungsbedingt gründlich verkennt.

Die stützenden Hände des Feldenkrais-Lehrers zaubern unter den auch im Liegen spastisch gebeugten Knien die besondere, stützende Umgebung herbei, welche dem spastisch steuernden Nervensystem die Wirkung der Schwerkraft dadurch bewusst, *empfindungsmäßig* bewusst macht, dass es ihm die Möglichkeit gibt, zu *unterscheiden* zwischen seiner gewohnten Art, mit übermäßiger Muskelarbeit gegen die Schwerkraft förmlich *anzukämpfen*, und der angemessenen, von den Händen des Lehrers vermittelten Weise, der Schwerkraft mit der nur tatsächlich notwendigen *minimalen Muskelanspannung* entgegenzuwirken.[17] Das geschieht unter anderem dadurch, dass der – behinderungsbedingt – mit übermäßiger, unkoordinierter Muskelarbeit geführte Kampf gegen die Schwerkraft durch das gezielt gerichtete Stützen unterbrochen wird, somit (unter anderem) relativiert, so dass beim nächsten Versuch, mit der Schwerkraft selbstständig zurechtzukommen, eine neue, weniger aufwendige Art, ihr entgegenzuwirken – von einem Aha-Effekt begleitet – sich als bisher ungeahnte bessere Alternative anbietet.

Durch das „Bewusstermachen" der (tatsächlichen) Wirkung der Schwerkraft kann das Nervensystem sich diesem Hauptfaktor unserer Umgebung angemessener anpassen. Es kann mit ihm, *zuerst in dem für den Lernprozess erzeugten Kontext*, effektiver umgehen, d. h., in unserem Fall im Kontext der Funktion „Liegen" die spastische Muskelanspannung, die das unkontrollierte Beugen der Knie verursacht, mildern und schließlich abschaffen: ein Lernprozess entsteht. Dem Nervensystem wird auf der Empfindungsebene, *in dem geschaffenen spezifischen anstrengungsfreien Lernkontext bewusst gemacht*, was es falsch macht. Somit wird es (unterstützt durch weitere Maßnahmen, die den Inhalt der Feldenkrais-Sitzung ausmachen und die hier verständlicherweise nicht detailliert beschrieben werden können) allmählich befähigt *zu wählen*, dies zu tun oder nicht zu tun. Es wird als lebendige, reaktionsfreudige und -fähige Entität behandelt und nicht als passives, nur ertragen-sollendes Material, an dem man bastelt.

---

17 Siehe auch „Die Feldenkrais Methode und einige Aspekte ihrer Anwendung an spastisch behinderten Säuglingen und Kleinkindern" ab Seite 153.

An diesem Beispiel erkennt man ebenfalls, dass ein organisches und funktionales Lernen ohne einen Bezug auf die wirkende Umgebung – hier die Schwerkraft – nicht erfolgen kann. Anderseits schließt ein solcher Therapieweg jede Anstrengung per definitionem aus, wie dies der Begriff des *Stützens* deutlich macht. Eine Anstrengung würde eine noch begrenztere Wahrnehmung der Umgebungsreize – hier der Schwerkraft – bewirken und somit den Zugang zu einer differenzierteren, qualitativ höherer Erfahrung – in unserem Fall einer neuen Möglichkeit mit der Schwerkraft umzugehen – und *dem daraus Lernen* blockieren.

In den Fällen, in denen eine schwere Beschädigung des Nervensystems eintritt, wie im Komazustand und bei Lähmungen, mit anderen Worten, wenn das Wahrnehmungsvermögen größtenteils reduziert und beeinträchtigt ist, wird durch verschiedene mechanisch ausgeübte Gymnastiken, durch Gipsbandagen oder die so genannte Pionisierung, d. h. ein zwanghaftes Hinstellen des kranken, standunfähigen Menschen, wegen der damit verbundenen Anstrengung keine Verbesserung erzielt. Die Anstrengung, der ein verletztes Nervensystem durch solche Übungen ausgesetzt wird, wirkt wie ein Benebeln, wie eine Berieselung mit störenden „Geräuschen" (der Bild- und Tonverzerrung ähnlich), in Bezug auf die Wahrnehmung der verschiedenen Impulse, die aus der Umgebung kommen. Je intensiver die Anstrengung, desto *geringer, ungenauer und undifferenzierter* wird die Wahrnehmung der Reize und der aus der Umgebung kommenden Impulse sein. Als Folge wird die Fähigkeit des Nervensystems, diese Impulse zu verarbeiten und darauf entsprechend zu reagieren, noch mehr beeinträchtigt, als sie es durch Krankheit und Behinderung ohnehin schon ist: Die Bewegungen und das Selbstempfinden werden noch mulmiger und „verlangsamter", als ob man sich in einem viel dichteren Medium als die Luft bewegen müsste.

Das Gefühl eines Widerstandes in der Beweglichkeit wird durch die chaotisch gleichzeitig arbeitenden antagonistischen Muskelpaare hervorgerufen, ein Phänomen, das allerdings auch in „normalen" physischen Zuständen vorkommt, wie bei großer Aufregung, Ärger oder Angst. Zur Unangemessenheit, Unzweckmäßigkeit der Methode der groben Reize, bzw. der Reize, die von einem lädierten Nervensystem als solche empfunden werden, – kurz, der Losung: „aux grands maux, les grands remèdes"[18] – kann man bemerken, dass es noch nicht vorgekommen ist, dass zum Beispiel akrobatische Fähigkeiten, die, wie man weiß, eine hohe Koordination voraussetzen, durch radikale, den (wie wir sehen werden) notwendigen Lernprozess umgehende, „überspringende" Eingriffe in einem Organismus, wie orthopädische Operationen zur Sehnenverlängerung o. ä. entstanden wären. Ebenso wenig hat man je mit Hilfe einer Operation eine spastische Lähmung geheilt oder auch nur gelindert.

„Leben ist ein Vorgang der Zeit, und Zeit kann man nicht fixieren."

„Leben ist kein Ding, sondern ein Prozess."

— *Moshé Feldenkrais*

Funktionale Heilung findet nur unter Inanspruchnahme der *Bewusstheit* in einem *andauernden Lernprozess* statt.

Bewusstheit? Was ist das? Wie entsteht sie? Ist das nur ein Privileg der Menschen? Können Menschen all das wahrnehmen, was auch die verschiedenen Tiere (bspw. Hunde, Katzen, Vögel und Bienen) wahrnehmen? Sind wir in Bezug auf Gerüche und Schall genauso bewusst wie der Leopard, der Delphin oder der Wal? Die Selbstverständlichkeit und die Überheblichkeit, mit der der Mensch lange Zeit angenommen hat, dass Bewusstheit, in all ihren Stufen und Erscheinungsformen eine ausschließlich menschliche Eigenschaft par excellence sei, ist auch für die Ignoranz verantwortlich, die oft im Umgang

---

18 Für radikale Übel – radikale Maßnahmen (frz.)

mit Behinderten und Schwerbehinderten, vor allem mit jenen, deren Sprachfähigkeit entweder verloren ging oder sich nicht entwickeln konnte, zum Ausdruck kommt.

Wenn ich das Leiden eines schwer behinderten Kindes oder eines Menschen im Komazustand, die mir durch die Sprache nichts über ihr seelisches und physisches Befinden berichten können, lindern, wenn ich ihr Befinden verbessern möchte, muss ich über andere Möglichkeiten verfügen als die der Sprache oder der Reaktionen auf grobe Reize um erfahren zu können, wie sich das behinderte Kind (in seiner Behinderung) oder der komatöse Mensch in seinem Zustand fühlt, wie *sie sich selbst* empfinden. Ich brauche *andere* Wege als den verbalen, um zu erfahren, was ein solcher Mensch empfindet und was er benötigt, um seinen Zustand verbessern zu können.

Einige Wissenschaftler der jüngeren Generation, wie zum Beispiel Maturana und Varela, gehen mit ihrer rein spekulativen Logik so weit, dass sie die „neue Dimension der operationalen Kohärenz unseres gemeinsamen In-der-Sprache-Seins" gleich mit „was wir als Bewusstsein oder als 'unser Geist' und 'unser Ich' erfahren" setzen. Und weiter:

> „... Es ist vielmehr so, dass der Akt des Erkennens in der Koordination des Verhaltens, welche die Sprache konstituiert, eine Welt durch das In-der-Sprache-Sein hervorbringt. Wir geben unserem Leben in der gegenseitigen sprachlichen Koppelung Gestalt – nicht, weil die Sprache uns erlaubt, uns zu offenbaren, sondern weil wir in der Sprache bestehen, und zwar als dauerndes Werden, das wir zusammen mit anderen hervorbringen."
>
> — *Maturana & Varela* [19]

---

19 *Der Baum der Erkenntnis*

Es bleibt für mich unerklärlich und unfassbar, dass in unseren Tagen ein Neurowissenschaftler und Forscher mit einer solch kurzsichtigen, düsteren „logisch geknüpften Folge von Wörtern"[20], die ganze menschliche Kultur und Zivilisation, die *nicht* von der Sprache bedingt und *nicht* aus ihr entsprungen sind, „wörtlich" abschafft. Es genügt nur an die bildende Kunst, an die Architektur, den Tanz oder an die Musik (von der Wissenschaft ganz zu schweigen) zu denken, um zu verstehen, dass nicht nur der Geist, das Ich und *Bewusstheit* wie *Bewusstsein* aller großen Schöpfer auf diesen Gebieten nicht von der Sprache bedingt wurden. Darüber hinaus wäre es durch keine Art von „sprachlicher Koppelung" möglich ihre Kunst, ihre Wissenschaft – die den innersten Kern ihres Geistes, den Ausdruck ihres Ich's und ihrer Bewusstheit so wie ihres Unbewussten ausmacht – zu beschreiben und zu ersetzen. Zu dieser neuesten Theorie fällt mir nur ein altes rumänisches Sprichwort: „Die Zunge hat keine Knochen."

> *„Ein Denken, das hauptsächlich in Wörtern vor sich geht, schöpft nicht Stoff aus den evolutionsmäßig älteren Strukturen des Gehirns, die mit dem Gefühl eng verbunden sind. Schöpferisches, spontanes Denken muss eine Verbindung zu den älteren Gehirnstrukturen unterhalten. Abstraktes Denken, das nicht von Zeit zu Zeit seine Nahrung aus tiefer liegenden Quellen im Innern schöpft, wird zum Wörterfabrikat ohne menschlichen Inhalt.[21] Es gibt Bücher auf allen Gebieten – Kunst und Wissenschaft, Dichtung, Geschichte, Philosophie usw. –, die ihren Lesern kaum mehr zu bieten haben als logisch geknüpfte Folgen von Wörtern, deren Sinn nur ein bares Minimum an Wirklichkeit – und sie ist es, die wir auch »menschlichen Inhalt« nannten – entspricht...*

---

20 *Bewusstheit durch Bewegung*

21 Genauso wie es oft die in der „sprachlichen Koppelung" häufig entstandene, ein Schicksal abstempelnde Diagnose ist. (Siehe auch weiter in diesem Kapitel)

Die Folgerung, dass harmonische Entwicklung wünschenswert sei, scheint banal genug. Solange wir nur die Abstraktionen, nämlich die Begriffe und die logische Form dieses Satzes betrachten, bleibt er vom »ganzen Menschen« ebenso losgelöst wie jede andere logische Aussage und ebenso bedeutungslos für die Praxis. Und dieser platte Satz wird nur dann zu einer förmlich sprudelnden Quelle von Formen, Figuren, und Bezügen werden, die neue Kombinationen und Entdeckungen ermöglichen, wenn ich von seinem Sinn meine Gefühle, Sinne und meine Vorstellungskraft reizen lasse, das heißt: wenn ich in Bildern denke, in meinen mir eigentümlichen geistigen Kombinationen. Diese gilt es in Wörter und in Worte zu kleiden, wenn einer nicht bloß mit dem anderen reden, sondern ihn ansprechen will."

— Moshé Feldenkrais [22]

Zu meiner angenehmen Überraschung konnte ich neulich das von Feldenkrais oben Behauptete in einem Satz des taoistischen Philosophen Tschuang-Tse wiederfinden:

„Ein Netz ist dazu da, Fische zu fangen. Lasst uns die Fische behalten und das Netz vergessen. Worte sind dazu da, Gedanken zu vermitteln. Lasst uns die Gedanken behalten und die Worte vergessen. Welch ein Vergnügen, mit jemanden zu reden, der die Worte vergessen hat."

— Tschuang-Tse

„Starke Gefühle – wie Eifersucht oder Zorn – würden die Tätigkeit dieses neuen, empfindlichen Systems (d. h. des supralimbischen Systems) stören und das Denken trüben und verwirren. Aber Denken ohne Verbindung mit Gefühl ist auch ohne Verbindung mit der Wirklichkeit. Die Gehirntätigkeit

---

[22] *Bewusstheit durch Bewegung*

selbst ist zwar neutral und kann auch einander widersprechende Gedanken in gleichem Maße verarbeiten. Um aber einen Gedanken auszuwählen, muss mindestens das Gefühl da sein, dass er sei, d. h. dass er der Wirklichkeit entspreche. Die »Richtigkeit« ist in diesem Fall allerdings eine subjektive Wirklichkeit. Wenn »richtig« auch objektiv der Wirklichkeit entspricht, so wird der betreffende Gedanke für Menschen allgemein gültig sein.

Gehirnarbeit allein kann nicht entscheiden zwischen zwei Sätzen wie »es ist möglich, auf den Mond zu gelangen« und »es ist nicht möglich auf den Mond zu gelangen«, denn jeder dieser beiden Sätze hat für sich genommen Sinn und ist daher vertretbar.[23] Nur Erfahrung der Wirklichkeit kann einem Gedanken »Richtigkeit« verleihen, kann ihn als »richtig« bestätigen. Etlichen Generationen galt der erste Satz als von der Wirklichkeit widerlegt, und hieß es von einem, er sei »auf« oder »hinter dem Mond«, so meinte man damit, er sei weltfremd und ohne Kontakt mit der Wirklichkeit.

Vom Standpunkt reiner Gehirnarbeit aus könnten die meisten Vorgänge ebenso gut umkehrbar wie unumkehrbar sein. In Wirklichkeit sind die meisten Vorgänge unumkehrbar: eine abgebrannte Kerze kann so wenig wieder zur ganzen Kerze werden wie eine Pflanze zum Samenkorn, das sie einmal war.

Vorgänge, die mit der Zeit verbunden sind, sind unumkehrbar, weil die Zeit unumkehrbar ist. Überhaupt sind wenige Vorgänge irgendwelcher Art umkehrbar, d. h. so beschaffen, das sie Schritt für Schritt zu dem Zustand zurückkehren könnten, der als Ausgangslage da war, bevor der Vorgang begonnen hatte oder die Änderung geschah. Gehirnarbeit ohne Verbindung mit der Wirklichkeit ist nicht Denken, wie auch zufällige

---

23 Diese Behauptung gilt insbesondere für manche aus der „neuen Dimension der operationalen Kohärenz unseres gemeinsamen In-der-Sprache-Seins" stammenden Diagnosen darüber, was heilbar und was unheilbar sei.

Zusammenziehungen von Muskeln weder Handlung noch Bewegung sind."

— *Moshé Feldenkrais* [24]

„Wach sein bedeutet, dass wir wissen, ob wir stehen, sitzen oder liegen, kurz, dass wir wissen, wie und wohin wir relativ zur Schwerkraft orientiert sind. Wenn wir in Wörtern denken, und sei es auch nur unterschwellig, dann denken wir logisch und in Denkschemen und -kategorien, die uns geläufig sind, die wir schon früher gedacht, geträumt, gelesen, gehört oder ausgesprochen haben. Lernt man aber, in Empfindungen, in Bildern von Beziehungen und Konfigurationen zu denken, die von der Bestimmtheit der Wörter und der Konventionen hinsichtlich ihres Gebrauchs losgelöst sind, dann kann man in sich ungeahnte Möglichkeiten entdecken: die Fähigkeit, neue Muster, neue Verhaltens- und Verfahrensweisen zu bilden und solche Beziehungsmuster oder Konfigurationen von einer Disziplin auf andere zu übertragen. Kurz, dann denken wir als eigenständige, individuelle Wesen[25], denken ursprünglich und bahnen uns in die schon bekannte Richtung einen neuen, anderen Weg."

— *Moshé Feldenkrais* [26]

---

24 *Bewusstheit durch Bewegung*, S. 71-72
siehe auch den Kommentar am Ende dieses Kapitels auf Seite 193

25 Was etwas ganz anders ist, als das, was Varela und Maturana in ihrem Buch „Der Baum der Erkenntnis" unter „Sprache als Bedingung für Geist" vortragen. Ich zitiere noch einmal: „Wir geben unserem Leben in der gegenseitigen sprachlichen Koppelung Gestalt – nicht, weil die Sprache uns erlaubt, uns selbst zu offenbaren, sondern weil wir in der Sprache bestehen, und zwar als dauerndes Werden, das wir zusammen mit den anderen hervorbringen. Wir finden uns in dieser ko-ontogenetischen Koppelung weder als ein bereits vorher existierender Bezugspunkt noch in Bezug auf einen Ursprung, sondern als eine fortwährende Transformation im Werden der sprachlichen Welt, die wir mit anderen menschlichen Wesen erschaffen."

Einer der direktesten Beweise dafür, dass wir, soweit bewusstseinsfähig, nicht hauptsächlich oder ausschließlich „in der Sprache bestehen", ist, dass alles, was ich in diesem Buch in Tausenden von Wörtern begreifbar zu machen versuche, in einer halben Stunde nonverbaler Kommunikation jedem klar sein würde.

Die weitreichenden Konsequenzen der zwei entgegengesetzten Auffassungen von Bewusstheit und Denken (von Varela/Maturana als „eine fortwährende Transformation im Werden der sprachlichen Welt" einerseits, und von Feldenkrais als ein Denken mehr „in Empfindungen, in Bildern von Beziehungen und Konfigurationen" andererseits) im Umgang mit Behinderten, nicht zuletzt mit sprachunfähigen Behinderten, sind heute nicht zu übersehen.

Die Verbalisierung von Symptomen und Fraktionen von Symptomen als magisches Verfahren eines sich selbst befriedigenden geschlossenen Bewusstseinskreises und als Ersatz für lösungsorientiertes Beobachtungs- und Unterscheidungsvermögen (oder -wille?) erlaubt eine folgenschwere Entfremdung von der Wirklichkeit des behinderten Menschen und die Missachtung der vorrangigen Pflicht und ersten Gebots im Lehr- und Heilverfahren: dem Nutzen dessen dienen, dem diese Verfahren helfen sollen.

Wir werden später in den Fallbeschreibungen auf die Feldenkrais'sche Auffassung und ihre Konsequenzen für die Praxis ausführlich zurückkommen. Es lässt sich hier nur noch sagen, dass es leider noch immer viele Menschen gibt, die „schöner" reden, als sie durch Taten ausdrücken können. Die somit jeden Tag mehr „in der Sprache bestehend" im intensiv erlebten *sprachlichen dauernden Werden*, ohne es zu merken – man könnte auch sagen, ohne es *wahrzunehmen* – ein bezaubertes Schiff betreten, das, unbemerkt wie unbeirrt, betörendem Sirenengesang gleichsam folgend, dem weniger „flexiblen" *menschlichen dauernden Werden* davonsegelt. Dies lässt sich in allen Berei-

---

26 *Die Entdeckung des Selbstverständlichen*, S. 65

chen beobachten, in denen die Tat durch eine „logische" verbale Rechtfertigung des *Nicht-Tuns*, des *Nicht-tun-Könnens* und des *Nicht-tun-Wollens* ersetzt wird – von der Politik bis zur Kunst, und nicht zuletzt, was *die tatsächliche Anwendung* der Feldenkrais Methode betrifft, manchmal auch in der Feldenkrais Methode.

Um nun aber zu unseren Fragen „Was ist Bewusstheit und wie entsteht sie?" zurückzukommen, lautet die erste Stufe einer Antwort darauf: Bewusstheit wird durch die Fähigkeit wahrzunehmen bedingt.

Sehr oft höre ich: „Wie kann die Feldenkrais Methode an Kleinkindern angewendet werden? Die Feldenkrais Methode arbeitet doch mit der Bewusstheit. Die Kleinkinder haben noch keine Bewusstheit." Die so Argumentierenden sind somit in dem Glauben, dass die Anwendung der Feldenkrais Methode sich an das intellektmäßige Bewusstsein des Menschen richtet und verwechseln hier ein später reifendes *Bewusstsein*, das die Fähigkeit, mit abstrakten Begriffen umzugehen, einschließt, mit der sich sehr früh entwickelnden, *das Empfinden und das Fühlen* betreffende, für eine gesunde Entwicklung unverzichtbare *Bewusstheit* – in diesem Text deswegen stets als „empfindungsmäßige Bewusstheit" oder „Bewusstheit auf der Empfindungsebene" bezeichnet.

Bewusstheit ist nicht etwas, was man „haben kann" oder „nicht haben kann". Bewusstheit ist eine Qualität, die sich auf einzelne Sinneserfahrungen und auf einzelne Wahrnehmungsbereiche unserer Sinne und, sobald es in unseren Erfahrungsbereich eintritt, auch unseres Denkens bezieht. Bewusstheit entspricht einem Zustand, in dem das Individuum aufgrund einer bestimmten Wahrnehmung eine (neue) Erkenntnis erlangt. Es ist ein *aktiver* Zustand. Sie ist für unsere *Kenntnisnahme* aller für das Überleben und die Entwicklung notwendigen Faktoren der umgebenden Wirklichkeit verantwortlich; Kenntnisnahme, ohne die unsere „Abstimmung" mit der Wirklichkeit unmöglich wäre, und damit auch unser Überleben.

Der wesentliche Unterschied zwischen den Bereichen, in denen die Bewusstheit unentbehrlich für unser Überleben und für unsere Entwicklung als selbständige Individuen ist, und denjenigen, in denen ihr Nicht-Vorhandensein keine folgenschweren Konsequenzen für unsere Existenz hat, ist, dass die ersten die Bereiche sind, in denen unsere Entwicklung während der ersten zwei, drei Lebensjahren stattfindet, während die anderen zu den Bereichen gehören, in denen unsere Bewustheit sich später genauso gut entwickeln wie ausbleiben kann, ohne dass unser Überleben, unsere Existenz dadurch unmittelbar gefährdet wird, wie Lesen, Fahrrad fahren, Geige spielen u. s. w.

Die für eine selbständige Existenz notwendige Bewustheit entsteht im Kontext des „organischen Lernens" (Feldenkrais), eines Lernens, das jeder von uns in seinen ersten Lebensjahren nonverbal durchlebt. Das sind die Jahre, in denen wir die meisten Erkenntnisse erlangen, von denen wir ein Leben lang Gebrauch machen werden. *Bewustheit* drückt sich in den wenigen Momenten während des Kontinuums des Wachseins, d. h. des Bewusstseins, in denen es uns gelingt, etwas wahrzunehmen, was zu einer Verbesserung in unserem Befinden, Können, Denken oder Handeln, zu einer Optimierung im Verwirklichungsprozess unserer Bestrebungen beitragen kann. Diese sind die kurzen Momente, in denen wir uns, als Neugeborene, z. B. mit der Schwerkraft empfindungsmäßig bekannt machen, oder in denen wir, als Erwachsene, durch eine besondere Aufmerksamkeit zu einer Wahrnehmungsqualität gelangen, die zu neuen Erkenntnissen und Entdeckungen führen, die allein für die Weiterentwicklung des Menschen in Richtung eines *homo humanus* verantwortlich sind.

In den Augenblicken der Bewustheit machen wir Entdeckungen, von denen wir nachträglich, *bei Bewusstsein*, Gebrauch machen. Änderungen, Verbesserungen und Erneuerungen, Fortschritt im Allgemeinen und in jeder Hinsicht, können nur dann entstehen, wenn die *Bewustheit* (im Unterschied zum „nur" *Bewusstsein* eines Menschen) in Anspruch genommen wird unabhängig davon, ob in der Kunst oder in der Wissenschaft oder ob es um eine Fertigkeit geht.

Gerade weil wir in unseren ersten Lebensjahren, noch bevor wir durch eine bestimmte Erziehung „programmiert" und somit oft eingegrenzt werden, und ohne einem bestimmten, von Menschen ausgedachten Programm „verpflichtet" zu sein, in unendlich vielen Kontaktvarianten mit der Umgebung die Möglichkeit haben, diese Umgebung ohne einen Lehrer und ohne eine Doktrin entdecken zu dürfen, sind wir während dieser wertvollen Zeit unserer Entwicklung von einer Unmenge an Erlebnissen, Entdeckungs-Erlebnissen größtenteils überhäuft, die blitzartige *Bewusstheitszustände* entstehen lassen. Aufgrund der riesigen Menge der durch Selbsterfahrung in „low-tension-learning"[27] vielfältig erlebten Eindrücke, ähnlich einem Haus, bei dem wir auf den ersten und auch auf den zweiten Blick nicht die genaue Zahl seiner Ziegelsteine wahrnehmen und einschätzen können, werden wir uns an die mit diesen Eindrücken verknüpften kurzen Bewusstheitszustände nicht mehr erinnern können.

Es ist die frühkindliche Amnesie. Auf diese Art gemachte Erfahrungen werden im Laufe der Zeit zu einer „Selbstverständlichkeit", deren genauen Entstehungsprozess wir nicht mehr nachvollziehen können und die wir, ähnlich unserer Muttersprache oder wie es mit „zwei mal zwei" der Fall ist, so gut wie gar nicht mehr in Frage stellen: Die durch diese Art Erfahrungen erlangten Erkenntnisse und Fähigkeiten stehen uns immer zur Verfügung. Wir können sie, spontan, auch in Bereichen, die nicht unmittelbar mit den ursprünglichen Umständen ihrer Entstehung in Verbindung stehen, einsetzen.

Sie sind in unserem globalen Funktionieren *integriert*: wir gehen mit Selbstverständlichkeit (mehr oder weniger korrekt) mit der Schwerkraft um. Wir richten unsere Bewegungen ohne Schwierigkeiten, unserer jeweiligen Absicht

---

27 Siehe auch Fußnote 28 auf Seite 94 (Text auf Seite 143)

entsprechend aus, d. h. wir können uns im Raum orientieren u. s. w. Wenn aber die in der frühen Kindheit durch Bewustheit erworbenen Fähigkeiten in den Bereichen, die für eine selbständige Existenz notwendig sind, wie zum Beispiel die Bewustheit für Raum- und Zeitwahrnehmung (d. h., für die letztere, die Wahrnehmung von „langer Zeit", „kurzer Zeit", „vorher", „nachher", „gerade eben", „vor Tagen", „vor Jahren" etc.), verloren geht oder sich auf Grund einer Verletzung oder eines Traumas nicht entwickeln konnte, kommen wir in Schwierigkeiten, was ihre (Wieder-)Herstellung betrifft. *Wir können uns an die Bedingungen, die uns die vielfältigen Bewustheitszustände ermöglicht haben, in denen wir diese Fähigkeiten erworben hatten, wegen ihrer Vielfalt und Erstmaligkeit, wenn nicht auch oft wegen ihrer Einmaligkeit, nicht mehr erinnern. So können wir sie jetzt dort, wo sie im Wege der Rehabilitation oder der Entwicklung gefragt sind, weder erkennen noch gezielt erschaffen.* Dies müssen andere für uns erledigen: der Therapeut, bzw. der Feldenkrais-Lehrer. *Sie* müssen „wissen, was sie tun", während wir zu den verlorenen oder noch nicht entwickelten Fähigkeiten genau so „*bewusstseinslos*" aber in größter Bewustheit gelangen dürfen und werden, wie es der Fall wäre, wenn diese Funktionen im Wege der natürlichen Entwicklung noch einmal entstehen würden.

Solange ich mir selbst der *Bedeutung* (im Komplex der organischen Entwicklung) dessen, was ich einem behinderten Kind durch meine Berührung vermitteln möchte nicht bewusst bin, gehe ich mit ihm genauso um, wie jemand, der orientierungslos im Dunkeln tappt. Gerade wegen ihrer *genau gerichteten und differenziert vermittelnden* Berührungssprache ist die Feldenkrais Methode für Säuglinge, Kleinkinder und Komapatienten, im Allgemeinen für noch nicht oder nicht mehr (für unser Bewusstsein verständlich) „*Bewusstsein*-Meldende" par excellence geeignet. Wenn sie für die oben genannten Fälle als nicht geeignet gilt, so nicht, weil Kinder und Komapatienten „bewustheitsunfähig" sind, *sondern weil die Entwicklungsstufe, auf der die Bewustheit bei Kindern und Komapatienten entstehen kann bzw. sich mani-*

festiert, vom Behandelnden nicht wahrgenommen wird, aus welchem Grund auch immer.

Die Feldenkrais Methode ist für solche Fälle deswegen besonders geeignet, weil, wenn eine Person meine Berührung wahrnimmt (was auf unterschiedlichen Bewusstheitsstufen sowohl Kinder, gleich welchen Alters, wie „Bewusstseinslose" tun), kann das nicht geschehen, ohne dass die Stelle, die ich berührt habe, wahrgenommen wird, d. h. ohne dass die berührte Person sich an der Stelle, die ich berührt habe, *selbst wahrnimmt*. Das Berühren ist nun mal das unmittelbarste, das effektivste Mittel, die Wahrnehmung und damit die Bewusstheit zu fördern, weil es eine *komplexe Selbstwahrnehmung* hervorruft: die direkte Körperwahrnehmung (Empfindung), die Wirkung der Umgebung auf einen selbst und den affektiven Bezug. Dabei wird auch die Wahrnehmung der physischen Grenzen zwischen dem Individuum und seiner Umgebung gefördert. Sie ist eine für die Entwicklung oder die Optimierung der Raumorientierung und der Bewegung unerlässliche und fördernde Fähigkeit. Die Selbstwahrnehmung wird umso mehr gefördert, je weniger mein Berühren von manipulativen, die *individuelle* Wahrnehmungsbereitschaft und -fähigkeit der behandelten Person *nicht berücksichtigenden* Absichten bestimmt oder belastet wird, und je mehr ihr Zweck einzig die schlichte Selbstwahrnehmung des von mir Behandelten ist.

Wir sprachen von der Wahrnehmung, als von einem maßgebenden Faktor im neurophysiologischen Lernprozess. Wird man Zeuge von bestimmten physiotherapeutischen Praktiken und von manchem therapeutischen Umgang mit Kindern und Schwerbehinderten, so fühlt man sich allerdings berechtigt dringend zu fragen, inwiefern die Zuständigen bzw. die Anwender dieser Therapien ihr Wahrnehmungsvermögen einsetzen. Die sich aus diesen Verfahren anbietende Antwort bietet einen viel ernsthafteren Grund zur Sorge um die Entwicklungsmöglichkeiten und das Wohl des Behandelten, als seine noch so schwere Behinderung. Die Sorge bezieht sich nicht nur auf die physiotherapeutischen Handlungen sondern auch auf Situationen, in denen man einen Behinderten extrem groben Reizen aussetzt, um eine *für den Untersuchenden wahrnehmbare Reaktion* zu Diagnosezwecken festzustellen.

Eine andere Qualität von Wahrnehmung und Wissen erlaubt, ja, fordert und fördert Untersuchungsverfahren, die nicht nur extreme pathologische Reaktionen ausschließen, die den Behinderten seelisch und physisch entwürdigen, sondern zu Beobachtungen gelangen, die um ein Vielfaches differenzierter und für den therapeutischen Umgang relevanter, ja, entscheidend sind. Eine *für den Untersuchten nicht extreme, nicht einmal ungewöhnliche Situation*[28] gibt mehr und genauere Aufschlüsse über sein pathologisches Verhalten und seine neurophysiologische *Lernfähigkeit*, als eine extreme Situation, in der das ganze Nervensystem, wie bereits beschrieben, blockweise reagiert.[29] Fachkräfte, die diese Maßnahmen anwenden, kommen einem wie Sprachlehrer vor, die jemandem eine Sprache beizubringen versuchen, ohne dass sie selbst diese Sprache, die Sprache des Wahrnehmens, beherrschen, oder wie jemand, der das Labyrinth nicht kennt, aus dem er seinen Schutzbefohlenen zu führen

---

28 Aufgrund der Länge finden Sie diese Fußnote auf Seite 143

29 Siehe auch Fußnote 9 auf Seite 67.
   Aus meinen eigenen in einigen Reha-Kliniken gemachten Beobachtungen im Umgang mit Schwerbehinderten im Koma oder nach einem Schlaganfall kann ich den Inhalt des Zitates auf Seite 197 mit großem Bedauern nur bestätigen. Eine junge Frau, um die zwanzig, Postkoma-Patientin, ließ sich, nach einem mehrere Monate langen Aufenthalt in einem Krankenhaus in Hamburg, keine andere Person außer ihrer Mutter nähern. Obwohl bewusst und mit ihrer linken Körperhälfte ziemlich beweglich geworden, griff sie jede andere Person fest mit ihrer linken Hand und biss mit Wut Hand, Arm, Finger, kurz, alles, was sie von den sich ihr nähernden Pflegern/Innen mit Gewalt zum Mund ziehen konnte. Dieses Verhalten verschwand allmählich während jedem ihrer regelmäßigen dreitägigen Aufenthalte zu Hause, um sich nach ihrer Rückkehr ins Krankenhaus unbeirrt und mit alter Wucht wieder einzustellen. Damit sich die, in den Worten ihrer Mutter, gütige und feinfühlige junge Frau in ein traumatisiertes wildes Tier umwandelte, musste sie während ihres Aufenthalts im Krankenhaus einiges erlebt haben... Das war auch der Hauptgrund für ihre Mutter, allerdings erst nach monatelangen Bitten der Tochter, sie endgültig nach Hause zu nehmen. Nach drei Feldenkrais Sitzungen war ich der erste fremde Mensch, den sie nicht mehr biss.

beansprucht. Es ist dann auch kein Wunder, wenn man mittels unzutreffender Anleitungen nicht laufen oder irgendeine andere Funktion lernen kann. Die Schwierigkeit, eine Behinderung zu beheben oder zu lindern, liegt oft genug nicht beim Behandelten sondern beim Behandelnden, der in diesem Fall nicht genug weiß, um mit einem bestimmten Problem umzugehen und diesem deswegen den gefährlichen Stempel der Unheilbarkeit aufdrückt.

Wie schon erwähnt, muss sich zuerst die Wahrnehmung des Phänomens, dessen ich bewusst werden soll, einstellen, damit mir dieses Phänomens bewusst werden kann. Ohne eine fremde Sprache wie Chinesisch zu kennen, kann ich nicht den dichterischen Wert eines chinesischen Gedichtes, das man mir vorliest, wahrnehmen und bewusst einschätzen.

Wenn wir *unsere* kinästhetische Wahrnehmung und *unser* Verhalten nicht gründlich kennen, werden wir die kinästhetische Wahrnehmung und das Verhalten eines Behinderten nicht nachvollziehen können. Und solange wir nicht fähig sind, die Empfindungswelt des Behinderten, mit dem wir arbeiten, nachzuvollziehen, werden unsere Therapieverfahren nur aus grobschlächtigen, intellektuell gefertigten, in Worten vielleicht sogar logischen, der Wirklichkeit eines Behinderten indessen nicht Rechnung tragenden Anweisungen bestehen. Mit anderen Worten, solange wir uns mit ihm empfindungsmäßig nicht identifizieren können, können wir auch keine vernünftige, sinnvolle Therapie für ihn finden. Wir können ihm nicht helfen.

Man bemüht sich heute um die Lokalisierung der Bewusstheit im Gehirn, als ob Bewusstheit eine autonome Fähigkeit oder Funktion des Nervensystems wäre. Bis zum Absurden getrieben kann man sich fragen, wo die Bewusstheit für Englisch, für Deutsch, für Latein, für die Farbwahrnehmung eines Malers, für die Raumwahrnehmung eines Tänzers oder eines Architekten, für die Interpretation eines romantischen Musikstückes und für die Interpretation eines barocken Musikstückes lokalisiert ist.

Man ist allem Anschein nach erneut dabei, das Lebewesen soweit wie möglich auf Unpersönliches zu reduzieren, – d. h. es ausschließlich in Organe zu zerlegen[30] und es nicht mehr als Organismus zu betrachten, der eine *einmalige Persönlichkeit* darstellt.[31] Kritisch wird es allerdings, wenn man Lösungen für die Probleme eines „*erfahrenden* Selbst" (Eccles), d. h. einer Persönlichkeit, hauptsächlich oder ausschließlich anhand von Ergebnissen aus der Untersuchung von *Teilen*, deren Summe noch lange nicht das Ganze ausmacht, finden will oder den Anspruch erhebt, sie gefunden zu haben.

Warum Persönlichkeit? Man könnte hier mit einer anderen Frage antworten: Kann jemand ohne sein Ich lernen?

Lernen heißt, unser Funktionieren auf eine komplexere Ebene bringen. Feldenkrais definierte das Lernergebnis als die Fähigkeit, das, was man tut, auf mindestens drei verschiedene Arten tun zu können.

> „Leben ist kein Ding, sondern ein Prozess. Prozesse aber gehen gut, wenn es viele Wege gibt, sie zu beeinflussen. Um das zu tun, was wir möchten, brauchen wir mehr Wege als nur den einen, den wir kennen – mag er auch an sich ein guter Weg sein."
>
> — *Moshé Feldenkrais*[32]

---

30 Aufgrund der Länge finden Sie diese Fußnote auf Seite 145

31 „Sir John Eccles, Nobelpreisträger der Medizin, kam nach jahrzehntelanger Hirnforschung zu dem Ergebnis, dass die wichtigste Realität des Menschen als eines „erfahrenden Selbst" keineswegs gleichgesetzt werden könne mit Gehirn, Neuronen und Nervenimpulsen. Eccles nimmt dagegen an, dass in der menschlichen Existenz ein „fundamentales Geheimnis" liege, das jede biologische Erklärung übertreffe."
Heilen mit Musik, Hinrich van Deest, dtv
Ebenfalls kommt er und andere Hirnforscher zu dem Schluss, dass die unterschiedlichen Fähigkeiten des Nervensystems nicht ausschließlich in spezialisierten Zentren im Gehirn lokalisiert, sondern in allen Zellen des Organismus potentiell vorhanden sind.

32 *Die Entdeckung des Selbstverständlichen*, Suhrkamp

Ein Lernprozess setzt die höchste Komplexität voraus, der ein Mensch, der jedes Lebewesen überhaupt fähig ist. Diese notwendige höchste Komplexität kann nicht durch die Inanspruchnahme einzelner ihrer Komponenten, seien diese Komponenten seelische oder physische Aspekte, gewährleistet werden, sondern *nur wenn das ganze Individuum, mit seinen Empfindungen, seinen Gefühlen und seinen Wünschen, kurz, mit seiner Persönlichkeit* in den Lernprozess mit einbezogen wird.

> „Der Mensch handelt als ein Ganzes; auch dann, wenn diese Ganzheit nicht vollkommen ist."
>
> — *Moshé Feldenkrais* [33]

In der *Funktionalen Integration* wird ein organischer Lernprozess[34] durch Berühren eingeleitet und gefördert. Ich verwende absichtlich „Berühren" und nicht das unpersönliche Wort „Berührung", weil Berühren besser zum Ausdruck bringt, was diese in der Therapie allgemein eingesetzte Handlung in Wahrheit ist: eine Kontaktaufnahme, ein Kommunikationsmittel zwischen zwei Individuen.

Das Berühren im Allgemeinen und verstärkt das Heilen-wollende Berühren gilt einer *Person*. Dieses Detail wird oft genug „mit gutem Grund" verdrängt. Was ich berühre ist nicht ein aus dem Schrank zur Therapiestunde geholtes Bein oder ein Nacken oder eine Hand sondern das ist eine Person, ein anderes Ich mit Ängsten, mit Hoffnungen, mit einer Geschichte, mit Wünschen, mit

---

33 *Bewusstheit durch Bewegung*, S. 79

34 Das ist der Lernprozess, der tatsächlich in den ersten drei Lebensjahren stattfindet, und der, was das weite Gebiet der Bewegung und ihr vielfältiges Potential betrifft, meist nur von Künstlern – Musikern, Tänzern, Schauspielern – und Sportlern fortgesetzt wird. Es ist auch der Lernprozess, den wir bei den großen Meistern in China, Tibet oder Japan und anderswo erfahren können – ein Lernprozess, der den gängigen Erziehungs- und Therapiemethoden in der westlichen Gesellschaft leider noch ganz fremd geblieben ist.

Gefühlen, die da sind, auch dann da sind, im Keim oder verschüttet, wenn es sich um ein Kleinkind oder einen Komapatienten handelt.

Wenn ich diese Person durch eine stereotyp eingesetzte Berührung bewusst oder unbewusst zu anonymisieren versuche, wenn ich ihr mit anderen Worten vermittle, dass sie erst dann von mir Hilfe und Heilung erwarten kann, erst dann zum optimalen „Therapieobjekt" wird, das heißt, die für ein mögliches Heilen idealen Bedingungen erfüllt, wenn sie ihren persönlichen Inhalt, also das, was sie ausmacht (ihre Krankheit oder Behinderung inbegriffen), abstreift, wenn sie sich, mit anderen Worten, zu Therapiezwecken in ein besser oder eben schlechter funktionierendes *Organensystem* verwandelt, dann empfindet diese Person meine Berührung, meinen Zugang zu ihr und zu ihrer Behinderung als erniedrigend und bedrohlich.

Die Wirkung ist, im besseren Fall, dass, wenn die berührte Person meine Bedingungen erfüllt und ich die gelernten, vielleicht schon hunderte Male angewendeten Griffe zwar wie im Buche ausführen kann, mein Patient (oder mein Schüler) aber verschwunden ist: Er hat sich irgendwo, in eine mir möglichst unzugängliche Ecke in seinem Inneren geflüchtet, um diesem vernichtenden Urteil zu entgehen, und wartet verängstigt, verwirrt und verkrampft bis das „Therapieren" vorbei ist, um langsam wieder „da sein" zu dürfen.

Er kann keine der Informationen, die ich ihm pflichtbewusst durch mein Berühren oder meine auffordernden Worte („Lassen Sie hier bitte locker ... locker ... ja, sooo ... nein, locker" u. s. w.) mitzuteilen versucht habe, in seine persönliche Bewegungssprache integrieren, das heißt, im täglichen Leben benutzen, weil sein *persönlicher Teil* während der Behandlung nur mit einem beschäftigt war: mit der Abwehr.

Wenn ich einem Kind beibringen möchte, seine Beine oder Arme im Kontext einer bestimmten Funktion effektiver zu gebrauchen, kann ich dies nur dann realisieren, wenn *die Persönlichkeit des Kindes*, seine Bedürfnisse, seine Empfindungen und seine Wünsche, in meiner Arbeit mit ihm und *in meiner*

Berührungssprache die höchste Achtsamkeit erhalten und auf diese Weise in seinen Lernprozess mit einbezogen werden, in einer Art, in der auch nicht der geringste Hauch von Zwang in Verbindung mit der Funktion, die verbessert oder aufgebaut werden soll, aufkommt; nicht anders als es der Fall ist, wenn sich diese Funktion im Säuglingsalter unter normalen Bedingungen entwickelt.

Ein Übersehen und ein Missachten der *ganzen* Persönlichkeit eines Lebewesens, indem man im Lern- oder Heilversuch *nur* das behandelte Problem, isoliert vom ganzen Individuum und seiner Persönlichkeit betrachtet und behandelt, wird statt eines Fortschritts eine noch schwerwiegendere Fehlfunktion mit sich bringen. Genauso wie für einen Organismus, als Individuum betrachtet, sei er Tier oder Mensch, die Zerlegung des Ganzen in seine Teile sein Ende, seinen Tod bedeutet, bedeutet für diesen Organismus *der Zugang* aus dem Gesichtspunkt seiner Teile und nicht seines Ganzen *eine Andeutung und somit eine Bedrohung einer möglichen Vernichtung.*

Die Natur ist (auch in diesem Fall) so klug, dass auch Säuglinge instinktiv „Alarm melden" und sich wehren, in dem Moment, in dem sie sich nur nach ihren „Muskelspielen", nach ihren Reflexen, nach ihren Körpergliedern, kurz, nach ihren „Teilen" – auch dann, wenn diese nicht nur anatomische „Teile", sondern physiologische Komponenten und Aspekte sind – betrachtet und behandelt fühlen.

Das Individuum als ein ganzer, organisch sich selbst steuernder Komplex wird alles unternehmen, um diese höchste Komplexität zu erhalten, d. h. um weiter zu existieren. Dies geschieht unabhängig davon, ob es sich dabei um eine Therapie, um eine Schlacht oder um eine Jagd handelt: der Schreireflex, der Fluchtreflex und der Kampfinstinkt (um nur einige von den zu einem einzigen Reiz typischen Reaktionen zu nennen) genauso wie der in der Vojta Therapie mit radikalen Mitteln herbei gezwungene „Kriechreflex" bei Neugeborenen, Säuglingen und Kleinkindern sind Manifestationen des Erhaltungstriebs in prekären Situationen.[35]

„Sie sehen, wie viel Zeit ich mir in der vorbereitenden Phase meiner Arbeit mit einem solchen (behinderten) Kind nehme, um dem Kind das Gefühl zu vermitteln, dass es als eigenständiges Wesen empfunden wird und nicht als eine Nummer im Krankenhaus. Für mich ist dieser der wichtigste Teil meiner Sitzung.

Zum ersten Mal ist dieses Kind ein Mensch mit Recht auf eigenen Anspruch ... und all meine Sorge beim Umgehen mit einem Kind, das nicht antworten kann, das nicht weinen oder schreien kann und diese Behandlung in einer fremden Umgebung über sich ergehen lassen muss, ist, ihm auch nicht den geringsten Schmerz zuzufügen, nicht einmal den Schatten eines Schmerzes, und wie sie sehen werden, wie feinfühlig mit ihm umgegangen wird. ... Aber das ist etwas, das ein dem Leben ganz eigenes Element enthält ... Ein Austausch zwischen zwei

---

35 „Betrachtet man irgendeinen Instinkt, so wird man eine bemerkenswerte Entdeckung machen: dass unter allen Instinkten nur einer Bewegung hemmt, nämlich die Furcht. Wenn ein Tier erschrickt, erstarrt es, oder es rennt davon. In einem oder im anderen Fall hält es zunächst kurz inne. Dieses Verhalten wird erzeugt von der ersten Reaktion auf den Reiz, der die Furcht ausgelöst hat: einer heftigen Kontraktion sämtlicher Beuger, vor allem im Unterleib, und einem Anhalten des Atems, worauf bald eine ganze Reihe vasomotorischer Störungen folgt, z. B. beschleunigter Puls, Schwitzen, auch Harn lassen und sogar Stuhlleerung. Beim Beugen des Knies zieht sich die Kniesehne zusammen *[Anmerkung des Autors: von Vojta als „Kriechreflex" benannt]*. Ihr Gegenwirker, der Quadriceps – ein Streckmuskel, der gegen der Schwerkraft arbeitet –, kann sich daher nicht genügend zusammenziehen, um das Knie zu strecken. Die Kontraktion der Beuger hemmt ihre Gegenwirker oder Antagonisten, die Strecker, die wir auch als die Muskulatur verstehen können, welche der Schwerkraft entgegenwirkt. Keine Fortbewegung ist möglich, bevor diese erste Reaktion vorüber ist. Eine solche erste Hemmung der Strecker geht zusammen mit all den Empfindungen, von denen Furcht begleitet wird." Moshé Feldenkrais, *Die Entdeckung des Selbstverständlichen*, Suhrkamp 1440, S. 92-93 Aus diesem Zitat kann man ersehen, wie weit ein „Verbalisieren" von Verhaltensphänomenen und der Umgang mit selbst gebastelten Fachbegriffen zu Fehlinterpretationen führen und Fehlinterpretationen zulassen, so dass das hier dargestellte Körperschema der Angst in einer Methode wie die von Vojta als „Kriechreflex" umbenannt werden kann.

> *Nervensystemen[36] und dies mittels einer sensorischen Verbindung."*
>
> — *Moshé Feldenkrais*[37]

Ein nicht persönlicher, nicht strikt individueller Zugang wird nie ein positives Ergebnis im Lern- oder Heilungsprozess oder sonst in einem Bereich der menschlichen Entwicklung erreichen, sondern das Gegenteil hervorrufen. Im integrativen Prozess des Lernens spielt *die Persönlichkeit* eines Menschen die entscheidende Rolle. Es ist der gesamte Mensch, auf den sich in der Feldenkrais Methode jede funktionale Verbesserung bezieht und es ist nur diese Vorgehensweise, die dazu führt, dass diese Verbesserung, wie es anders auch nicht sein sollte, in *seine tagtägliche Existenz mit den persönlichen Erfahrungen und Gewohnheiten* integriert wird.

Die Wahrnehmung ist immer *individuumsbezogen* und deswegen von Natur aus unterschiedlich. Sie wird nur durch den Kontakt zwischen *einem Individuum* und seiner Umgebung im weitesten Sinne, ermöglicht, verursacht und geformt. Keiner kann für jemand Anderen etwas wahrnehmen. Wenn ich plötzlich Appetit auf ein spezifisches Essen bekomme, auf Grund eines bestimmten Geruches, den ich in der Luft verspüre, ist es nur weil *ich und niemand Anderer* diesen Geruch wahrgenommen hat. Ein Anderer würde, bei der Empfindung des gleichen Geruches vielleicht Appetit auf etwas ganz anderes oder sogar Ekel davor bekommen.

Das Ich drückt sich mit Hilfe der Wahrnehmung und in der Konfrontierung mit der Umgebung aus, und dazu zählt auch der eigene Körper. Die Erfahrungen, die ich durch bestimmte Wahrnehmungen mache, fördern mein Ich und

---

36 Anmerkung des Autors:
 Mit 2 Nervensystemen meint Feldenkrais sein eigenes und das des Kindes, mit dem er arbeitet.

37 Er erklärt seine Arbeit mit einem fünfjährigen spastischen Kind vor seinen Schülern, in seinem Ausbildungskurs in Amherst.

damit meine Persönlichkeit und ihren Ausdruck. Das Ich drückt sich aus und formt sich durch seine ständige Stellungnahme den Eindrücken gegenüber, die es von den Reizen aus seiner Umwelt bekommt.

Feldenkrais konnte Anderen nur helfen, weil er fähig war, bestimmte Dinge *wahrzunehmen*, die ein Anderer auch mit den spezialisiertesten Messgeräten nicht wahrnehmen konnte. Nur durch sein außergewöhnlich entwickeltes Wahrnehmungsvermögen, konnte er „wissen, was er tut".

Menschen wie Moshé Feldenkrais oder Bettelheim, um nur zwei zu nennen, konnten oft das sogenannte Unheilbare „heilen", weil ihre scharfe und höchst differenzierte Wahrnehmung der jeweils gemachten Erfahrung sie bestimmte Möglichkeiten und Lösungen sehen ließ, die „das Unmögliche möglich machten". Das wache Wahrnehmungsvermögen dieser Menschen hat sie befähigt, aus ihrer Erfahrung das zu lernen, was später einem Leidenden als Lösung für das sogenannte Unlösbare nutzen würde. Man kann sagen, dass die Entwicklung der Menschheit überhaupt, eine Folge qualitativ fortschreitender, größtenteils aufeinander aufbauender Wahrnehmungen der Menschengenerationen – krasse Verkennungen, die mit Stillstand bzw. Rückschritt geahndet werden, inbegriffen – und somit eine *Entwicklung der Wahrnehmung* ist.

Eine bestimmte Funktion kann, im Gehirn nur dann entstehen, wenn die entsprechenden Impulse und Reize aus der Umgebung das Nervensystem ansprechen. Man kann kein Schwimmmeister werden, ohne Schwerkraft und Auftrieb im Wasser wahrgenommen und den Widerstand des Mediums Wasser im Schwimmen erlebt zu haben.

Menschen, die von Geburt an taub sind, werden nie ein „S" oder ein „Z" wie ein „hörender" Mensch aussprechen können, weil sie diese Laute nicht auditiv erleben und ihre Gesichts- und Mundmuskulatur entsprechend benutzen können.

> *„Die Systeme[38] sind mehr verschieden in der Theorie als in der Praxis.*
>
> *Der Unterschied zwischen den Systemen liegt weniger in dem, was von ihnen aus getan wird, als in dem, was zu tun sie behaupten. Ob sie ausdrücklich sagen oder nicht: die meisten gehen davon aus, dass der Mensch angeborene Eigenschaften habe (vor allem schlechte, denn »das Dichten des Menschenherzen ist böse von Jugend auf«) und dass diese Eigenschaften verändert, d. h. unterdrückt, beherrscht oder gehemmt werden können. Solche Systeme nehmen an, dass der Charakter eines Menschen ein für allemal bestimmt sei, d. h. sie betrachten jede seiner Eigenschaften und Gaben nicht anders als einen Bauziegel und meinen, in einem Bau möge halt der eine oder der andere Ziegel fehlen oder schadhaft sein.*
>
> *Wer sich nach einem solchen System korrigieren will, braucht dazu Jahrzehnte der Mühe und Anstrengung. Einige verlangen sogar, dass einer sein ganzes Leben daran wende, sich richtig zu stellen."*
>
> — Moshé Feldenkrais [39]

Durch eine überwuchernde „Gruppierung und Typisierung" von Symptomen verliert man leicht die Perspektive, die notwendig ist, um sich *mit dem Phänomen einer Behinderung*, statt mit den verschiedenen Erscheinungsformen dieser Behinderung, die sowieso bei jedem verschieden sind, auseinanderzusetzen.

Nehmen wir zum Beispiel, die Begriffe der *athetoiden (dyskinetischen) Formen*, der *ataktischen Formen* und der *Mischformen* als Versuch, bestimmte

---

38 Anmerkung des Autors:
   Die Therapie-Methoden

39 *Bewusstheit durch Bewegung*, Suhrkamp, S. 57)

Erscheinungsformen, die bei einer spastischen Lähmung auftreten, zu definieren:

> A. *athetoiden (dyskinetischen) Formen*; „Während bei den spastischen Cerebral-Paresen eine mehr oder weniger ausgeprägte Bewegungsarmut imponiert, besteht bei den *athetoiden (dyskinetischen) Formen* häufig eine Hyperkinese, ein Bewegungsüberschuß. Die Abläufe sind im Ausmaß kaum eingeschränkt, sondern eher überschießend, aber *in den Mittelstellungen zu wenig kontrolliert* …"
>
> „Für die *ataktischen Formen* – die ebenfalls als quadriplegien in Erscheinung treten – sind wenig gesteuerte, fahrige und eckige Bewegungen bezeichnend, denen ein Mangel an koordinierter Muskelaktivität zugrunde liegt. Die Abläufe sind unharmonisch und wenig flüssig. Sie müssen ständig in ihrer Richtung korrigiert werden und sind dadurch unökonomisch. Es fehlt an Zielsicherheit, Abstufung und Dosierung sowie an der Fähigkeit des raschen Abbremsens."
>
> „Als *Mischformen* werden vor allem die Kombinationen von Spastik und Athetose bzw. Ataxie zusammengefasst, vorausgesetzt, dass beide Komponenten die Funktion in etwa gleicher Weise beeinträchtigen."
>
> — *Udo Kalbe* [40]

Wenn man diese drei „Typisierungen" in der „neuen Dimension der operationalen Kohärenz" unseres gemeinsamen „In-der-Sprache-Seins" näher untersucht, entdeckt man, dass, in Wirklichkeit, zwischen diesen drei Gruppierungen *kein Unterschied* besteht! Hat der „*athetoide Bewegungsüberschuss*"

---

[40] *Zerebralparese im Kindesalter*, Gustav Fischer Verlag, Stuttgart

nicht die gleichen Gründe wie der *ataktische* „Mangel an koordinierter Muskelaktivitäten"? Wirkt der „*athetoide Bewegungsüberschuss*" etwa „zielsicherer, abstufungsfähiger und dosierter" als eine Bewegung in „*ataktischer Form*"? Man könnte die Symptomenliste bis ins Unendliche erweitern und zum Beispiel sagen, dass das Stehen auf einem Bein schwer fällt, auch wenn das Kind sich mit den Händen abstützt, besonders wenn das Strecken des Stehbeines nicht vollständig möglich ist und besonders wenn das Stehen zwanzig Minuten dauern soll, oder dass ein Balancieren auf Rollschuhen außerordentlich schwierig, bis unmöglich ist, dass beim Zeichnen einer achtspurigen Spirale diese nicht immer gelingt und das Spielen eines Musikinstrumentes, außer dem Klopfen auf eine Trommel, ausgeschlossen ist u. s. w.

Genauer betrachtet wird man merken müssen, dass eine „Hyperkinese der athetoiden (dyskinetischen) Formen" oder die „wenig gesteuerten, fahrigen und eckigen Bewegungen", die wegen eines Mangels an „Zielsicherheit, Abstufung und Dosierung" „ständig in ihrer Richtung korrigiert werden müssen", immer dort anzutreffen sind, wo die Fähigkeit, eine bestimmte Funktion auszuüben, ihre Grenze erreicht hat. Benimmt sich ein Mensch, der, ohne es zu können, zum ersten Mal auf einem Balken zu balancieren und zu laufen versucht, nicht genauso „dyskinetisch" wie ein spastisches Kind, das hingestellt wird um zu sehen, wie es nicht stehen kann? Wird der gleiche Mensch, der zum ersten Mal auf dem Balken läuft, während er eine Stange auf den Schultern trägt, an deren Enden zwei Gewichte hängen, mehr „Fähigkeit des raschen Abbremsens" als ein ataktisches Kind zeigen können, wenn sich eines der zwei Gewichte plötzlich ablöst?

Kalbe schreibt: „Für die *ataktischen Formen* – die ebenfalls als quadriplegien in Erscheinung treten – sind wenig gesteuerte, fahrige und eckige Bewegungen bezeichnend, denen ein Mangel an koordinierter Muskelaktivität zugrunde liegt." Aber was liegt dem „Mangel an koordinierter Muskelaktivität" zugrunde? Ein solcher Versuch von „Gruppierung und Typisierung" von

Symptomen führt immer zu einem Übersehen des wahren und für die Praxis einzig relevanten Grundes der Störung. Ein Grund, der, unabhängig davon, ob es sich um eine Zerebralparese oder um eine akrobatische Leistung handelt, der gleiche ist: Es geht immer um die Erweiterung der Grenzen unserer Fähigkeiten, d. h. der Grenzen dessen, was sich *am Rande* unseres Möglichen befindet. Es geht darum, einem Menschen, ob behindert oder nicht, beizubringen, dass er das, was er *schon* vermag, *mit einer größeren Leichtigkeit als zuvor* tun kann: ihm auf diesem Wege „das Unmögliche möglich zu machen, das Schwierige leicht, das Leichte angenehm" (Moshé Feldenkrais[41]).

Mit anderen Worten, nur wenn das Leichte angenehm und das Schwierige leicht gemacht werden kann, *nur dann* wird auch das Unmögliche möglich werden können. Lernen wie auch Heilen heißt: Grenzen verschieben. Der angehende Akrobat erreicht durch Lernen, sein Bewegungsverhalten auf die Bedingungen seiner spezifischen Umgebung derart abzustimmen, dass er sich beim Gehen auf einem Balken in der Höhe womöglich viel sicherer fühlt, als mancher ältere Mensch beim Gehen auf dem Bürgersteig. Was für den Akrobat sein erster Gehversuch auf einem Seil bedeutet, sind für ein spastisch behindertes Kind das Drehen von der Bauch- in die Rückenlage oder das selbständige Sitzen oder der Versuch, jede andere beliebige unentwickelte Funktion auszuüben. Die Chance des Kindes diese Funktion aufzubauen, ist die Chance des Akrobaten: jeder hat seine unerforschten Entwicklungsfähigkeiten, die ihrerseits ihre jeweiligen Grenzen haben, welche aber, das ist sicher, außerhalb der Spannweite eines Menschenlebens liegen.

In dieser Form betrachtet, werden die zu einer Behinderung zugehörenden Symptome nicht mehr als einzig maßgebend für die Diagnose und für die ausgedachte Behandlung sein. Sie werden als Wegweiser lediglich in eine Richtung lenken können, *in der etwas immer noch unternommen werden kann*, um *den Grund* dieser Symptome zu beseitigen.

---

41 *Bewusstheit durch Bewegung*, Suhrkamp, S. 87

Hier liegt auch der Unterschied zwischen einer *passiven Feststellung* von Symptomen, im Allgemeinen, eines Zustandes – Feststellung, die im Bewusstsein geschieht – und *einem Handeln, einem Tun, die eine Änderung bringt, die den Grund* der Symptome abschafft. Ein Handeln, das durch die *Wahrnehmung vorhandener Möglichkeiten* sich mit einer Behinderung so auseinandersetzt, dass ihre Symptome verschwinden oder mindestens gelindert werden, ist ein Handeln, das *nur aus der Ebene der Bewusstheit* entstehen kann.

Man erlebt oft in der Beurteilung einer Behinderung, die entscheidende Auswirkungen für die Empfehlung und Ermutigung zu oder den Verzicht auf mögliche therapeutische Maßnahmen hat, dass kleinste wie auch weniger kleine Fortschritte unberücksichtigt, ja oft unbemerkt bleiben, weil sie sich womöglich mehr *in der Qualität* als in der Quantität einer neuen verhaltens- oder bewegungsmäßigen Errungenschaft auswirken. Dennoch sind diese Fortschritte oft entscheidend, weil sie auf eine Entwicklungsmöglichkeit und den Weg, diese in Gang zu setzen, hinweisen.

Obwohl das Kind z. B. fröhlicher, lebhafter und ausgeglichener erscheint, seine Bewegungen ruhiger und weniger zackig verlaufen, die chronische Verstopfung dank einer entspannten Bauchmuskulatur beseitigt ist oder obwohl sein Gesichtsausdruck darauf hindeutet, dass es die umgebenden Menschen (was es vorhin nicht konnte oder nicht ausdrücken konnte) in seiner Erlebnis- und schon keimenden Erinnerungswelt lokalisieren und einordnen kann, kommt es vor, dass in Folge pauschaler, hauptsächlich auf „Leistungen" und nicht auf Veränderungen im Wohlbefinden des Behinderten gerichteter Untersuchungsverfahren diagnostiziert wird, das Kind weise keine *nennbaren* Fortschritte auf, zeige keinen aktiven Kontakt mit der Außenwelt, „der Fall sei hoffnungslos". Das heißt dann so viel wie, dass es sich nicht lohnt, Zeit, Energie oder Geld in irgendeine Therapie zu investieren!

„Organisches Lernen ist lebendig und lebhaft. Es geschieht bei guter Laune und mit häufigen kurzen Pausen. Verglichen mit einem Arbeitstag schulischen Lernens oder akademischen Studiums sind seine Perioden sprunghafter, unregelmäßiger und die Einstellung zu ihm ist weniger ernst."

— *Moshé Feldenkrais* [42]

„Organisches Lernen ist individuell und geht ohne einen Lehrer vor sich, der etwa in einer bestimmten Zeit zu bestimmten Ergebnissen gelangen möchte. Es dauert so lange, wie der Lernende beim Lernen bleibt.

Dieses organische Lernen ist langsam und kümmert sich nicht um die Bewertung[43] etwaiger Ergebnisse als gut oder schlecht. Es hat keinen erkennbaren Zweck, kein Ziel. Es wird einzig von dem Gefühl der Befriedigung gelenkt, das sich einstellt, wenn jeder neue Versuch als weniger ungeschickt empfunden wird als der vorangegangene, weil jetzt ein kleiner Fehler vermieden wurde, der zuvor als unangenehm oder als hinderlich empfunden worden war."

— *Moshé Feldenkrais* [44]

Genauso wie die Begriffe 2 cm, 2 m oder 2 km „nach oben", „nach unten" oder „höher" und „tiefer" zu einem Bezugspunkt – unabhängig von dessen Lage, ob auf der Erde, in der Luft oder unter der Erde – unverändert bleiben, muss auch das Maß eines Fortschritts immer *nach der aktuellen Fähigkeit in*

---

42 *Die Entdeckung des Selbstverständlichen*, S. 64

43 Anmerkung des Autors:
Bewertung = Diagnose

44 *Die Entdeckung des Selbstverständlichen*, S. 59

Bezug auf einen bestimmten früheren Zustand geschätzt werden, anstatt den aktuellen Zustand nach einem Leistungscode, als absoluten Wert, statisch zu betrachten.

Auf diese Weise verlagert sich das Gewicht in der Betrachtungsweise einer Behinderung von dem, was den Menschen zum Zeitpunkt der Untersuchung in seinem Tun *hindert*, d. h. von dem, was er *nicht kann*, auf das, was der Mensch trotz seiner Behinderung immer noch oder schon tun kann. Eine solche Betrachtungsweise würde ein schicksalhaftes, manchmal leichtfertiges Abstempeln des Schicksals eines behinderten Menschen (mit schwerwiegenden Folgen) nicht mehr zulassen. Stattdessen würde man Mittel und Wege suchen, die einem behinderten Menschen *die Möglichkeit und die Chance immer noch gewähren*, trotz seiner Behinderung einen Einfluss auf seine jetzige Situation zu haben, egal wie verzweifelt diese Situation auch sein mag. Es ist ein Zugang, der *vom Standpunkt des Behinderten aus* wahrnimmt und erwägt, nicht von dem der Untersuchenden. Nur diese Art von Zugang zu einer Behinderung wird das Auffinden von Lösungen ermöglichen, die jemanden aus der Behinderung befreien können.

Zu sehen, was jemand nicht tun kann, ist immer sehr viel leichter als das herauszufinden, was der Mensch immer noch mit Leichtigkeit tun kann. Wenn man als Maßstab für eine bestimmte funktionale Entwicklungsstufe willkürliche Kriterien nimmt, wird es immer Funktionen geben, die außerhalb des Fähigkeitsbereichs eines Individuums stehen: es wird immer etwas geben, was ein Mensch nicht tun kann.

Mit anderen Worten, um heilen zu können, sollte man nach den „Spuren" und Zeichen der Gesundheit in einem Menschen suchen und den gesundheitlichen Zustand des Menschen aufgrund dieser gefundenen „Spuren" und Zeichen gemäß den jeweiligen persönlichen, individuellen Maßstäben dieses Menschen definieren und ihn nicht ausschließlich nach krankhaften Symptomen definieren; gleichgültig wie gravierend diese Symptome auch sein mögen (zum Beispiel Komazustand). Eine Feststellung von krankhaften Symptomen ist vorwiegend statisch in Bezug auf die Entwicklungsmöglichkeiten eines Menschen. In den meisten Fällen wird die „Krankheit" oder „Behinderung" mit einem Namen versehen, der den dahinter stehenden Menschen definitiv abstempelt, und dem man mehr Gewicht und Aufmerksamkeit gewährt, als seinem lebenden, sich verändernden Bezugsobjekt.

Das Suchen nach dem, was ein Mensch noch tun kann, *ohne* dass er sich durch die Untersuchungs- oder Behandlungsmethoden *als krank empfindet*, gibt diesem Menschen und seinem Gesundheitspotential andererseits die Möglichkeit, sich aus dem persönlichen Stadium heraus weiterzuentwickeln und somit dieses Gesundheitspotential zu stärken und zu erweitern. Es sind dafür erhöhte Wahrnehmungsfähigkeit und Beobachtungsgenauigkeit im Umgang mit einer Behinderung notwendig, die weit entfernt von manchen gängigen diagnostischen Praktiken sind, welche weitgehend schablonenartig und organbezogen, also unpersönlich ausgeübt werden.

Diese Überlegungen führen zu einem entscheidenden Aspekt in der praktischen Anwendung der Feldenkrais Methode: zu der Aufgabe und Funktion der Berührung. Die Berührung, diese „Kontaktaufnahme zwischen zwei Nervensystemen", übernimmt in der Anwendung der Feldenkrais Methode nie eine „korrigierende" Rolle, so als ob der Feldenkrais-Lehrer als befugte Autorität seinem Schüler „das Richtige" und „wo es lang geht" zeigen sollte und blind gegen alle Widerstände seines Schülers in der Form eines „ausgedachten" Programms genau das durchzusetzen versuchte, was der Schüler am wenigsten bearbeiten und ausführen kann.

Dass nichts gelernt werden kann, ohne dass zuerst eine bestimmte Qualität unserer Wahrnehmung in Anspruch genommen wird und, dass die Qualität und der Umfang unseres Lernens *von der Qualität und der Vielfalt unserer Wahrnehmung* abhängig ist, wurde hier wiederholt vorgetragen. Bei den vielen aktionistischen Therapien, bei denen besonders die Kinder wie Maschinen manipuliert und bewegt werden, kann man dies nicht oft genug wiederholen.

Ich erlaube mir hier, zwei Fragmente aus dem Buch *Lernen, Vergessen, Erinnern* des Biologen Frederik Vester zu zitieren. In diesem Buch wird erklärt, unter welchen Bedingungen ein Nervensystem lernen kann und, besonders wichtig, unter welchen Bedingungen ein Lernprozess nicht stattfinden kann.

> *„... Zunächst einmal: Was ist eigentlich Angst? Was ist Aufregung? Ein Gefühl, eine seelische Regung, gewiss. Aber jede seelische Regung ist ja immer mit einem stofflichen Geschehen verbunden. Ungewohnte oder mit Gefahr oder unangenehmen Erinnerungen verknüpfte Wahrnehmungen lösen nämlich über das Zwischenhirn und den Sympathikusnerv eine direkte Stimulation der Nebenniere und einiger Gehirnregionen aus. In Bruchteilen von Sekunden werden von dort zwei Hormone in den Blutkreislauf geschickt: Adrenalin und Noradrenalin. Sie sind als Stresshormone bekannt und dienen dazu, den Körper schlagartig für Hochleistungen, für einen plötzlichen Angriff oder eine plötzliche Flucht zu präparieren und ebenso schlagartig eine Erhöhung des Blutdrucks und eine Mobilisierung der Fett- und Zuckerreserven auszulösen. Wir alle kennen ja das mit einer Aufregung verbundene Gefühl einer plötzlichen heißen Wallung.*
>
> *Doch tief im Innern unseres Gehirns tun diese Stresshormone noch etwas ganz anders: Sie beeinflussen die Schaltstellen zwischen den Neuronen. Denken wir uns dazu noch einmal in die winzigen Dimensionen unserer Zellen hinein. Überall dort, wo die einzelnen Nervenfasern miteinander in Kontakt stehen, befinden sich ja jene eigenartigen, knopfartigen Schaltstellen, die Synapsen, die wir schon beschrieben haben. Wir haben erfahren, dass in diesen Schaltstellen viele kleine Bläschen enthalten sind, die zur Weiterleitung eines ankommenden Impulses platzen müssen, um die in ihnen enthaltene Transmitter-Flüssigkeit in den Spalt zwischen der Synapse und*

den angeschlossenen Fasern zu schießen. Man sagt, die Synapsen müssen feuern. Und genau dieser Vorgang kann durch die Stresshormone gestört oder gar unterbunden werden. Noradrenalin zum Beispiel ist selbst ein Transmitter – und zwar für hemmende Synapsen – und außerdem ein biochemischer Gegenspieler eines anderen wichtigen Transmitterstoffs: Acetylcholin, dessen Nachschub es unterbinden kann. Das Ganze ist eine natürliche Blockade durch den Stressmechanismus, die übrigens, wie wir noch sehen werden, durchaus im Sinne der Selbsterhaltung verstanden werden muss, wo jedes „Nachdenken" den rettenden Sprung vor dem Feind verzögern würde. Die Natur konnte schließlich nicht ahnen, dass unsere moderne Gesellschaft einmal Stress- und Alarmreaktionen ausgerechnet mit dem Lernen und Denken verknüpft, mit einem Vorgang, bei dem solche Vorgänge am allerwenigsten zu suchen haben."[45]

Und weiter im gleichen Buch:

„Wir haben bereits eine ganze Reihe von Hilfen, eine unbekannte Information im Gehirn besser zu verankern: indem man die Neugier weckt, den unbekannten Stoff in einer bekannten Information verpackt[46]*, bestimmte zusätzliche Eingangskanäle einsetzt, die neue Information mit vertrauten Sinneswahrnehmungen verknüpft, was wiederum ein erneutes Wecken von Neugier nach sich zieht. Das alles zusammen sorgt über eine positive Hormonreaktion, über Freude, Spaß und Erfolgserlebnis für ein reibungsloses Funktionieren der Synapsen und des Kontakts zwischen den Gehirnzellen.*

Es kann nicht deutlich genug betont werden, dass all diesen Lernhilfen – etwa dass die Information, wenn sie mit Freude, Erfolgserlebnis, erotischer Anregung, mit Neugier, Spaß oder Spiel verbunden ist, weit besser verankert wird – ganz konkrete

---

45 Lernen, Vergessen, Erinnern, Frederik Vester, S. 99

46 Siehe auch Der Fall Cornelius auf Seite 203

biologische Mechanismen zugrunde liegen und dass wir damit ein in unseren Schulen und Universitäten[47] sträflich vernachlässigtes Lerngesetz berühren: die Aktivierung der positiven Hormonreaktionen. So wichtig es ist, den Lernprozess von unangenehmen Begleiterscheinungen zu befreien, so wichtig ist es auch, das Lernen mit schönen und angenehmen Ereignissen zu verknüpfen. Die Ausschüttung von Stresshormonen durch die Nebennieren und im Gehirn wird weiter verringert, und nur so können die vorhandenen Assoziationsmöglichkeiten für das Denken und Lernen[48] voll genutzt werden. Der Effekt ist sogar ein doppelter. Beim späteren Abrufen, beim Erinnern der so gespeicherten Information wird ja auch die Freude wieder erinnert, der Spaß, die Begeisterung, die wir dabei hatten.[49] Alles Empfindungen, die bei der gesamten inneren Verarbeitung des Stoffes positiv abfärben und somit auch beim Abfragen, ... den Organismus wieder in den gleichen hormonellen Zustand bringen, ihn sozusagen »entstressen«. Ein Zustand, in dem die Schaltverbindungen des Gehirns besonders gut funktionieren.

So ist der Lernvorgang – das sagte ich bereits zu Anfang – schon rein biologisch auf eine Atmosphäre der Vertrautheit, der Entspannung, des Sich-Wohlfühlens zugeschnitten. In einer Konstellation, die Freude verspricht, Lustgefühle und Erfolgserlebnisse, in der wir unbekümmert spielen und ausprobieren können, da funktioniert er optimal. Auf eine solche Umwelt sollten wir neugierig sein, sie erforschen, uns in ihr zurechtfinden, sie »erlernen«. Eine Umwelt, die Gefahr ausstrahlt, Stress und Angstsignale vermittelt, die soll dagegen

---

[47] Man kann wohl auch die meisten Therapiepraxen und die Reha-Kliniken aller Sorten dazu zählen.

[48] Wohl auch für das Heilen durch Lernen.

[49] Was eigentlich den Sinn eines wahrhaften integrativen biologischen Lernens ausmacht. Siehe auch das Kapitel „Die Feldenkrais Methode und wie diese zu meiner Lebensleidenschaft und -aufgabe wurde"

verständlicherweise gemieden werden. Sie soll uns fremd bleiben – nicht erlernt werden –, damit wir sie automatisch fliehen."[50]

Genauso wie jemand im Angstzustand nicht singen und nicht auf Eis tanzen kann oder wie solche Funktionen, die einen differenzierten und hohen Grad an funktionaler Entwicklung verlangen, in diesem seelischen Zustand mindestens stark an Vielfalt ihres Ausdrucks und an Nuancierung einbüßen würden, wird auch ein Behinderter in einer Stress- oder Angstsituation keine bessere Koordination seiner Bewegungen zustande bringen können. Trotz ausgeklügeltester Manipulationen oder Anweisungen wird er seinen Zustand somit nicht in den Verbesserungsprozess, den man allgemein Heilungsprozess nennt, hineinleiten.

Obwohl diese Tatsache von Wissenschaftlern immer wieder bestätigt wird, handelt man in manchen therapeutischen Praktiken ganz anders: spätestens beim Beobachten von Therapien wie Vojta oder Glenn Doman wird jedem bewusst, was für ein Missbrauch des Wahrnehmungsvermögens der behandelten Kinder durch Gewalt, mit all den daraus resultierenden Konsequenzen, in Therapien praktiziert wird, die durch ihre manipulative Natur der Gewalt einen grenzenlosen Raum gewähren.

Ich möchte hier die Analogie zwischen der Entstehung einer Funktion in unserem Nervensystem und der Entstehung einer Skulptur, so wie Michelangelo sie erlebte und verstand, benutzen, um die naturgemäße Logik des Aufbauprozesses einer Funktion im Nervensystem – eines Aufbauprozesses, der mittels kontinuierlicher Optimierung erfolgt – zu visualisieren.

Michelangelo hatte berichtet, wenn er eine Skulptur erschaffe, mache er nichts anderes, als *aus dem Marmorblock die überflüssige Materie, die nicht zur Form der Skulptur gehört, zu entfernen.* Um das zu verwirklichen, musste

---
50 *Lernen, Vergessen, Erinnern*, Frederik Vester, S. 155-156

Michelangelo diejenigen Mittel und Werkzeuge sowie die Arbeitsweise einsetzen, die eine angemessene Bearbeitung des Steines ermöglichten, so dass er die Form seiner Vision bis in ihre Einzelheiten aus dem Block „herausschälen" konnte. Die Wahl der Werkzeuge und der Arbeitsweise waren für die Entstehung der Skulptur genauso wichtig wie das innere Visualisieren ihrer Endform: Sie bestimmte im gleichen Maße ihr Gelingen oder Misslingen. Um das zu verwirklichen, war es auch für Michelangelo unerlässlich, dass die Mittel und die Werkzeuge, die er für die Entfernung der „überflüssigen Materie" benutzte, erstens *eine adäquate Bearbeitung der Materie ermöglichten* und zweitens *jene Wirkung entstehen ließen, die seiner Vision entsprach*.

Stellen wir uns die Struktur der Oberfläche eines menschlichen Gehirns wie ein Nadelkissen mit unendlich vielen Nadeln vor, wobei jede Nadel eine Zelle bedeutet. Jede Funktion, die wir gelernt haben, verlangt die Verbindung zwischen ganz bestimmten Zellen, die Aktivierung einer ganz bestimmten Kombination von Zellen und keiner anderen. Beim Schwimmen machen wir von einer anderen Zellenkombination Gebrauch als beim Klavierspielen oder beim Seiltanz. Beim Englisch Lesen brauchen wir eine andere Zellenkombination als beim Hebräisch Lesen. Jede einzelne Funktion hat ihre eigene, spezifische Architektur im Gehirn. Je spezifischer, komplexer und dadurch „frischer" die Funktion in der ontogenetischen Entwicklung ist, desto filigranartiger und verletzbarer wird die mit Hilfe dieser Funktion erreichte Differenzierung[51] sein.

Genauso wie Michelangelo für die Entstehung einer Skulptur die überflüssige, nicht zur Form der Skulptur gehörende Materie entfernen musste, braucht auch das Gehirn um eine Funktion aufzubauen oder wiederherzustellen, *hauptsächlich nur* die dieser bestimmten Funktion *nicht dienenden, überflüs-*

---

51 Differenzierung heißt im Nervensystem das Unterscheiden zwischen Nervenzellen, die in Anspruch genommen und solchen, die nicht in Anspruch genommen werden in der Ausführung einer Bewegung, einer Funktion u. s. w.
Siehe auch das Kapitel „Kontraste" auf Seite 181

sigen und dadurch störenden Impulse im Nervensystem zu *hemmen*. So werden mögliche oder vorhandene *unzweckmäßige Aktivierungen von Nervenzellen*, die ihrerseits überflüssige und störende Muskelkontraktionen bewirken, verhindert.[52]

Um das zu bewerkstelligen, müssen die Reize, die man Werkzeugen ähnlich zum Aufbau oder zur Wiederherstellung der Funktion verwendet, so beschaffen sein, dass sie kleinste Feinheiten unterscheidend *genau* jene Zentren im Gehirn aktivieren, welche die *dieser spezifischen Funktion* entsprechende „Architektur" entstehen lassen und dadurch bedingt jede *nicht dazu gehörende* im Sinne von *störende* Nervenzellen-Aktivität hemmen. Ähnlich dem Bildhauer vor seinem Marmorblock müssen diese Reize imstande sein, die „Architektur dieser Funktion" – die Verbindungsstruktur unter bestimmten Nervenzellen – im Gehirn genauestens zu „meißeln". Das kann nur durch eine selektive, fein differenzierende Aktivierung geschehen, die bestimmte Nervenzellen genauso gezielt und kontrolliert aktiviert, wie sie andere von der Aktivierung *ausschließt*.

Vergleichen wir den Aufbau oder die Wiederherstellung von Funktionen im Nervensystem (das Lernen von Funktionen) mit der von Michelangelo beschriebenen Vorgehensweise in der Schöpfung seiner Skulpturen, entdecken wir, dass Gewalt anwendende Therapien genauso mit dem Prozess des funktionalen und organischen Lernens umgehen, als wenn Michelangelo versucht hätte, seine Skulpturen mit Hilfe eines Bombardements zu erschaffen. Der gleiche Mangel an Genauigkeit und Differenziertheit der Reize sind in diesen Gewalt, Schmerz und Zwang anwendenden Therapien im Umgang mit einem lädierten Nervensystem auf der seelischen wie auf der körperlichen Ebene am Werk, wie dies beim Versuch wäre, den „David" von Michelangelo durch Bombensprengungen des Marmorblocks zu erschaffen.

---

52 Aufgrund der Länge finden Sie diese Fußnote auf Seite 148

Es ist nicht nur so, dass *grobe Reize* es dem Nervensystem nicht ermöglichen, irgendwelche Hemmung auf im funktionalen Kontext überflüssige Impulse auszuüben. Vielmehr rufen sie selbst *darüber hinaus* chaotische und „in Block"-Reaktionen im Nervensystem hervor, die nicht im entferntesten Sinne mit dem Aufbau irgendeiner Funktion zu tun haben, sondern im Gegenteil einen solchen Aufbau notwendigerweise zum Scheitern verurteilen. So sind die auf die Spitze getriebene Aufregung, das Schreien und „die Rötung der Haut an den Druckstellen und der Schweiß" (wie Vojta selbst die „ganzheitlichen" Reaktionen auf seine Behandlungsart mit Stolz beschreibt) Reaktionen und Symptome, die eher als pathologisch einzustufen sind, als dass sie einem organischen Lernprozess zuzuweisen wären. *Derartige Reaktionen kommen in der Entwicklung eines gesunden Kleinkindes nie vor und wenn sie vorkämen, würde man sie als pathologisches Signal betrachten.* Außerdem wird in einer Therapie wie der von Vojta das Kind in bestimmte Stellungen gebracht und fixiert um bestimmte „Reflexe" (Verhaltensweisen, die Vojta so nennt) anzuregen. Auf diese Weise wird der Vojta Therapeut das behandelte Kind in seiner Beweglichkeit eingrenzen und in ihm den von Pawlow genannten Instinkt für Freiheit[53] erwecken: das Kind wird versuchen, aus der vom

---

53 „... Pawlow meint, es gäbe ein Instinkt für Freiheit: dass ein Tier sich sträube, angebunden oder in einen begrenzten Lebensraum gesperrt zu werden; beides schränkt seine Beweglichkeit ein. ...
Keine Alternative zu haben hindert uns, unsere Mittel zu gebrauchen, unsere schöpferische Einbildungskraft. Die Angst hält unsere Wahl bei der einen Alternative, welche Angst erzeugt.
Wir können nicht andere werden. Ein Chinese wird sich nie in einen Eskimo verwandeln. Aber es gibt Änderungen, die in uns geschehen. Leben ist zeitgebunden. Es ist ein Prozess des Tuns, für den man sich innerlich organisieren muss, um den Veränderungen draußen beggnen oder sie bewirken zu können. Bei Angst wird unsere innere Organisation inadäquat oder fehlerhaft, dementsprechend auch unsere Handlungen, und wir schneiden dann schlecht ab. Je mehr unsere Absichten und Handlungen festgelegt sind, desto weniger wirksam sind sie. Leben ist ein Vorgang der Zeit, und Zeit kann man nicht fixieren.
Wenn wir nicht lernen, uns selbst zu erkennen, und zwar so gut als möglich, beschränken wir unsere Wahl. Ohne Freiheit der Wahl ist das Leben nicht eben süß."
Moshé Feldenkrais, *Die Entdeckung der Selbstverständlichkeit*, S. 91-92)

Therapeuten ausgeübten Zwangsstellung zu entfliehen. Es stellt sich nun die Frage, welches Selbstbild, welche verfeinerte Wahrnehmung und Selbstwahrnehmung und welche neue, komplexere Funktion als die schon existierenden entwickelt ein Kind in diesem Kampf? Und, um zum in der Vojta Therapie alles bestimmenden reflektorischen Ansatz zurückzukehren, welcher selbst denkende Mensch würde akzeptieren, dass sein Verhalten reflektorisch motiviert und somit reflektorisch beliebig steuerbar sei, und wie würde sich ein solches Verhalten auf sein (Über-)Leben auswirken?

> „Ein Reflex ist ein biologisches Erbe, das in der Regel bei einer ganzen Gruppe von Tierarten anzutreffen ist. Dabei spielt es keine Rolle, ob das Individuum irgendwelche Vorerfahrungen hat, denn der erste Reiz löst die gleiche Reaktion wie der zweite. Jeder läuft nach bestimmten Gesetzen ab, beispielsweise nach dem Gesetz über die Ermüdung der Nervenzelle. Die entsprechende Reaktion wird jedes Mal ausgelöst, wenn der Reiz auftritt.
>
> Ein solches Erbe ist genetisch, d. h. es wird über die Gene der jeweiligen Art an jedes Individuum weitergegeben ..."
>
> — *Moshé Feldenkrais* [54]

Eine Therapie, die sich bei ihrer Durchführung ausschließlich auf die Reflexe eines Individuums bezieht, geht genauso unpersönlich mit *diesem* Individuum um, wie man es in einem Labor mit geköpften Fröschen tut. Sie ist auch genauso befähigt und erfolgreich, wenn es darum geht, eine Entwicklung in Gang zu setzen.

Das Klavier- oder das Geigenspiel oder das Tanzen auf dem Boden oder auf einem Seil kann man nicht reflektorisch aufbauen und sich aneignen. Ebenso

---

54 *Der Weg zum reifen Selbst*, S. 24

setzt die Verbesserung einer Funktion wie z. B. das Laufen oder die Fähigkeit, ein Gelenk zu öffnen und zu schließen, *die Wahrnehmung, die Aufmerksamkeit des Individuums*, seine Einschätzungsfähigkeit im Rahmen der *ihm* zur Verfügung stehenden Wahlmöglichkeiten zwischen schlechten, guten und besseren Optionen voraus. Diese Optionen sowie deren Qualitätseinstufung befinden sich durch den Entwicklungsprozess bedingt in einem sich dauernd und fortschreitend ändernden, gegenseitigen Relativierungsprozess.

Ob man nun hoch differenzierte Funktionen lernen und entwickeln will oder „nur" kriechen, krabbeln oder auf den Beinen stehen und laufen lernen, in jedem Fall wird sowohl die individuelle Aufmerksamkeit als auch die aktive Teilnahme des Individuums benötigt. Beide beanspruchen eine viel komplexere, höhere Entwicklungsstufe unseres Nervensystems als die der reflektorischen Ebene.

Beherrschung einer Funktion heißt Leichtigkeit und angenehme Bewegung – und nicht Anstrengung und Kampf. Genauso wie man einem Gefesselten die Bewegungsfreiheit wiedergibt, indem man ihn von seinen Fesseln befreit, und nicht, indem man ihn zwingt sich trotz der Fesseln zu bewegen oder wegzurennen, wird in der Feldenkrais Methode die Berührung nicht als ein Anfeuern angewendet, nicht als ein Drängen und Zwingen etwas zu tun, das jemand aufgrund seiner Behinderung gerade nicht tun kann, sondern in Form einer Fragestellung, die eine Wahrnehmung von Alternativen ermöglicht. Dem Behinderten werden die Mittel *bewusst gemacht*, mit deren Hilfe er sich selbst befreien kann.

Man kann sagen, dass der Griff und die Berührung in der Feldenkrais Methode überhaupt eher in der Form einer Frage an die Empfindung des Behandelten, des Schülers, wirken sollen. In Worte übersetzt würde die Frage so klingen: „Schau, was Du mit Dir selbst machst. Wusstest Du davon? Willst Du wirklich das, was Du tust? Ist das wirklich Deine Absicht? Brauchst Du eigentlich, was Du tust, oder ist das nur eine unbeabsichtigte Haltung und

Reaktion, die nicht nur *Deinen* Absichten nicht nützt sondern sogar ihre Verwirklichung verhindert?"

Mit dieser Art fragender Berührung hilft man dem Behandelten (dem Lernenden), *sein eigenes sensorisches und wahrnehmungsgesteuertes* Urteil über das, was *für ihn* richtig und notwendig oder falsch ist, zu entwickeln. So wird ihm die Freiheit, ja, die Würde gewährt *selbst* zu entscheiden, ob das, was er mit sich tut, für ihn nützlich oder schädlich ist und, ob er es weiter behalten oder weglassen möchte. So ein Berühren wird vom lernenden Patienten als frei von jedem Zwang empfunden. Sie ermöglicht es ihm seine Aufmerksamkeit auf sich selbst zu richten, ohne dass diese von einem nach willkürlichen Maßstäben gefällten Urteil mit „gut" oder „schlecht", mit „richtig" oder „falsch" belastet wird.

Im Feldenkrais-Unterricht bildet *der Schüler selbst* den einzigen Maßstab, anhand dem er bezüglich dem, was er *mit sich selbst* tut oder *sich selbst* antut, und bezüglich dem, wie er wissentlich oder unwissentlich mit seinem Körper bzw. mit seiner ganzen Person umgeht, zwischen „gut" und „schlecht" zu unterscheiden und auszuwählen hat: Es ist *sein eigenes Befinden*. Dieses Befinden wurzelt, wie man weiß, im Soma wie in der Psyche und dank einer im Feldenkrais-Unterricht eingeleiteten Wahrnehmungsverfeinerung meldet es sich plötzlich deutlicher als zuvor zu Wort. Auf diese Art wird der berührten Person ihre Berechtigung auf ein bedingungsloses und bewertungsfreies Da-Sein bestätigt. Kinder drücken ihre Urteilskraft aus, indem sie während der Feldenkrais Sitzung lebhafter, heiterer, spielerischer und unternehmungslustiger werden.

Der Feldenkrais-Lehrer richtet sich nach dem Schüler, der in seiner Einmaligkeit einzig den Ablauf des neurophysiologischen Unterrichtes bestimmt. Darin ist die Feldenkrais Sitzung ein auf den Schüler individuell abgestimmter Unterricht, der keine pauschalen, im Voraus festgesetzten Handlungen im Dienste von willkürlichen, wenn auch wohlmeinenden, vom Lehrer gesteckten Zielen zulässt. In diesem Sinne kann man die Feldenkrais Sitzung als eine fördernde *Begleitung* in der Entwicklung eines Menschen verstehen.

Nur solche Bedingungen ermöglichen dem Lernenden die maximale Teilnahme am Verbesserungsprozess.

Das Wunder unseres Nervensystems besteht darin, dass es sich immer das Optimale aus den ihm angebotenen und zugänglich gemachten Alternativen aussucht und sich aneignet. Feldenkrais „schaffte die Bedingungen", in denen jemand lernen kann, wobei *das Lernen vom Lernenden vollbracht wird*. Oft sagte er seinen Schülern, als diese sich nach dem Unterricht freier und wohler fühlten: „Das hast Du gemacht. Das ist Deine Leistung und Dein Verdienst. Ich habe Dir nur den Weg gezeigt."

Lernen kann nur dann stattfinden, wenn es frei von äußeren Urteilen oder Bewertungen geschieht. Die bewertungsfreie Haltung gegenüber sich selbst und gegenüber anderen beim Lernen ist unabdingbar, sonst wird es kein Lernen sondern ein Heucheln um geliebt, geschätzt, gebraucht und „verbraucht" zu werden.[55]

Genauso wie eine optimal effektive, d. h. je nach Zweck, die kräftigste und schnellste oder die langsamste bzw. leichteste Muskelreaktion erst dann möglich wird, wenn der Muskel sich aus der maximalen Ruhe betätigt[56], sind unser Handeln und insbesondere unser Lernen dann am Effektivsten, wenn sie aus Ruhe entstehen. Für das Erlernen einer Funktion bedeutet diese Ruhe die reibungslose Zusammenarbeit aller Komponenten im organischen System

---

55 Diese gebündelte Motivation hat tiefe Wurzeln im Überlebensdrang jedes einzelnen Individuums, dessen Durchsetzungsmittel das gleiche ist, das den Gladiatoren die ausschließliche Existenzberechtigung gewährte – der Kampfsieg: Der Sieger, der Stärkere wird gefeiert und man schenkt ihm volle Aufmerksamkeit. Die Schwachen sind unerwünscht und werden als belastend empfunden, in krassen Fällen aussortiert und „entsorgt". Das ist eine unterschwellig weit verbreitete Haltung der „Gesunden" gegenüber den Behinderten, eine Gesinnung, die in der Euthanasie gipfelt.

56 Das heißt: ohne residuale Spannungen.

und sie ist Bedingung und Ergebnis zugleich einer optimalen Entwicklung. Sowohl als *Bedingung* einer harmonischen Zusammenarbeit aller Komponenten im organischen Komplex wie auch als *Ergebnis* dieser harmonischen Zusammenarbeit potenziert sie sich in dieser Wechselwirkung und mit ihr die durch Lernen in Gang gesetzte Entfaltung im Bereich der aufzubauenden Funktion. Weil nur sie es uns ermöglicht, die Aufmerksamkeit auf Feinheiten zu lenken, die zu einer höheren Stufe der Wahrnehmung und des Funktionierens gehören, ist sie die *conditio sine qua non*, die eine höhere funktionale Entwicklung im Nervensystem überhaupt ermöglicht. Diese *conditio sine qua non* wird von jeder manipulierenden oder Gewalt anwendenden, im Allgemeinen Konfrontation fördernden Handlung, zunichte gemacht.

Ob nun von Feldenkrais, T'ai Chi, dem Spielen eines Musikinstrumentes oder dem Gehen-Lernen eines spastischen Kindes die Rede ist, es gibt Gesetze des Lernens und der Entwicklung, die unumgänglich sind und deren Missachtung jeden Versuch einer Verbesserung des Funktionierens zum Scheitern verurteilt.

„Die Vorstellung geht dem Handeln voraus."

— *Moshé Feldenkrais*

Man hat vielleicht selbst erlebt, was geschieht, wenn wir Treppen hinaufsteigen oder herunterlaufen und die von uns erwartete Zahl der Stufen nicht mit der wirklichen Zahl der Stufen übereinstimmt. Der Muskeltonus wird der Vorstellung entsprechen, die wir uns von unserer Umgebung machen. Durch den Kontrast zwischen der auf uns einwirkenden Umgebung und unserer falschen Vorstellung von dieser Umgebung können wir den falschen, unangemessenen Gebrauch des Selbst sehr deutlich wahrnehmen, falls wir die Folgen überleben.

Die Reihenfolge von Wahrnehmen, Vorstellen, Handeln kann man nicht ändern!

„Wir handeln dem Bild nach, das wir uns von uns selbst machen." behauptet Feldenkrais am Anfang seines Buches *Bewusstheit durch Bewegung*. Wenn wir z. B. merken, dass wir auf unserem Wanderweg an eine Stelle kommen, die sehr schmal und von einem tiefen Abgrund begrenzt ist, werden wir versuchen einen anderen Weg zu nehmen, falls das Bergsteigen nicht gerade unsere Leidenschaft ist. Warum? Weil unsere Vorstellung von der Gefahr in den Abgrund zu fallen so viel an Bedeutung und somit an Einfluss über unser Handeln gewinnen kann, dass diese Gefahr zur Wirklichkeit werden kann. Die Vorstellung des Fallens kann das tatsächliche Fallen bewirken. Wir hätten hingegen keine Schwierigkeiten auf einem ähnlich schmalen Pfad in unserem Garten „fallfrei" zu gehen.

Gleichermaßen führt die Unfähigkeit sich etwas als machbar vorzustellen zu einem tatsächlichen Eingrenzen unserer Fähigkeiten auf diesem bestimmten Gebiet.

Warum andererseits – um ein uns allen vertrautes Beispiel zu nehmen –, verursachen kleine Kinder unbekümmert die schlimmsten Unfälle? Warum soll man bestimmte Entscheidungen, wie bspw. mit Stromkabeln oder in der Nähe eines eingeschalteten Ofens spielen, nicht den Kindern überlassen? Hier wissen wir offensichtlich, dass wenn ein Tun dem Wahrnehmen und der Vorstellung vorangeht, man unter Umständen mit seinem (oder auch anderer) Leben bezahlen kann. Die Mutter, die zu ihrem kleinen Kind hinrast, weil es dabei ist, das angeschaltete Bügeleisen vom Bügelbrett zu reißen, weiß besser als ihr Kind, welche Wirkungen ein unangemessener Umgang mit dem Bügeleisen haben kann. Falls sie es nicht rechtzeitig bemerkt hat, wird das Kind zu ihr erst nach einer eventuellen Verletzung hinlaufen.

Wir können diese Situation mit der Situation zwischen Moshé Feldenkrais und demjenigen, der von Moshé Feldenkrais Hilfe erwartet, vergleichen: „Ich habe nichts getan, aber es tut mir weh." (Zitat aus einer persönlich erlebten, von Feldenkrais geleiteten Lektion in Tel Aviv) Damit wollte Feldenkrais sagen: Ich weiß nicht, was ich getan habe, dass es mir jetzt weh tut und ich kann nichts daran ändern, solange ich nicht weiß, wodurch ich es ausgelöst habe. Mit anderen Worten, *erst* „wenn ich weiß, was ich tue, kann ich tun was ich will."

Es wird immer wieder behauptet, dass man im Lernen und im Leben durch eigenes Tun vorwärts kommt. Feldenkrais sagte nichts anderes, als er einen alten chinesischen Spruch zitierte: „Ich höre und vergesse, ich sehe und erinnere mich, aber ich tue um es zu verstehen."

Der Unterschied zwischen dem allgemeinen krankengymnastischen Tun und dem Tun in der Feldenkrais Methode liegt darin, dass beim ersten das Tun das Ziel, das Ergebnis und die Grenze, die „Endstation" unseres Könnens ist, während in der Feldenkrais Methode das Tun nur ein Mittel ist, um neue Erfahrungen in einem neuen, noch unerforschten Bereich zu machen. Das Ziel ist es den Bereich der Leichtigkeit und des Angenehmen[57] in unserem Tun zu erkunden. Dieser Bereich kann in seinem Umfang für jedes Individuum immer nur persönlich und individuell sein. Tun genügt nicht, um unser Können zu entfalten.

Man behauptet ferner, dass man alles selbst machen soll, als ob das nicht eine Selbstverständlichkeit wäre. Die Frage ist aber: „*Was* kann jemand selbst tun und *wie* kann er es tun?" Oft fordert man von den Menschen, das zu tun, was sie *gerade nicht* tun können.[58]

Wie Feldenkrais treffend sagte: Man wird dabei vielmehr die Willenskraft – wenn überhaupt – als das Können entwickeln. Anstatt dem Kind Wege und Vielfalt des Wahrnehmens zu eröffnen und somit die Bedingungen zu erschaffen, welche die Bereitschaft in seinem Nervensystem fördern, *mit Leichtigkeit* das zu tun, was es jetzt *noch nicht tun kann*, zwingt man das Kind, das zu tun, was der Therapeut sich wünscht, dass es das Kind tun

---

[57] Das heißt, ein Bereich, in dem die Reize vom Nervensystem ANGENOMMEN werden.

könnte. In diesem Fall ist das Was wichtiger als das Wie. Die Anstrengungen, die keinen Lernprozess fördern, und die Qualen des behinderten Kindes werden dann als „Leistung" und „positive Anstrengung" gelobt. Damit wird das Kind motiviert sich weiter anzustrengen, die Eltern und ihre Ängste werden beruhigt, weil man *sichtlich* etwas „tut".

Ein Kind, das unfähig ist wie die anderen normal entwickelten Kinder spontan auf die Reize seiner Umgebung zu reagieren, wird in manchen Therapien solch groben, rücksichtslos ausgeführten und depersonalisierenden Reizen ausgesetzt, wie sie auch von keinem gesunden Kind oder Erwachsenen mit etwas Selbstwürde ausgehalten werden könnten. Oft nennt man einen solchen Umgang mit behinderten Kindern als „nicht immer in Watte einwickeln". Wer die Schreie und das Weinen eines Kindes während der physiotherapeutischen Behandlung nicht als bedeutungsvolles Signal wahrnimmt und nicht alles, was in seinen Kräften wissens- und gewissensmäßig steht, einsetzt, um die Ursache dieses Weinens zu erkennen und zu beseitigen, behandelt die-

---

58 Ich zitiere hier zur Veranschaulichung Erkenntnisse aus der Koma-Forschung, die, wie manche neue Erkenntnis, späte Bestätigungen eines der von Feldenkrais vor mehr als fünf Jahrzehnten postulierten Grundsätze seiner Methode sind. Der Komazustand bot sich offensichtlich als geeignetes Gebiet par excellence für solche Erkenntnisse an, weil hier das Nervensystem mit letzter Genauigkeit und Schärfe zwischen ihm gemäßen und ihn verletzenden Handlungen unterscheidet:
„Die Beobachtungen auf der Intensivstation zeigten vor allem eines deutlich: Es scheint ein Zusammenhang zu bestehen zwischen dem festgestellten Mangel an persönlich als sinnvoll erlebten Kontakten und den negativen Erlebnissen, von denen genesene Patienten später berichten konnten. Wenn ein Patient versucht, sich totzustellen, so tut er dies, um ein Persönlichkeitsgefühl, seine Würde, seine Menschlichkeit zu bewahren. Etwas anders ging eine rund dreißigjährige Patientin mit ihren Erfahrungen um: Sie versuchte, sich den Gegebenheiten der Intensivstation bestmöglich anzupassen. Was dies für sie bedeutete, reflektierte sie in dem einzigen Wunsch, den sie nach dem Aufwachen aus dem Koma äußerte: »Nicht mehr so viel leisten müssen!« ... Wenn die Umwelt in meinem Behandlungszimmer übermächtig ist, wenn ich selbst nicht angemessen reagieren kann, ziehe ich mich zurück – das einzige, was mir bleibt! Damit muss aber der schwerverletzte Patient eine zusätzliche »Rückzugsleistung« erbringen, die seine Identität noch mehr eingrenzt und seinen Heilungsprozeß noch schwieriger gestalten kann."
Heilen mit Musik, Hinrich van Deest, dtv 35117, S. 44 u. 45

ses Kind und somit auch sein Leiden missachtend – eine Haltung, die sehr wenig mit heilenden Maßnahmen zu tun hat.

Wenn man sich fragt, welche Art von Vorstellungen, die ihm später im aktiven Tun und Handeln nützlich werden können, ein Kind bei Gewalt einsetzenden Therapien wie Vojta, Glenn Doman, Petö und dergleichen entwickeln kann, wird einem klar, wie unverzeihlich weit entfernt von jedem Lernprozess solche Maßnahmen sind.

Kein Wissen – falls es auch wirkliches Wissen ist! – und keine Wissenschaft in dieser Welt kann die bei einer Therapie verursachte Angst und die von der Gewaltausübung erzeugte seelische und physische Erniedrigung eines Kindes bei und aufgrund einer Therapie rechtfertigen. Andersherum gesagt, würden Therapien, die unter Zwangs- und Angstzuständen erlebt werden, aus allen „überholten" und „noch nicht überholten"[59] Gesichtspunkten analysiert, würde man die ganze Aberration ihrer Argumente und das Martyrium der Patienten entdecken, die sich derartigen Therapien unterziehen.

Dass die Leistung in direkter Beziehung zur Leichtigkeit und in umgekehrter Beziehung zur Anstrengung steht, ist ein Gesetz, dessen Gültigkeit auf manchen Gebieten der Erziehung und des Therapierens oft weit davon entfernt ist verstanden und angewendet zu werden. Während in den verschiedenen Bereichen der Mechanik alles versucht wird, um die Widerstände (den Reibungseffekt) so gering wie möglich zu halten, damit neue Leistungsrekorde ermöglicht werden, ist man in der Erziehung und in verschiedenen physiotherapeutischen Verfahren immer noch davon überzeugt, dass man nur durch mehr Anstrengung mehr Leistung hervorbringen kann. Es ist, was die organische Entwicklung im Allgemeinen, die Behandlung neurophysiologischer Störungen im Besonderen anbelangt, eine sehr kurzsichtige Einstellung, die in eine Sackgasse führt: Bestimmte Behinderungen werden als unheilbar eingestuft,

---

59 Siehe Kommentar auf Seite 193

aber auch „alltägliches" neurophysiologisches Lernen, wie zum Beispiel ein Musikinstrument spielen, Sport treiben oder sich auch nur leicht, vielfältig und ästhetisch bewegen, so wie unser Körper und unser Nervensystem es uns ermöglichen, erfährt die merkwürdigsten Verzerrungen, Fixierungen und Verhinderungen, Begabungen und die Lust am Lernen werden dabei oft im Keim erstickt.

Die Anstrengung ist in der Tat dem Können und der Entwicklung nicht nur auf der praktischen Ebene, sondern auch *per definitionem* nicht gemäß: Wir sagen, dass man nur dann etwas machen kann, eine Fertigkeit beherrscht, wenn diese bestimmte Fertigkeit mit Leichtigkeit ausgeführt, ausgeübt werden kann. Was wir lernen, egal in welchem Bereich, ist *die Leichtigkeit im Umgang mit den Dingen und mit sich selbst*. In diesem Sinne betrachtet, ist die Entwicklung der Menschheit im Allgemeinen von Fortschritten geprägt, die, jeder für sich, ein Sieg von „leichter" über „schwierig" und „unmöglich" ist. Das Schwierige zum Leichten zu machen, ist unverkennbar die Motivation jeder menschlichen Unternehmung, die auf einen Fortschritt hinzielt – ob es sich um die Haushaltsarbeit, für die man immer mehr perfektionierte Hilfsmittel entwickelt, oder zum Mars fliegen handelt, ob es darum geht, sich als Tänzer oder auf einem Musikinstrument noch weniger durch technische Schwierigkeiten *behindert* und damit emotional noch freier, noch authentischer auszudrücken, oder um neue sportliche Rekorde zu erreichen, ob man das Funktionieren des menschlichen Gehirns oder des Kosmos verstehen will. In jedem Bereich menschlicher Tätigkeit ist man einen Schritt weiter, wenn man nur die Wege entdeckt hat das Schwierige in „leicht" oder „leichter" umzuwandeln.

Hier liegt auch der Sinn des oft zitierten Feldenkrais' Satzes: „Das Unmögliche wird möglich, dann leicht, angenehm und schließlich ästhetisch befriedigend". Das Gefühl „Unmöglich-Sein" wird von einer Anstrengung nur verstärkt. Vor allem, wenn es um die funktionalen Zusammenhänge im neurophysiologischen Bereich geht, ist der einzig geeignete Weg eine Rehabilitation zu ermöglichen das Auffinden der Leichtigkeit: was schwer, unangenehm und anstrengend ist, wird nie spontan und freiwillig gebraucht – im Gegenteil, es wird verständlicherweise so gut wie möglich vermieden.

Wenn man manche herrschenden Umgangspraktiken mit kranken Menschen und mit ihrer Behinderung auf einen Bereich wie den des Computers oder der Mechanik im modernen Maschinenbau übertragen würde, würden wir auf das Entwicklungsstadium von vor 600 Jahren oder noch früher zurückkehren. Nichts würde mehr funktionieren – genauso wie in bestimmten Fällen von Behinderung, die als unheilbar erklärt werden.[60] Wenn durch Glücksumstände eine Heilung doch stattfindet, glaubt man an Wunder, an übermenschliche Kräfte oder an sonst noch was – genauso wie es oft bei den sogenannten primitiven Völkern mit Dingen geschieht, die für uns eine Selbstverständlichkeit für sie aber noch unerklärlich sind.

In jedem Lebewesen existiert ein Instinkt, der im Zusammenhang mit dem Selbsterhaltungstrieb aus der unmittelbaren Umgebung die günstigsten Bedingungen für die eigene Existenz zu schaffen versucht – aus triftigem Grund. In den gleichen Zusammenhang, hier den Erhaltungstrieb der Spezies betreffend, ist der bei allen Tierarten, den Menschen inbegriffen, entwickelte Nestbauer- bzw. *Nestborger*-Trieb einzureihen, dessen Funktion es ist, dem schwächsten Glied der Kette Überlebens- und Entwicklungschancen zu gewähren, die es in einer ungeschützten, rauen, „Leistung" erfordernden Umgebung nicht hätte. Die von der Entwicklung und vom Lernen gestellten Forderungen wachsen stufenweise, wobei jede neue Stufe von der davor kommenden im Rahmen einer streng eingehaltenen Verhältnismäßigkeit *ausreichend* vorbereitet wurde. Der ganze Anpassungsprozess im Tierreich und im

---

60 Das gilt auch für unseren Umgang mit uns selbst im spezifischen neurophysiologischen Lernen, wie die vielen Fälle berufsbedingter Krankheit von ausübenden Musikern mit zum Beispiel Sehnenscheiden- oder Nervenentzündungen es dokumentieren.

Reich der Pflanzen besteht darin, sich so weit auf die vorgegebenen, stets dynamischen Bedingungen der Umwelt, wie der eigenen *Conditio*, einzustellen, dass die eigene Existenz optimal und dadurch so bequem – im Sinne von reibungslos –, das heißt auch so entfaltungsfähig wie möglich geführt werden kann. Ein anderer Weg ist, was die optimale Entwicklung und Entfaltung betrifft, ein scheiternder Weg.

Das Hauptziel in einem Lernprozess, die Erhöhung der Leichtigkeit in unserem Funktionieren, entspricht somit einem Urgesetz des Lebens und der Lebensentfaltung – und nicht zuletzt der Physik: je weiter der Winkel zwischen 2 Vektoren, das heißt, je weniger sie in die gleiche Richtung und je mehr sie gegen- oder auseinander laufen, desto größer der Energieverlust.

> „Die ideale bewusste Handlung entspricht einer einzigen und klar erkannten Motivierung: Die bewusste Handlung ist monomotiviert, und die Kunst des Handelns besteht darin, dass man erlernt, alle parasitären Elemente zu hemmen und auszuschalten, die aus Gewohnheit, Konditionierung und stereotyp gewordener Bewegung dazu neigen, *sich selbst in Handlung umzusetzen*."
>
> — *Moshé Feldenkrais* [61]

Für die meisten Menschen gilt indessen bis heute noch das Prinzip „wenn es nicht anstrengend, d. h. Unangenehm ist, ist es wertlos". Dieses Prinzip spielt leider auch in der Therapie behinderter Menschen eine große Rolle: das Dehnen von Sehnen um Gelenke mit Kraftaufwand zu öffnen ist nur ein Beispiel aus so vielen anderen, dass ein ganzes Buch nötig wäre um sie alle zu erwähnen. Der Mensch ist zum Glück – obwohl dieses Glück gleichzeitig viel Missbrauch zulässt – eine derart geniale und vielseitige Schöpfung, dass er es, trotz eines zu oft kämpferischen und kriegerischen Umgangs mit (eigentlich *gegen*)

---

[61] *Das starke Selbst*, S. 49

sich selbst geschafft hat, zu funktionieren und sich zu entwickeln. Dass er dabei nur einen verschwindend kleinen Teil seiner Fähigkeiten entwickelt, ist der Preis, den er dafür zahlen muss – und eine ebenso unumstrittene Tatsache.

In Bereichen, wo mit dieser bejahenden Einstellung zur Anstrengung *nichts mehr* erreicht wird, ist der Mensch gezwungen, sich den Gesetzen der Natur, das heißt, auch den Gesetzen seines eigenen Nervensystems, anzupassen, um die erwünschten Ergebnisse erreichen zu können. Es sind die Bereiche, in denen die *Flexibilität*, deren letzte Grenze spätestens vom Schmerz angekündigt wird und, die den Lebewesen in Verbindung mit ihrer Anpassungsfähigkeit dank des Erhaltungstriebs eigen ist, auf Grund einer wie auch immer gearteten Behinderung nicht mehr vorhanden ist.

Man könnte sich fragen, um hier wieder eine Parallele zu ziehen, warum die gleichen universal gültigen Gesetze, die bei einem Auto respektiert werden, in der Rehabilitation behinderter Menschen oft nicht die geringste Achtung erfahren? Oder umgekehrt, warum fährt man nicht im ersten oder im zweiten Gang auf der Autobahn mit 160 km/Std. um ein Auto zu „trainieren"?

Pädagogisch-therapeutisch betrachtet erfüllt jede Berührung in der Feldenkrais-Sitzung eine bestimmte funktionale Aufgabe. Was dies bedeutet möchte ich im folgenden Beispiel deutlich machen:

Man will eine Funktion wie das Stehen verbessern. Hierzu will man die Muskelaktivität, die das Stehen hervorruft, ausschließlich auf diejenigen Muskelkontraktionen reduzieren, die diese Funktion tatsächlich erfordert. Gleichzeitig will man jede dem Stehen nicht dienende, „stereotyp gewordene" und „sich selbst in Handlung umsetzende" Muskelaktivität eliminieren.

Dazu erzeugt man die Bedingungen, in denen das Nervensystem zwischen unerlässlichen und überflüssigen Muskelaktivitäten unterscheiden lernt. Solche Bedingungen sind am Besten in einem Kontext gewährleistet, in dem die zu „bereinigende" Funktion – in unserem Beispiel, das Stehen – *nicht* ausgeübt werden muss. In unserem Fall ist dieser Kontext das Liegen.

Ein Feldenkrais-spezifisches Berühren der Fußsohlen ruft bei einer liegenden, in ihrer Körperbewusstheit nicht außerordentlich entwickelten Person die ihr vertraute, im Liegen indessen vollkommen überflüssige Stehreaktion[62] (the Right-Reflex) hervor. Dass dies geschieht, ist ein Zeichen dafür, dass das Nervensystem nicht angemessen auf den Reiz (die Berührung der Fußsohlen) reagiert. Das bedeutet, dass es nicht unterscheidend, sondern „im Block" antwortet, was zu parasitären, die Ausübung der jeweiligen Bewegung oder Haltung störenden Muskelkontraktionen führt. Im Liegen sind unbeabsichtigte, pauschal erfolgende Kontraktionen der Streckmuskulatur parasitär. Eine Person, die auf die Berührung der Fußsohlen im Liegen mit Streckmuskelaktivität reagiert, wird im Stehen – nicht minder unnötig – Bauch-, Schulter- und Nackenmuskulatur anspannen. Weil man indessen der Schwerkraft nicht tatsächlich in senkrechter Haltung entgegenwirkt, ist die parasitäre Reaktion im Liegen nur von kurzer Dauer und darüber hinaus nicht so starr und allmächtig wie im Stehen.

---

62 Die automatische Anspannung aller Streckmuskeln, das heißt der Muskeln, die im Stehen das Skelett im Schwerkraftfeld so führen, dass es während einer Haltung oder einer Bewegung nicht zusammenklappt. Dieser Steh-Reflex und die mit ihm verbundene Anspannung der Streckmuskulatur, wird von der Nackenmuskulatur reguliert. Jeder von uns erlebt, wie sich der Körper automatisch aufrichtet, wenn man im Sitzen einschläft und der Kopf allmählich nach vorne sinkt... Noch bevor sich der ganze Körper durch das Gewicht des Kopfes zusammenrollt, wird man wach und bringt den Kopf wieder in die Senkrechte. Ein ähnliches Phänomen erlebt man, wenn man auf etwas Glattem oder Kugelartigem plötzlich rutscht. Durch die Hebung der Arme in die Luft, was nichts anderes ist, als eine rasche und überhöhte Anspannung der Muskulatur im Nacken- und Schulterbereich, versucht der Körper seine senkrechte Haltung zu „retten". Im Idealfall, ist die für ein Stehen notwendige Anspannung der Nackenmuskulatur minimal, so dass sich der Kopf schnell in jede beliebige Richtung, aus der Reize an die Sinnesorgane gelangen, bewegen kann, ohne dass seine Reaktionsbereitschaft von einer Umstellung beeinträchtigt wird.

Auf diese Art und Weise werden zwei funktionale Störungen – der unnötig eintretende Stehreflex im Liegen bei Berührung der Fußsohlen und die parasitären Muskelverspannungen im Stehen – nicht durch eine direkte, kämpferische, frontale Auseinandersetzung mit der spezifischen Unfähigkeit beseitigt, sondern, als erster Schritt, durch die Erschaffung spezifischer Bedingungen, in denen sich diese funktionalen Störungen *in ihrer leichtesten Form, also mit den wenigsten negativen Konsequenzen manifestieren.*

Nachdem man die Anspannungen, die durch „Provozieren" der Stehreaktion in der Nacken- und Bauchmuskulatur durch eine gerichtete Berührung der Fußsohlen verursacht wurden, mit Hilfe von Techniken gelöst hat, über die ich an dieser Stelle nicht ins Detail gehen kann[63], ruft man durch eine erneute Berührung der Fußsohlen die Stehreaktion und damit auch die entsprechende Anspannung der Streckmuskulatur erneut hervor. Dieses abwechselnde Provozieren der Stehreaktion *im Liegen*, gefolgt von Beruhigung der im Liegen *nicht erforderlichen* Muskelkontraktionen, wird mehrere Male wiederholt – den jeweiligen Erfordernissen entsprechend.

Dabei geschieht Folgendes: Während des Provozierens erweckt die Berührung der Fußsohlen, wie geschildert, die im Liegen nicht erforderliche Anspannung der Nacken-, Rücken- und allgemein der Streckmuskulatur. Anstatt den Behandelten nun mit Reizen zu überhäufen, die ihn drängen locker zu lassen, wird man in der Beruhigungsphase des Verfahrens (siehe oben) sein Nervensystem durch an spezifischen Stellen wie Nacken, Bauch etc. angewendete spezifische Berührungen dahin führen, *zu erkennen,* dass es überflüssig ist Stehreaktionen zu produzieren, wenn man doch nur liegt. Das aktivierte Stehverhaltensmuster selbst – die Anspannung der Streckmuskulatur – kann dabei im Liegen leichter mit dem Mikroskop einer bewusst gewordenen Empfindung untersucht und parasitäre Komponenten darin eliminiert werden, weil es *nicht zum tatsächlichen Einsatz kommt.* Dieser fehlende tat-

---

[63] Siehe das Kapitel „Die Stütztechnik" auf Seite 173

sächliche Einsatz des aktivierten Stehverhaltensmusters erleichtert erheblich sowohl den kritischen (im Sinne von Kritik ermöglichenden) Abstand wie auch eine auf der Empfindungsebene prüfende Einstellung gegenüber der *Qualität* der gerade ausgeübten Funktion.

Das Stehverhaltensmuster entsteht *im Liegen*, wenn es durch die Berührung der Fußsohlen provoziert wird. Es entsteht nicht aus der Notwendigkeit heraus, sondern aus einem Missverständnis, durch eine *falsch verstandene* „Nachricht", denn die Berührung der Fußsohlen ist für ein angemessen differenzierendes Nervensystem keineswegs eine automatische Aufforderung zum Stehen. Nach der Beruhigung der parasitären Reaktionen wird das Nervensystem bei einem zweiten Berühren der Fußsohlen weniger *automatisch* reagieren. Es wird die Reize an den Fußsohlen weniger als unmittelbare „Stehpflicht" verstehen. Es hat angefangen, differenzieren zu lernen, d. h., nicht mehr *pauschal*, sondern den Erfordernissen entsprechend zu reagieren.

Nach mehreren Wiederholungen der Reize an den Fußsohlen, gefolgt von der gezielten Beruhigung parasitärer Reaktionen in den anderen Körperregionen, wird die Antwort des Nervensystems auf die verschiedenartigen Berührungen der Fußsohlen den tatsächlichen Gegebenheiten entsprechen. Im Liegen werden jetzt die Streckmuskeln trotz der Berührung der Fußsohlen entspannt bleiben. Das Nervensystem hat mit anderen Worten gelernt, *im Liegen* alle mit Stehen verbundenen Reaktionen *zu hemmen* und zwar sowohl diejenigen, die für ein tatsächliches Stehen unerlässlich, im Liegen aber überflüssig sind, wie diejenigen, die individuell-bedingt auch *im Stehen* irrtümlich produziert werden. Der Tonus der Nacken- und Bauchmuskulatur passt sich jetzt der realen Lage des Körpers, d. h. *dem Liegezustand*, an. Jetzt hat man gelernt im *funktionalen Kontext* „Liegen" adäquat zu reagieren.

Der Lernprozess entsteht *nicht* dadurch, *dass der Behandelte etwas aus sich heraus unternimmt, etwas tut*, sondern indem er lernt auf einen bestimmten Reiz *adäquat* zu reagieren. Er lernt dabei, in erster Linie *nicht zu viel* zu tun.

Je ernsthafter der Zustand des Behandelten ist, umso weniger anfordernd für sein Nervensystem soll der gegebene Reiz sein.[64] Wenn ein Reiz das Nervensystem überfordert, dann gerät dieses in eine chaotische Reaktion. Feldenkrais behauptete, man sollte einem Menschen nicht mehr als 2 % von seinem Können, von seiner Aufnahmekapazität, beizubringen versuchen, weil dann das Nervensystem abschaltet, d. h. *nicht mehr lernt*. Wenn man unter 2 % des eigenen Könnens zu bearbeiten hat, wird man die neuen Informationen aufnehmen und das Repertoire des Könnens erweitern, so dass beim nächsten Mal die 2% etwas mehr bedeuten werden als beim vorherigen Versuch. In dieser Art und Weise kann man verlorene oder unterentwickelte Funktionen wiederherstellen bzw. aufbauen, d. h., *lernen*. Hat man sich eine bestimmte Funktion ohne Anstrengung und somit *ohne das Nervensystem in chaotische Reaktionen zu stürzen* angeeignet, so hat diese Funktion so gut wie keine „Feinde" mehr im Inneren des Systems, von dem sie produziert wird – keine nicht-dazu-gehörige, störende Komponenten, die ihre Aktivierung parasitär begleiten und ihren Einsatz somit beeinträchtigen bis verhindern würden. Ihre Erwerbung erfolgt mit anderen Worten akkurat. Das hat zur Folge, dass man das Gelernte ebenfalls akkurat, das heißt mit selbstverständlicher Spontaneität, Leichtigkeit und Eleganz anwenden können wird, worin auch der einzige Sinn der Funktionalen Integration besteht.

In einer guten Feldenkrais Sitzung kommt es vor, dass der Schüler *erst nachdem* er seine Stellung gewechselt hat – von der Seitenlage zur Rückenlage oder vom Liegen zum Sitzen oder zum Stehen – die in der Sitzung erreichte Wirkung in der vollständigen Fülle und Vielfalt wahrnimmt. Was das Nervensystem in einem Zusammenhang erlebt und gelernt hat, überträgt es auch auf andere Zusammenhänge[65].

Um auf unser Beispiel zurückzukommen: Die im Liegen erfolgte Befreiung der Nackenmuskulatur *im funktionalen Kontext des Stehens* – erzeugt durch

---

64 Aufgrund der Länge finden Sie diese Fußnote auf Seite 149

die spezifische Berührung der Fußsohlen – wird beim Stehen und Laufen übernommen und in die tatsächliche Ausführung dieser Funktionen integriert. Nachdem man im Liegen gelernt hat, auf das Reizen der Fußsohlen nicht mehr unwillkürlich den Nacken und den Bauch anzuspannen, wird man beim Stehen und Laufen eine unerwartete Leichtigkeit der Ausführung empfinden. Warum? Weil das Nervensystem eine qualitativ höhere Stufe im Funktionieren kennengelernt hat, eine effektivere und ökonomischere, die seinem naturgegebenen Streben zur Optimierung entgegenkommt, die es auf allen Gebieten seiner Tätigkeit zu übernehmen versuchen wird.

Es ist hier vielleicht angemessen, auf das, was wir auch anderswo im Buch erwähnt haben, noch einmal aufmerksam zu machen: Die Einzelsitzung in der Feldenkrais Methode ist kein passives Erleiden manipulativer Griffe. Das „Loslassen" „falsch" angespannter Muskeln ist eine *aktive Reaktion* des Schülers auf die in der Sitzung *erzeugten Bedingungen* für ein solches „Loslassen". Er hat (in unserem Beispiel im Liegen) *das differenzierte Reagieren* kennengelernt und wird nun zu den Reizen, die der Boden den Füßen gibt, ebenfalls differenzierter, d. h. mit weniger parasitären, nicht-dazu-gehörigen Reaktionen, reagieren. Das Nervensystem ist befähigt, jetzt besser zwischen den für die Stehfunktion *unerlässlichen* und den für diese Funktion *überflüssigen* Reaktionen zu unterscheiden, weil es im Liegen die Möglichkeit gehabt hat, seine Reaktionen, *unbelastet von jedweder Ausführungs-Pflicht*, in einem *nur simulierten Stehen*, zu erleben und so diese Reaktionen *bewusster und differenzierter* als im tatsächlichen, von Automatismen belasteten Stehen wahrzu-

---

65 „Der Mensch handelt als ein Ganzes; auch dann, wenn diese Ganzheit nicht vollkommen ist. Daher die Möglichkeit, die Bewusstheit für die Kontrolle auch der schwierigen Teile zu entwickeln. Änderungen in den Teilen, die leicht zu kontrollieren sind, wirken auch auf das übrige System, also auch auf die Teile, über die wir keine direkte Kontrolle haben. Auch indirekte Beeinflussung ist eine Art Kontrolle oder Herrschaft. Unsere Arbeit hier ist eine Methode des Trainings oder Lernens, die *darin besteht* [Ergänzung des Autors], Einflüsse, die vorderhand indirekt sind, in klares Wissen umzuwandeln."
Moshé Feldenkrais, *Bewusstheit durch Bewegung*, S. 79

nehmen. Die Berührung an den Fußsohlen erfüllt nur die Aufgabe des *Bewusstmachens*, des empfindungsmäßigen Bewusstmachens dessen, was der Lernende *mit sich selbst* tut. Das „Loslassen" ist *das Ergebnis eines aktiven Lernprozesses*, der von einem „Aha-Effekt" begleitet ist. Der Lernende bekommt das Gefühl, dass eine Fesselung oder ein gegen ihn arbeitender Widerstand abgeschafft wurde: er kann jetzt flacher liegen (falls er liegt) oder sich im Raum leichter aufrichten und bewegen. Das Gefühl, wirkungsvoll und „auf der Stelle" befreit zu werden, hat etwas Witziges in sich, das ihm den Aha-Effekt verleiht. Dem Schüler entlockt es fast immer ein Lächeln – ein Zeichen des Erkennens, dass ihm eine entgangene Möglichkeit bewusst, deutlich und zugänglich wird.[66] Es ist bemerkenswert, dass derartige „Selbsterkenntnisse" nur mit geistigen Haltungen in Verbindung vorkommen, in denen die Seele bereit ist zu lächeln oder zu lachen. Eine solche seelische Haltung deutet auch auf eine bestimmte Selbstironie hin, auf unsere Bereitschaft sogar Fehlschläge spielerisch und gelassen in Kauf zu nehmen – eine geistige Fähigkeit, die den Menschen menschlicher macht.

Bei Kindern und Kleinkindern wird sich diese Art von Befreiung durch sich austoben und munter bis spielerisch frech werden ausdrücken. Viele Kleinkinder werden dabei oft anfangen von sich aus Laute wie Aaaa oder Eeee, Iiiii in beliebigen Kombinationen bspw. in Form einer Melodie zu singen, so wie es oft bei Kindern, die sich in einem Spiel selbst unterhalten, zu erleben ist.

---

[66] Ich möchte hier auch die Anmerkung 78 aus dem Buch *Denken, Lernen, Vergessen* von Frederic Vester erwähnen: „Das Amerikanische Journal of the Chemical Society zeigt auf dem Deckblatt seines Aprilheftes (1973) den ernst gemeinten Hinweis auf eine neue Lerntechnik: Science comics, ref. New Scientist 58, 39 (1973), B.N. Volgin hat in der russischen Zeitschrift Chemie und Leben (Chimia i jisn) 3, 3 (1973), die Einführung von Komik, Erstaunen, Freude durch Zeichnungen u. Musik in die Vorlesungen als Lernhilfe empfohlen, ref. In New Scientist 59, 210 (1973), R. E. Smith untersuchte den positiven Effekt humorvoller Versionen eines Lerninhalts auf die Examensresultate im Journal of Personality and Social Psychology 19, 243 (1972), und die Nachrichten aus Chemie und Technik 20, 146 (1972), berichten über die didaktische Umsetzung der komplizierten Regeln der chemischen Analyse als Kartenspiel.

Feldenkrais hat sehr oft gesagt, dass für Lernen eine seelische Haltung notwendig sei, in der das Gesicht jeden Moment die Bereitschaft zeigt, zu lächeln.

Die Freude ist in der Tat die Voraussetzung für Lebendigkeit und für die Entwicklung in jeder Richtung. Die Freude ist vom Gefühl der Leichtigkeit und des Genusses bedingt und bestimmt. Kranke und verletzte Tiere spielen nicht – verängstigte und seelisch gequälte ebenso wenig.

Um die Richtigkeit dieser Behauptung Feldenkrais', mit ihren Konsequenzen für das Lernen und für die Entwicklung, aus biologischem und neurologischem Blickwinkel ausführlich zu untersuchen und zu dokumentieren, wird vielleicht ein ganzes weiteres Buch nötig sein. Man kann hier nur anmerken, dass Lachen und Selbstironie inkompatibel mit Anstrengung sind.

Ich habe bereits die Tatsache erwähnt, dass der Mensch, als selbstregierendes, in Feldenkrais' Sprache „selbstorganisiertes" System, grundsätzlich alle Faktoren, seien sie biologischer, psychologischer, soziologischer, politischer oder anderweitiger Natur, die sein reibungsloses Funktionieren als Individuum in einer bestimmten Umgebung verhindern, zu beseitigen oder, wenn es nicht mehr in seiner Kraft steht, diese Faktoren zu beseitigen, sich mindestens dagegen zu wehren versuchen wird. Ähnlich dem Selbsterhaltungstrieb ist dies eine allen Organismen gemeinsame Eigenschaft: eine Art Homöostasis, die sich nicht nur auf der vegetativen, sondern auch auf der psychischen Ebene manifestiert. Die Bedeutung dieser Tatsache möchte ich mit einem Beispiel aus der Feldenkrais Praxis erläutern:

In seinem Gruppenunterricht kam es sehr oft vor, dass Moshé Feldenkrais nachdem er eine neue Bewegung und ihren Ablauf erklärt hatte, sagte: „Machen Sie diese Bewegung ohne besondere Gedanken darüber, ob sie richtig, ob sie schön sei oder nicht. Machen Sie diese Bewegung ohne jede Absicht, sie schön oder richtig zu machen. *Ihr Körper ist klüger als Sie selbst.*" Mit seinem Argument, dass unser Körper klüger sei als wir selbst, meinte Feldenkrais gerade die Fähigkeit des Organismus, sich selbst zu organisieren, bzw. den Heilprozess einzuleiten, wenn man ihm die dafür notwendigen Bedingungen – in unserem Fall, die von Feldenkrais angeleitete Bewegung – schafft. Mit anderen Worten, um einen Entwicklungsprozess in Gang zu bringen, braucht man *die schon im Organismus lebenserhaltend und entwicklungsfördernd vorhandenen Kräfte und Fähigkeiten wahrzunehmen* und darüber hinaus auch das Wissen, wie man ihnen die Bahn frei macht, welche durch jeden willkürlichen Zwang nur zugeschnürt wird. Zu diesem Zweck gilt in der Feldenkrais Methode das „Mitbekommen" des eigenen Tuns, der Wirkung dieses Tuns auf einen selbst, als das Wichtigste an der ganzen Arbeit. Das Tun wird nicht als Zweck und Grenze unserer Tätigkeit benutzt, sondern als Mittel zum bewussten Wahrnehmen des eigenen Verhaltens im von der jeweiligen Bewegung hervorgerufenen Kontext: Während der Ausführung einer Bewegung wird die Aufmerksamkeit des Ausführenden in erster Linie auf Aspekte gelenkt, die im ersten Moment für die tatsächliche Ausführung der Bewegung als bedeutungslos erscheinen. Zum Beispiel beim wiederholten nach vorne Senken und (zur Senkrechte) Zurückheben des Kopfes wird man seine Aufmerksamkeit nicht der Größe der Bewegung widmen, d. h. dem „wie weit man nach unten mit dem Kopf kommen kann", sondern dem Abstand zwischen einem Ohr und dem Auge auf der gleichen Seite des Kopfes, zwischen einem Auge und dem Knie auf der gleichen Seite, zwischen einem Ohr und seiner entsprechenden Schulter oder dem Ellenbogen u. s. w. So wird die kämpferische Zielstrebigkeit bei der Ausführung einer Bewegung durch erhöhte Wahrnehmungsqualität der ausgeführten Bewegung ersetzt. Man wird, als Folge, die Ausführungsqualität der Bewegung erhöhen und die Freiheit in ihrer Ausführung erweitern. Das ist es auch, was Feldenkrais meint, wenn er sagt: „um Bewegung zu verstehen, braucht es Gefühl, nicht Anstrengung".

Man kann auch sagen, dass Feldenkrais den „Fingerabdruck"-Charakter der Bewegung als eines der direktesten Mittel zur Selbsterkennung benutzt. Folgerichtig sind es nicht Bewegungsbefehle, die, koste es was es wolle, erfüllt werden, sondern es wird durch die Sprache der Bewegung und Berührung die Vielfalt der Alternativen erschlossen, über die wir von Natur aus verfügen. Das Nervensystem erkennt und übernimmt während dieser Erkundung diejenigen Optionen, die seinen Funktionsgesetzen entsprechen und verwirft die oft jahrelang schädigend und zwanghaft – weil unbewusst – benutzten. Die „Ziellosigkeit", die Feldenkrais in Bezug auf das Lernen oft erwähnte, ist gerade diese Freiheit von jeder zwanghaften und willkürlichen Vorstellung von dem, *wie unser Tun zu sein hat oder aussehen soll*. Solch eine Zwangsvorstellung gleicht eher einer fixen Idee, die oft unser Handeln bestimmt und uns Grenzen mit negativen bis verheerenden Wirkungen für ein ganzes Leben setzt. Mit Zwangsvorstellung meine ich in diesem Fall die gängige Bewertung dessen, was gut und was schlecht ist: größer, schneller, anstrengender etc. sei besser als langsamer, kleiner und mühelos.

Bei einer Bewegung zum Beispiel, bei der man die Stirn und ein Knie einander annähern und wieder voneinander entfernen soll, wird der unerfahrene Schüler denken, dass er unbedingt schon beim ersten Mal, ohne jede Rücksicht auf die Qualität seines Empfindens während der Ausführung, die Stirn mit dem Knie berühren muss, als ob das der heiligste Zweck der Übung wäre. Unbeirrt treten Zwänge der Erziehung schon bei einer so einfachen Bewegung in Erscheinung, als ob wir *gerade und sofort das Können dessen beweisen müssten, wozu wir nicht fähig sind*: die Stirn mit dem Knie zu berühren, um jeden Preis! Wir wissen, dass wir es nicht können, und *gerade deswegen* sind wir bereit das Wohl unseres Körpers, unser eigenes Wohl zu opfern, um „gut" oder sogar „besser als die anderen" und als wir selbst zu sein: ein Lernprozess verwandelt sich wegen einer gewohnheitsmäßigen, zwanghaften Auslegung seiner Elemente in ein Wetten und in einen Kampf mit uns selbst und all das nur, weil wir durch unsere Erziehung gewöhnt sind, die Aufmerksamkeit, das Loben und die Liebe anderer Menschen, ja sogar die Legitimität unseres Daseins nur durch Anstrengung zu gewinnen.

Die Art und Weise, in der man mit sich selbst bei solchen einfachen Übungen umgeht, verrät in einem einzigen Augenblick so viel über die Konditionierung eines Menschen, wie mehrere Sitzungen bei einem Psychologen. Wenn der Schüler allmählich durch die Wirkung einer Feldenkrais' Bewegung die Aufmerksamkeit mehr auf sich selbst zu lenken lernt und die Wirkung der Bewegung in seinem Körper verspürt, wird er verblüffenderweise *der Qualität seines eigenen Empfindens* Priorität vor jeglicher äußeren Bewertung geben. Er befreit sich nicht nur von seinen körperlichen Begrenzungen und Beschwerden, sondern fühlt sich auch geistig viel freier, viel schöpferischer, und „auf eigenen Beinen" stehend fängt er an, *auch* seine Seele wahrzunehmen. Er entdeckt bei sich neue Wünsche, die er früher nicht ahnen konnte. Physische aber auch psychische Widerstände und Fixierungen werden durchbrochen und der Mensch wird vom Roboter-Mensch zum Menschen. Einfache Bewegungen können in einer Feldenkrais Sitzung einen Menschen, sei er Erwachsener oder Kind, im tiefsten Sinne des Wortes befreien; *befreien* und nicht *verändern* – wie es viel zu oft sogar von verschiedenen Feldenkrais Pädagogen geschrieben und gesagt wurde[67].

Fixierungen und stereotype Denk- und Verhaltensmuster haben, wie wir sehen, tiefe Wurzeln und ihre Konsequenzen sind weitreichend, nicht zuletzt

---

67 Feldenkrais hat einmal in Bezug auf „Veränderungen" des Menschen als Ziel vieler Therapien die Frage gestellt: „Wer möchte in diesem Raum, sich in seinen Nachbarn verändern, auch wenn dieser Nachbar viele Vorteile besitzt, die der andere nicht hat? Wer will seinen Kopf mit dem schöneren und klügeren Kopf seines Nachbarn tauschen, wenn es möglich wäre?"
Verändern kann genauso zwanghaft sein, wie es der ursprüngliche Zustand eines Menschen sein kann. Was Feldenkrais mit seiner Methode erreicht, ist nicht die „Veränderung" der Person – keiner von uns weiß, in welcher Richtung jemand sich verändern soll, außer wenn man eine Person manipulieren will, und manipuliert zu werden wünscht sich doch keiner von uns – sondern die Befreiung von Zwängen, welche der Person Freiheit, seelische wie physische, raubt. Wie Feldenkrais so oft sagte: „Wenn ich weiß, was ich tue, kann ich tun, was ich will". Und dieses Wissen heißt Bewusstheit durch die Wahrnehmung dessen, was ich tue. Nicht nur, dass der Mensch nicht weiß, was er tut, sondern oft handelt er nur deshalb nach *imaginären Befehlen*, weil er in seiner Kindheit von den Erziehern leistungsmäßig seelisch und physisch manipuliert wurde.

für die Ausübungsqualität und die Wirkung einer Therapie, einer Lernmethode, allgemein für jede entwicklungsfördernde Hilfeleistung.

Jeder Versuch, eine Behinderung mit gewaltsamen, konfrontierenden Methoden zu „bekämpfen", wie z. B. die Unfähigkeit, ein Gelenk vollständig zu öffnen, durch Dehnung zu beseitigen, stürzt – wegen der „Wichtigkeit", die dem spezifischen Unvermögen durch die Gewalt anwendenden Maßnahmen verliehen wird, wegen der somit verursachten Verlagerung der Wichtigkeit zugunsten einer Begrenzung, die man jetzt erst recht als störend empfindet – den bisher trotz der spezifischen Unfähigkeit immer noch harmonisch funktionierende Organismus ins Chaos. Vor dem Versuch die Behinderung gewaltsam zu beseitigen, war sie hauptsächlich ein Faktor an den sich der Organismus anpassen musste und es in bestimmtem Maße auch konnte. Es war eine Störung, mit der man existieren und die man im gesamten funktionalen Entwicklungskomplex integrieren lernen konnte. In dem Moment, in dem eine Behinderung durch die Art, in der man mit ihr umgeht, *bewusst* zum Störfaktor gemacht wird, wird sie als solcher auch in das gesamte Funktionieren des Individuums hineinwirken und in seinem Verhalten endgültig Wurzeln schlagen, wie es in jeder Form von Traumatisierung bekannterweise geschieht. Jede Chance zur Beseitigung oder Linderung wird *in Bezug auf diese bestimmte Behinderung* durch eine traumatisierende therapeutische Erfahrung zunichte gemacht: die Behinderung wird zu einem Problem, *das kein integratives Lern- und Verbesserungsprozess mehr zulässt und dem Behinderten gerade dann das Gefühl gibt, richtig behindert zu sein*. So wird die Therapiebank zur Anklagebank und anschließend – wie bei Vojta und Glenn Doman – zur Folterbank. Man kann sagen, dass jede Gewalt anwendende Therapiemaßnahme als entwürdigend, verletzend und erniedrigend vom Behandelten empfunden wird. Eine Therapie, die die Seele verletzt, kann den Körper nicht heilen. Das verdeutlichen Therapien, für die Behinderungen wie die Zerebralparese ausnahmslos als unheilbar gelten.

Die einzige Möglichkeit, jemandem sich heilen zu helfen, ist, ihm im *Heilungsprozess* zu ermöglichen, *sich selbst als heil wahrzunehmen*. Der Schlüssel zu jeder Entwicklungsform, sei es Heilen oder Lernen, ist dabei das Auffinden der Leichtigkeit. Die Leichtigkeit ihrerseits vermittelt das Gefühl des Möglichen – des angenehm Möglichen. Feldenkrais pflegte zu sagen, er sei vor allem ein außerordentlich begabter Schwindler: er trickse seine Schüler aus, so dass sie vergessen, sich im funktionalen Lernen anzustrengen. Es ist die Kunst eines Umgangs, der eine Behinderung lindert oder sogar beseitigt, ohne dass sich die behinderte Person überhaupt behindert fühlt.

In den nächsten Kapiteln werde ich versuchen, ausführlicher über diese Kunst zu erzählen.

Text zur Fußnote 28 auf Seite 94:

„Die Säuglingsforscher meinen, dass die alltägliche, oft undramatische und relativ spannungsfreie Interaktion von ebenso großer Bedeutung ist, ja vielleicht sogar von größerer als die kurzen Augenblicke hoher Spannung. Dies wird „low-tension-learning" genannt, und ein guter Teil der normalen und auch ein guter Teil der pathologischen Interaktion zwischen Mutter und Kind, aber auch ein guter Teil der explorativen Aktivität des Kindes findet in solchen Zuständen niederer Spannung statt. Köhler (1985, S. 123 f.) hat in Anlehnung an Sander dargestellt, dass es schon in den ersten Lebenswochen im Interaktionszyklus zwischen Mutter und Kind ein besonderes wichtiges Segment gibt, den Spielraum. »Das Kind ist gebadet, gewickelt und gestillt. Mutter und Kind haben vielleicht etwas miteinander gespielt. Vielleicht setzt die Mutter es in ein Babystühlchen, so dass es sie in seiner Nähe fühlt, aber sie selbst tut derweilen etwas anders, sie beschäftigt sich nicht mit ihm. Das Kind ist in einem Gleichgewichtszustand. Weder ist es von inneren Bedürfnissen bedrängt, noch nimmt die Mutter das Kind gefangen. Der Spielraum ist ein ›privater Raum in der Zeit‹ (Sander), in dem das Kind eine Wahlmöglichkeit hat und nicht von innen oder außen determiniert ist. Es kann seinen Interessen und seiner Aufmerksamkeit nachgehen. Es kann eigene Handlungen in Gang setzen, Initiativen entwickeln und deren Wirkung beobachten.«"

> In solchen Spielräumen, aber auch in anderen interaktiven Situationen niederer Spannung wird über das Selbst und die Welt der Objekte viel gelernt. (Vinnicott, 1958, hat solche Spielräume als die Fähigkeit zum Alleinsein beschrieben.) Möglicherweise werden diese Prozesse, weil sie undramatisch sind, später nicht mehr mit der gleichen Deutlichkeit erinnert wie die hohen Spannungszustände. Ihre Auswirkung und Bedeutung für die Entstehung von psychischen Strukturen, kognitiven Stilen, Charaktereigentümlichkeiten und Charakterpathologien sind deshalb nicht genügend betrachtet worden. Die Säuglingsforscher plädieren für eine Würdigung der Bedeutung von Interaktion und Aktivität in niederen Spannungszuständen und für die Ausarbeitung ihres Beitrags zur normalen und pathologischen Strukturbildung."
>
> — *Martin Dornes*[68]

Ich habe mir erlaubt, dieses lange „Zitat im Zitat" an dieser Stelle zu erwähnen wegen der großen Bedeutung und der Wichtigkeit des im Zitat Behaupteten in Bezug auf den Umgang mit einem Kleinkind während der Untersuchung und der Behandlung; einer Behandlung, die den Anspruch hat, die Entwicklung des Kindes zu fördern. Die weitreichenden Konsequenzen der Behauptungen dieses Zitates mit all ihren Verzweigungen im Bereich der Therapie und Pädagogik zu klären und zu untersuchen, ist in der Tat der Zweck, „la raison d'être" meines Buches. Wir werden weiter, auch in anderen verschiedenen Kontexten sehen, wie entscheidend ein nicht traumatisierender und nicht mit Aufregung verbundener Umgang in einer Feldenkrais Sitzung für die „funktional integrative" Entwicklung eines Behinderten, insbesondere eines behinderten Kindes, ist.

---

[68] *Der kompetente Säugling*, Fischer Verlag, S. 71-72

Text zur Fußnote 30 auf Seite 96:

„Hier lag nun vor meinen Augen dieses »schöne und wunderbare« Etwas, das er (Dr. Fay) mit solcher Ehrerbietung behandelte und liebte. Hier war keine tote, graue, hässliche Maße in einem Glasgefäß, sondern das lebende, pulsierende korallenrote Menschenhirn. Für Dr. Fay waren selbst die kranken und verletzten Gehirne schön, und sie wurden es auch für mich. In der damaligen Zeit, vor einem Vierteljahrhundert, gab es nicht viele Menschen, nicht einmal unter den Ärzten, die je ein lebendes Menschenhirn zu Gesicht bekommen hatten. Nichts erregte Dr. Fray's stillen Zorn mehr, als zu hören, wie ein „Fachmann" über das Gehirn wie über einen vertrauten Gegenstand sprach, ohne je ein lebendes Gehirn gesehen zu haben. Er pflegte dann sarkastisch zu bemerken, wenn man meine, sich anhand von toten Gehirnen in Glasgefäßen oder Fotos von toten Gehirnen in Glasgefäßen ein Bild vom menschlichen Gehirn machen zu können, so wäre das nicht anders, als wenn man sich anhand von Leichen in ihren Särgen ein Bild vom Menschen mache wollte.

Die Gelegenheit, die sich uns bot, lebendige Gehirne zu betrachten, war außerordentlich günstig; damals kam es nämlich nicht selten vor, dass eine einzige Gehirnoperation acht Stunden dauerte."

— *Glenn Doman* [69]

---

69 *Was können Sie für Ihr hirnverletztes Kind tun*, Hyperion Verlag Freiburg, 1980, S. 25

Ich zitiere weiter:

> „Ob eifrig, freudig, motiviert, glücklich oder nicht, das Kind muss behandelt werden, wenn es eine Chance haben soll, ein gesunder Mensch zu werden."[70]

> „Wenn es nicht gelingt, das Kind zu motivieren[71] – dieser Weg ist und bleibt der allerbeste –, müssen wir auf andere Weise zum Ziel kommen ..."[72]

> „Können wir auch auf diese Weise bei Jonny nichts erreichen, müssen wir ihm eine Ohrfeige androhen und wenn auch das nichts fruchtet wirkliche Schläge: „Ich werde dich gleich verhauen, und wenn ich damit fertig bin, wirst du tun, was ich sage, oder ich fange noch einmal von vorne an."
>
> Es ist von Herzen zu wünschen, dass man nie bis zum Ende dieser Liste gehen muss. Wenn es aber so weit kommt, so müssen wir Sieger bei dieser Auseinandersetzung bleiben, **denn die eigentliche Frage, die in diesem Stadium zur Debatte steht, ist die, wer nun wirklich das Sagen hat, die Eltern oder das Kind.**"[73]

Diese Zitate zeigen deutlich, zu welchem „Wissen" und zu welchen „wissenschaftlichen" Erkenntnissen und Praktiken die viel gepriesene direkte Beob-

---

[70] *Was können Sie für Ihr hirnverletztes Kind tun*, Hyperion Verlag Freiburg, 1980, S. 217

[71] Anmerkung des Autors:
„motivieren" heißt: „einem kleinen Kind klar zu machen, warum solche Übungen nützlich sind", indem man ihm zeigt, „wie sehr sich die Familie freut, wenn es mitmacht"
Was können Sie für Ihr hirnverletztes Kind tun, Hyperion Verlag Freiburg, 1980, S. 217

[72] *Was können Sie für Ihr hirnverletztes Kind tun*, Hyperion Verlag Freiburg, 1980, S. 218

[73] *Was können Sie für Ihr hirnverletztes Kind tun*, Hyperion Verlag Freiburg, 1980 (Hervorhebung durch den Autor)

achtung von „pulsierenden korallenroten Menschenhirnen" verhelfen. Es ist kein Wunder, dass Menschen, die solche Lustgefühle vor einem „lebenden, pulsierenden korallenroten Menschenhirn" empfinden, Lust bekommen „lebende" Kinder, wie „pulsierende" Organe zu manipulieren. Offensichtlich sind solche „therapeutischen Maßnahmen" eher auf die Einflüsse der von Dr. Doman in seinem sehr ehrenvoll absolvierten Kriegsdienst gemachten Erfahrungen als auf irgendwelche medizinischen Erkenntnisse, die er bei seinen „günstigen Gelegenheiten", acht Stunden lang „lebende, pulsierende korallenrote" Hirne von Kindern anzuschauen, gewann, zurückzuführen. Der Sinn solcher „Hirnforschung", die Ethik und die für seine Methode getragene Verantwortung werden von Dr. Doman im folgenden Paragraph schlicht geschildert:

> „Wenn sich das Kind bei einem solchen Machtkampf durchsetzt, sinken seine Chancen, gesund zu werden, auf den Nullpunkt. Und wenn es nicht gesund wird, so spielt es kaum eine Rolle, ob der Grund dafür in der Schwere seiner Krankheit, in den für seine Schwierigkeiten noch nicht weit genug fortgeschrittenen medizinischen Kenntnissen unseres Instituts oder in den mangelnden Vermögen oder Willen der Eltern, sich durchzusetzen, zu suchen ist. Das Behandlungsprogramm unseres Instituts widerspricht jeder Vernunft, das steht außer Frage."

Dass ein Kinderarzt solche „therapeutische" Maßnahmen praktiziert, diese zugelassen und noch in der Form eines Buchs mit dem Titel „Was können Sie für Ihr hirnverletztes Kind tun" propagiert werden, ist für jede menschliche Vernunft in der Tat schwer zu verstehen.

Text zur Fußnote 52 auf Seite 116:

Es liegt ein wesentlicher Unterschied zwischen einem zu „*entfernenden*" Überschuss an unwillkürlichen Impulsen im Nervensystem, d. h. zwischen der „*Entaktivierung*" dieses Überschusses, dessen Ursprung in der Unfähigkeit des zentralen Nervensystems liegt, *hemmende* Impulse zum autonomen Nervensystem zu schicken, Unfähigkeit, die zur Folge hat, dass das autonome Nervensystem sich athetotisch (wie ein kopfloses Huhn) oder spastisch (hypertonisch) verhält, einerseits und den sinnlosen Hirnoperationen andererseits, in denen spastischen Kindern *Teile des Gehirns herausgenommen werden*, als ob diese Teile für die Spastik verantwortlich wären. Es geht hier *nicht* um das Eliminieren irgendwelcher Teile des Gehirns, die kaputt, verteufelt und verhext sind, sondern um *eine Aktivierung dieses Gehirns* durch Förderungsmaßnahmen, die *gerade eine erhöhte Mobilisierung für seine hemmende Aufgabe begünstigen können. Der zu eliminierende „Überfluss" befindet sich nicht in einem Organ, sondern im nicht genügend differenzierten Funktionieren dieses Organs.* Vielmehr werden durch das Entfernen von Hirnteilen dem Gehirn wertvolle Gebiete entnommen, die um einen Lernprozess in Gang zu setzen einmalig und unentbehrlich sind.

Der „Überschuss" ist nicht *organbezogen*, sondern *funktionsbezogen*: Wenn jemand keine perfekt gerade Linie oder keine perfekte Spirale zeichnen kann (was im Kleinen einem „athetotischen Symptom" gleichkommt), bedeutet das nicht, dass bestimmte Teile des Gehirns „defekt" und zu entfernen seien, sondern dass das Gehirn einen Steuerungsmangel – eine ungenügende Hemmungstätigkeit – in Bezug auf die Ausführung dieser spezifischen Funktionen in den peripheren autonomen Gebieten des Nervensystems aufweist. Man verbessert diesen Zustand, wie jeder weiß, durch einen Lernprozess, der Komponenten wie Körperwahrnehmung, sensorische und visuelle Raumwahrnehmung, Vorstellung u. s. w. einschließt, und niemand würde auf die Idee kommen, das Zeichnen einer Gerade oder einer Spirale durch eine Gehirnoperation zu verbessern.

Text zur Fußnote 64 auf Seite 134:

Es soll hier ein deutlicher Unterschied zwischen der *Intensität* eines Reizes und seiner *Dauer* einerseits und der *Häufigkeitsrate* (in der Anwendung) dieses Reizes in einem bestimmten Zeitsegment andererseits gemacht werden. Leider macht grobes Missverstehen dieser Begriffe auch vor Feldenkrais-Ausgebildeten nicht halt. Gerade auf Grund viel zu vieler „Verbalisierungsversuche" der „Prinzipien" der Feldenkrais Methode, welche übrigens von Feldenkrais selbst als „kein Prinzip zu haben" (was die praktische Anwendung seiner Methode, sprich strikte Anweisungen, betrifft) definiert wurden. Solche Verbalisierungsversuche von Prinzipien in Form von Satzungen und „Regeln" finden ihren Ursprung in einem Mangel an Erfahrung mit der Methode und an Beherrschung ihrer Anwendung ähnlich einem Menschen, der um Laufen zu können eine Stütze in Form eines Stockes oder eines Geländers benötigt. Die Feldenkrais Methode ist ein Gebiet, auf dem der Praktizierende *schöpferisch* im Rahmen *vorgegebener Gesetzmäßigkeiten* eines Nervensystems wirkt, und nicht eines, auf dem er *vorgegebenen rezeptartigen Anweisungen folgt*. Für Feldenkrais selbst hieß „wenig" nicht *selten*, sondern *anstrengungslos*, d. h. ohne zu forcieren, ohne Zwänge. Mit „Wenig" meinte Feldenkrais eine Bewegung so anstrengungslos auszuführen, dass „mit der Zeit es möglich wird und wünschenswert, eine Bewegung Hunderte von Malen zu wiederholen, und zwar sowohl so langsam als auch so schnell wie möglich" (Feldenkrais[74])

Ein anderer hier schon zitierter Satz von Feldenkrais sagt „Organisches Lernen ist lebendig und lebhaft. Es geschieht bei guter Laune und mit häufigen kurzen Pausen", was auch nichts Anderes ist, als „mit häufigen kurzen" Wiederholungen, weil „häufige Pausen" nicht ohne die entsprechenden „häufigen kurzen" Wiederholungen entstehen können. Die Bemerkung liegt nahe, dass je mehr man etwas wiederholen kann, desto weniger kann das Wiederholte

---

[74] *Bewusstheit durch Bewegung, Tips für die Praxis*, S. 95

mit einer Anstrengung oder mit einem traumatischen Erlebnis zusammenhängen, und sei dieses traumatische Erlebnis „nur" von einer „Dehnung" der Sehnen provoziert. Dies lässt sich auch mit dem „low-tension-learning", „Niedrig-Spannung-Lernen" in Zusammenhang bringen, von dem im Text zur Fußnote 28 (siehe Seite 143) die Rede ist. So sind einige Feldenkrais Kollegen aus den neueren Feldenkrais-Lehrer Generationen der Meinung, dass Sitzungen, die mehr als eine Stunde dauern, wegen der „Intensität" der Wirkung dieser Sitzungen eher „Schaden als Fortschritte bringen würden".

Wer in seiner Lehrtätigkeit als Feldenkrais-Pädagoge eine derart „intensive Wirkung" erzielt, dass sein Schüler das Risiko eingeht Schaden zu nehmen, falls der Feldenkrais-Pädagoge sich länger als eine Stunde mit ihm beschäftigt, kann seine Lehrtätigkeit nicht „Funktionale Integration" nennen, weil alles, was „integrativ" wirkt, auch vom Lernenden angeeignet und *integriert* wird. Das frisch Gelernte wird sofort als Basis für das Lernen anderer Funktionen benutzt. Wenn wir über eine Funktion sagen, dass sie *integriert* ist, heißt das, dass wir diese Funktion in jedem Moment spontan einsetzen können, dass sie als Bekanntes, als Basis gebraucht werden kann, um daran das Unbekannte, das Neue anzuknüpfen, und so ein Aneignen von neuen Fähigkeiten zu ermöglichen. Es sind gerade die auf diese Art und Weise im Nervensystem integrierten Funktionen, von denen wir nicht mehr sagen können, wann wir sie gelernt haben: Genauso wie wir nicht mehr wissen, wann und wie wir „zwei mal zwei" gelernt haben, weil wir es in so vielen Zusammenhängen ausprobiert und gerechnet haben und die *Vielfalt* der ausprobierten Möglichkeiten, das „zwei mal zwei" zu erfahren, dieses in unser Denken integriert hat. Ein Lernen, das diesen Namen rechtfertigt, entsteht in einem ununterbrochenen Kontinuum des Erfahrens. Wenn wir eine Lektion beenden, heißt das nicht, dass der Lernprozess aufhört, sondern dass das Gelernte in die Alltagssituationen und durch diese Situationen in unser Handeln und unser Dasein integriert wird.

Dass ein Unterricht in der Feldenkrais Methode „einen Anfang, eine Mitte und einen 'integrativen' Endteil" haben soll, wie es mir öfter erzählt wurde, wird nicht vom Lernprozess, sondern nur von der Zeit bedingt, weil wir nun eben in der Zeit leben. Bedeutet die Einteilung in „Anfang, Mitte und 'integrativen' Endteil", nebenbei bemerkt, dass „Anfang" und „Mitte" nicht-integrativ sein dürfen? ... Wie gestaltet sich ein organischer Lernprozess aus, in dem der zweite Schritt auf einen nicht-integrierten ersten Schritt aufbaut? Wie viele nicht integrierte Informationen kann man aufeinander türmen und vor dem Auseinanderdriften – wie? – bewahren, bevor der integrative Endteil sozusagen im Schnellverfahren all das zusammenhanglos Gestapelte plötzlich verdaut? Wodurch unterscheidet sich in diesem Fall die Mitte – d. h. Die 20. Minute – vom Anfang – d. h. Der 2. Minute – wenn kein progressives Lernen – d. h. Neues mit bekannt Gewordenem verknüpfen – sondern ein Beschuss mit disparaten Informationen stattfindet?

Hat ein Säugling, wenn er sich mit seinen Händen und Füßen stundenlang beschäftigt und damit spielt – was auf seiner Entwicklungsstufe sein organisches Lernen darstellt – jemals auf die Uhr geschaut, um sein Spiel in „einen Anfang, eine Mitte und einen 'integrativen' Endteil" zu unterteilen? Ich bin überzeugt, dass die Notwendigkeit eines „integrativen Endteils" eher auf eine non-integrative Wirkung der anderen „Teile" zeigt, als dass er irgendwelche integrative Wirkung tatsächlich ausübt. Prozesse, die nicht lange Zeit andauern können, ohne destruktiv und „schädlich" zu wirken, sind diejenigen, die man auch für eine kurze Zeit vermeiden soll: solche Prozesse sind, was ein Lernen betrifft, wertlos.

Aus meiner Erfahrung muss ich sagen, dass, soweit es den Lernenden betrifft, ein wahrhafter „organischer Lernprozess" aus keinem Anfang, keiner Mitte und keinem Ende bezogen auf eine 60-minütigen Zeitspanne besteht, sondern jede Berührung, jede Bewegung, jedes Ereignis im Lernprozess werden *im gleichen Maße* ein Anfang von dem sein, was demnächst *entstehen wird* und ein Ende, d. h. die *Integration* von dem, was schon gewesen ist. Diese sind auch die naturgesetzlichen Bedingungen, in denen eine gesunde Entwicklung des Säuglings und des Kleinkindes entsteht.

„Die Bahnen im Nervensystem eines Embryos, eines Kleinkindes und eines Kindes werden durch seine Sinne, seine Gefühle und kinästhetischen Empfindungen, wie seine räumliche, zeitliche, elterliche, soziale und kulturelle Umwelt sie in ihm hervorruft, gleichsam verdrahtet. Da jedoch organisches Lernen beim Kind eine komplexe Struktur und verschiedene miteinander verbundene Funktionen ins Spiel bringt und sich über mehrere Jahre erstreckt, kann solches Lernen nicht ohne Unvollkommenheiten, Fehler, und Misslingen geschehen. Organisches Lernen ist individuell und geht ohne einen Lehrer vor sich, der etwa in einer bestimmten Zeit[75] zu bestimmten Ergebnissen gelangen möchte. **Es dauert so lange, wie der Lernende beim Lernen bleibt.**"

— *Moshé Feldenkrais*[76]

Neulich konnte ich in einem Vortrag sagen hören, dass „sich in der Feldenkrais Methode die Wiederholung erübrigt". Damit ist die Methode auf die Ebene einer medikamentösen Behandlung gestellt worden, in der das einmalige Schlucken einer Wunderpille genügt. Wer in einem Lernprozess die Chance verkennt, die eine Wiederholung für den Lernenden gewährt, Neues wahrzunehmen und sich anzueignen, hat die ganze Feldenkrais Methode und auch jede Art vom Lernen verkannt.

---

75 Anmerkung des Autors:
seien dies auch 60 Minuten

76 *Die Entdeckung des Selbstverständlichen*, S. 58-59
Hervorhebung durch den Autor zur Betonung

Die Feldenkrais Methode und einige Aspekte ihrer Anwendung an spastisch behinderten Säuglingen und Kleinkindern

> „Weder korrigiere ich, noch heile oder unterrichte. Ich schaffe nur die notwendigen Bedingungen, in denen jemand lernen kann."
>
> — *Moshé Feldenkrais*

Die vom israelischen Wissenschaftler und Judomeister Moshé Feldenkrais entwickelte nach ihm benannte Feldenkrais Methode hat Lernen und Bewegung unter ihren neurologischen, physiologischen und verhaltenswissenschaftlichen Aspekten betrachtet zum Inhalt. Sie beschäftigt sich mit den Haltungs- und Bewegungsmustern, die im Laufe des Lebens erlernt werden, die sich jedoch als ineffizient – es treten Muskelverspannungen, Schmerzen, Krankheitssymptome auf – erwiesen haben, und mit komplizierten Behinderungen wie bspw. Schlaganfallfolgen, Zerebralparese (Kinderlähmung), Hypotonie, Multiple Sklerose, Autismus.

Die Feldenkrais Methode unterscheidet sich in mehreren wesentlichen Punkten von den heute im gleichen Zusammenhang praktizierten Therapieanwendungen.

Das Grundlegende an der Feldenkrais Methode besteht in dem funktionalen Verständnis (in einer funktionalen Betrachtung des Menschen und seines Verhaltens) und in der Tatsache, dass sich ihre Arbeitsweise auf die Gesetze der menschlichen Entwicklung im Säuglings- und Kindesalter gründet. Sie fasst, mit anderen Worten, den menschlichen Organismus als einen Komplex von Funktionen (nicht von Organen und nicht von Reflexen) und als Produkt dieser Funktionen auf. Durch ihre Arbeitsweise aktiviert sie jene Lernfähigkeiten des Menschen, die während der Kindheit durch die Entwicklung gefordert und gefördert, die jedoch im späteren Leben zum größten Teil vernachlässigt werden, und bedient sich dieser Lernfähigkeiten um physische, psychosomatische bis hin zu psychischen Beschwerden zu beheben oder zu lindern.

Ein weiteres Merkmal der Feldenkrais Methode ist ihre aus den Erkenntnissen zur Entwicklung des Nervensystems geleitete Einstellung zur Rolle des Behandelten im Heilungsprozess.

Während die meisten Therapien ausschließlich nur das suchen und behandeln, was ein Behinderter *noch nicht tun kann*, und ihre Bestätigung in der „Leistung", die der Leidende erbringen soll, finden, wird in der Feldenkrais Methode dort angefangen, wo der Behinderte *etwas immer noch mit Leichtigkeit ausführen kann* und sei dies auch nur atmen.[77] Die Feldenkrais Methode behandelt denjenigen, der Linderung seines Leidens sucht, aus *seiner* subjektiven Sicht, d. h. so, wie das Individuum seine Behinderung oder die Begrenzung seiner Fähigkeiten *selbst* empfindet und wahrnimmt – selbstverständlich und ausdrücklich auch dann, wenn es sich um Kleinkinder und Säuglinge handelt. Um eine Wiederherstellung oder Erhöhung der funktionalen Leistung zu ermöglichen wird ein einfühlsamer, d. h. *den Patienten in seiner einzigartigen Situation wahrnehmender, nicht leistungsgerichteter Umgang* mit dem Behandelten vorausgesetzt, *wobei sein positives Empfinden die entscheidende Rolle in seiner Entwicklung spielt*.

Die Arbeitsweise der Feldenkrais Methode besteht darin, die *Bedingungen* herzustellen, in denen die Leistung, die bisher unmöglich war, möglich und zwar mit Leichtigkeit möglich wird. Es wird die Fähigkeit, die Bereitschaft im Nervensystem eine Bewegung auszuführen geschaffen und erst dann die

---

77 Es ist hier wichtig zu bemerken, dass die oben erwähnte, als Maßstab dienende Leistung oft keine im eigentlichen Sinn, d. h. keine integrierte, spontan einsetzbare Bereicherung des Bewegungsrepertoires, sondern meist die Frucht einer Anstrengung, d. h. die Ausführung eines Haltungs- oder Bewegungs-Kommandos, das die tatsächlichen Möglichkeiten des Behandelten strapaziert bis überfordert oder wie in den reflektorischen Techniken der Fluchtversuch aus einer brenzligen Lage und somit ein „Geständnis unter Folter", ist.

Bewegung ausgeführt, die vom Lernenden[78] in diesem Fall nicht als „Leistung" erbracht und empfunden, sondern als *eigene, selbstverständliche*, bisher nicht benutzte Möglichkeit entdeckt wird[79].

Was nicht mit Leichtigkeit ausgeführt werden kann, wird vermieden. Es wird nicht als eigenes, zugängliches Werkzeug des Bewegungsrepertoires empfunden und im täglichen Leben eingesetzt – und kann somit auch nicht als Errungenschaft oder Fortschritt angesehen werden.

Die Feldenkrais Methode vertritt in diesem Zusammenhang den (in der fernöstlichen Kultur schon Jahrtausende bekannten und praktizierten) Standpunkt, dass Therapiehandlungen, die das Atmen nicht erweitern, nicht verlangsamen oder seine Regelmäßigkeit zerstören, keinen organischen Lernprozess in Gang setzen und unterstützen können.

Schließlich versteht sich die Feldenkrais Methode als ein Unterrichten, weil sie um eine Verbesserung zu erzielen einen aktiven *Lern- und Umlernprozess* in Gang bringt, anstatt sich mit den beschädigten Organen oder mangelhaften Verhaltensmustern als solchen zu beschäftigen.

---

78 Die Feldenkrais Methode ist ihrer Satzung und ihrer Arbeitsweise nach eine Lernmethode.

79 Dies ist ohne Zweifel einer der Gründe, die die Feldenkrais Methode sowohl in den Fachkreisen als auch beim breiten Publikum trotz der erlebten oder bezeugten Ergebnisse teilweise zu einem Exoten-Dasein verdammen. Die das individuelle und das gesellschaftliche Leben gleichermaßen von früher Kindheit an bestimmende Einstellung ist die der Leistung, im Sinne des *Sich-Selbst-Überwindens*, als höchste und erstrebenswerteste Tugend: Je mehr man aushalten kann, je mehr man sich bezwingen kann, ein desto fähiger Mensch ist man in den Augen der Gesellschaft und in den eigenen. Im Gegenteil, aber, was mit Leichtigkeit zu tun hat, ist wertlos. Gleichzeitig gibt unsere grenzenlose Bewunderung all jenen, die für uns Schwieriges oder Unmögliches mit Leichtigkeit vorbringen. Jedem ist klar, dass kein Sänger schön singen könnte, wenn er sich dabei anstrengen müsste, kein Eistänzer, kein Akrobat es sich leisten kann, einen Sprung anders als mit Leichtigkeit auszuführen, wenn er nicht fallen will, und wir beurteilen als minderwertig jene Leistungen, ob künstlerisch, sportlich oder intellektuell, die wir im eigentlichen oder im übertragenen Sinne als „angestrengt" bezeichnen. Unbewusst wissen wir anscheinend, dass „mit Leichtigkeit" eine höhere Qualität des Könnens verbunden ist als „mit Anstrengung".

Aus meiner Erfahrung sowohl als unter der Zerebralparese Leidender, als auch als Praktizierender der Feldenkrais Methode, eröffnet diese Bewegungslehre ein neues Kapitel in der Auseinandersetzung mit der spastischen Lähmung. Ihre in dieser Hinsicht dem breiten Publikum und den Fachkreisen gleichermaßen so gut wie noch unbekannten Möglichkeiten und Ergebnisse lassen sie als richtungweisend auf diesem Gebiet erkennen. Diese Stellung verdankt sie sowohl ihren revolutionierenden Erkenntnissen zur funktionalen Entwicklung des Nervensystems als auch vor allem ihrer Fähigkeit, die Bedingungen hervorzurufen, in denen ein Nervensystem, in welchem Maße auch immer lädiert, neue Funktionen lernen kann.

Mit ihrer Hilfe kann eine durch Zerebralparese gestörte Entwicklung des Kleinkindes in den meisten Fällen in normale Bahnen geleitet werden. Die eigenen, biologischen Entwicklungsimpulse und -kräfte des betroffenen Kindes werden mit Hilfe des eingeleiteten Lernprozesses von Störungen befreit und unterstützt, um den Folgen einer Zerebralparese vorzubeugen, Einhalt zu gebieten oder sie auszulöschen.

Die Feldenkrais Methode geht von folgenden Erkenntnissen aus:

- Das menschliche Nervensystem wurde im Laufe der Entwicklungsgeschichte mit Grundfunktionen ausgerüstet, die für das Überleben und für die Entwicklung des Individuums (ontogenetisches Lernen) wie der Spezies (phylogenetisches Lernen) verantwortlich sind.
- Aus diesen Urfunktionen (wie z. B. der Fähigkeit, der Schwerkraft entgegenzuwirken oder auf eine Reizquelle zu reagieren) entwickelten und entwickeln sich auch heute noch weitere Funktionen, deren Aufgabe es ist, die Überlebens- und Entwicklungsfähigkeiten zu verfeinern und zu vervollkommnen.
- Eine Funktion ist die im und vom Nervensystem erarbeitete Bereitschaft, durch ein bestimmtes, den Forderungen der Umwelt angepasstes Verhal-

tensmuster das Überleben und die Entwicklung des Individuums der Spezies zu sichern.

- Die Fähigkeit oder Unfähigkeit eine Bewegung oder Handlung auszuführen ist hauptsächlich durch die Entwicklungsstufe jener Funktion bedingt, welche die jeweilige Bewegung oder Handlung erfordert, und nicht, wie es die allgemein übliche Auffassung ist, durch den „guten" oder „schlechten" Zustand des ausführenden Organs. Vielmehr kann dieser „gute" oder „schlechte" Zustand selbst eine Folge der richtigen oder fehlerhaften Anpassung an die Umweltbedingungen sein – und somit in umgekehrter Folge mit der Verbesserung der Funktion verbessert und geheilt werden.

Die Muskeln eines normal entwickelten Menschen, der nicht schwimmen kann, werden sich beim Gehen auf festem Boden mehr oder weniger kontrolliert verhalten, vollkommen unkontrolliert dagegen, wenn er sich plötzlich in tiefem Wasser befindet. Führte er die gleichen Bewegungen, die er in tiefem Wasser zustande bringt, auf festem Boden aus, so würde man ihn als krank betrachten. Was sich im Wasser geändert hat, ist nur die Umgebung, welche neue, von den auf festem Boden sich wesentlich unterscheidende Forderungen an das Nervensystem stellt. In der einen Umgebung – auf festem Boden – hat das Nervensystem die erforderlichen Funktionen entwickelt und kann daher zweckmäßige Bewegungen ausführen, während die von der Wasserumgebung geforderten Funktionen und Bewegungsmuster im Nervensystem nicht vorhanden sind: es kommt zu unregelmäßigen, überflüssigen und daher krankhaft wirkenden Bewegungen.

Wird der Mensch seine „krankhaften" Bewegungen im Wasser lange genug ausführen, so werden seine Muskeln Schaden nehmen. Wieder auf festem Boden wird er einen Muskelkrampf – den zu beheben, eine Massage- oder Wärmebehandlung unternommen wird – schmerzhafte Stiche in den Rippen und im Bauch wegen verspannter Bauchmuskulatur und eines unangemessen funktionierenden Atemapparates u. v. m. feststellen; alles nicht Folge einer

Krankheit sondern des Versuchs, ein unbekanntes oder nicht genügend entwickeltes Verhaltensmuster auszuführen.

Man kann beiläufig bemerken, dass alles, was nicht zweckmäßig ist, krankhaft wirkt und so eingestuft wird. Dem liegt die oft unbewusste Erkenntnis zugrunde, dass Gesundheit Anpassung an die Umweltforderungen – der äußeren wie der inneren – bedeutet. Wo nun die Störung lokalisiert und mit welchen Mitteln die erforderliche Anpassung erreicht wird, darin unterscheidet sich die funktional arbeitende Feldenkrais Methode von anderen praktizierten Therapiemethoden, in denen die Besserungsmaßnahme oft lokal und passiv erlebt wird, was unter anderem den Rückfall begünstigt.

- Jede höhere Funktion setzt das Vorhandensein einer entsprechenden niedrigeren voraus: Um stehen zu können, muss man erst krabbeln lernen; um krabbeln zu können, muss man erst andere, grundlegendere Funktionen (z. B. die Fähigkeit, sich von der Bauch- in die Rückenlage und umgekehrt zu drehen) beherrschen.
- Eine dauerhafte Verbesserung der Qualität des Verhaltens wird nur dann erzielt, wenn alle wichtigen Einflüsse der Umgebung und ihre Wirkung auf die funktionale Entwicklung mit einbezogen werden.

Weitere Leitsätze der Feldenkrais-Arbeit werden an gegebener Stelle erwähnt werden.

1. Welche Voraussetzungen muss das Nervensystem eines Säuglings aufweisen, um eine gesunde Entwicklung gewährleisten zu können?
2. Welche von diesen Voraussetzungen werden als Folge einer Zerebralparese zerstört?
3. Durch welche Wege oder mit welchen Mitteln kann man die Bedingungen wiederherstellen, in denen ein durch spastische Lähmung verletztes Nervensystem sich gesund entwickeln kann?

Voraussetzungen

Notwendige Voraussetzungen für eine normale funktionale Entwicklung des Säuglings sind die Selbstwahrnehmung (das Spüren des eigenen Körpers) und die Wahrnehmung der auf ihn einwirkenden Schwerkraft. Der allererste Reiz, ohne den es eine für uns normale Entwicklung nicht gäbe, ist der Reiz der Schwerkraft. Sie bestimmt unsere physische Entwicklung als Individuen wie als Spezies, während unser psychischer Werdegang seine Engpässe, Niederlagen und Beeinträchtigungen unter anderem kinästhetisch in einer mangelhaften Anpassung an ihre Gesetze spiegelt.

Der Impuls des Sich-Zusammenrollens beispielsweise, eines der ältesten dem Selbsterhaltungstrieb dienenden Grundverhaltensmuster, hat die Funktion, Kopf, Bauch und Brust, d. h. den Sitz der lebenswichtigen Organe, beim Fallen (Schwerkraftwirkung) vor dem Aufprall zu schützen. Er wird gleichwohl – und wenn auch nur in Ansätzen der Muskulatur zu einem tatsächlichen Rollen – auch in Gefahrensituationen aktiviert, in denen dieses Muster in keiner direkt bedingten Verbindung mehr zum auslösenden Ereignis steht, keine angemessene Abwehrmaßname darstellt, und daher die Gefahr in keinem Maße abwenden kann – wie z. B. in Angstzuständen. Wenn nun ein Mensch unter einem belastenden seelischen Druck steht und diesem Druck entweichen wollend tage-, wochen- oder sogar, wie es oft der Fall ist, jahrelang in einem Zustand des „Sich-Rollen-Wollens" lebt, dann wird ihm irgendwann die ständig gespannte Bauch-, Rippen-, Schulter-, Nacken- und Beinmuskulatur oder eines der durch den ständigen Druck der Muskeln in ihrer normalen Tätigkeit beeinträchtigten inneren Organe zu schaffen machen. Die Psychosomatik nimmt sich seit längerer Zeit solcher Fälle an.

Durch das Empfinden der Schwerkraft an verschiedenen Gliedern seines Körpers erlernt ein gesunder Säugling die Regulierung der Muskelspannung, die für die Ausführung willentlicher und gezielter Bewegungen notwendig ist. Ein gesunder Säugling braucht einige Wochen bis er sich mit der Schwerkraft vertraut macht, um in diesem Feld den Zusammenhang zwischen *Selbstempfindung, Schwerkraftempfindung und Bewegung* erforschen zu können. Nur das Zusammenspiel dieser drei Elemente kann zu einer gesunden funktionalen Entwicklung des Säuglings führen.

Bei einem spastisch gelähmten Säugling ist dieses Zusammenspiel erheblich gestört, oft zerstört. Das ist unter anderem die Folge einer Verminderung der *Empfindungsfähigkeit* und wird wie der gesamte Symptomenkomplex der Zerebralparese durch die Zerstörung von Nervenzellen im Gehirn verursacht. Dieses Phänomen – die Tatsache, dass Zellen zerstört werden – äußert sich in einer Spannungserhöhung der Muskulatur – im erhöhten Muskeltonus – in den vom zentralen Nervensystem (ZNS) nicht gesteuerten Körperbereichen. Es kann infolgedessen eine nur stark beeinträchtigte oder keine *abwechselnde* Anspannung der Beuge- und Streckmuskeln stattfinden: sie arbeiten gleichzeitig oder im besseren Fall, sich in verschiedenen zeitlichen Abstufungen überlappend. Was durch die Arbeit des einen erreicht werden soll, wird durch die Arbeit des anderen zunichte gemacht. Das ist übrigens ein typisches Verhalten des Nervensystems beim Ausüben von mangelhaften oder unterentwickelten Funktionen im Allgemeinen. Die Absicht und die verfügbare Energie (die Nervenimpulse) werden somit nicht in *gerichtete Bewegung* umgesetzt, sondern in einen Kampf der Muskeln gegeneinander. Daraus entsteht die Schwierigkeit bzw. die Unmöglichkeit willentliche Bewegungen auszuführen. Es geht hier nicht, wie sehr oft angenommen, um Mangel oder Überschuss an Energie (an Nervenimpulsen), sondern um *falsch geleitete* Nervenimpulse.

Mittel: Funktional

Um das Zentralnervensystem zu befähigen, *korrekt geleitete* Impulse zu senden, werden in der Feldenkrais Methode nicht die Bewegungsmuster als solche korrigiert, sondern atavistische Reaktionen sowie Urfunktionen (wie z. B.

die *Schwerkraftanpassung* und die *Drehfunktion*) aktiviert. Dies geschieht zuerst in einem anderen Kontext als dem des mangelhaft auftretenden Verhaltensmusters.

Eine kurze Erklärung ist hier angebracht. Es ist bekannt, dass die auf einer höheren Stufe der Entwicklungsgeschichte entstandenen Funktionen angreifbarer und unzuverlässiger sind als die auf einer sehr frühen Stufe entwickelten. Je neuer, komplizierter und spezialisierter eine Funktion ist (hauptsächlich dem Individuum eigen), umso leichter kann sie gestört, zerstört oder mit parasitären Komponenten beladen werden im Gegensatz zu den Grundfunktionen, über die die Spezies verfügt.

In schwierigen physischen oder emotionalen Situationen (wie auch in ungewohnten, überraschenden) neigt man dazu, sich urtümlicher Verhaltensmuster zu bedienen (einer niedrigeren Stufe in der Entwicklungsgeschichte entsprechenden) als eher hochspezialisierter. In Augenblicken der Lebensgefahr greift das Nervensystem dem Erhaltungstrieb folgend nicht auf komplizierte, relativ langsam in Bewegung zu bringende, für Fehler anfällige neue Funktionen sondern immer auf die ältesten in unserem Gehirn zurück.

Die Bewegungen, die wir vor und während des Fallens machen um dieses Fallen zu verhindern, oder, wenn es nicht mehr abwendbar ist, um zumindest eine tödliche Verletzung zu vermeiden, erfolgen nicht aus einem bewusst in Gang gesetzten und bewusst kontrollierten Bewegungsmuster, sondern aus einem automatischen, unbewussten *Reflex*, der vom Stammhirn gesteuert ist. Dieser Reflex ist das Muster, das sich während Millionen von Jahren in unzähligen Gefahrensituationen vervollkommnet und bewährt hat, dem Nervensystem vertraut ist und von ihm für solche Augenblicke als einziger als zuverlässig anerkannt ist. *Um diesen Reflex effektiv in Gang zu setzen, schaltet das Gehirn jeden anderen, dieses Muster störenden Impuls aus.* Diese Leistung würden die später entwickelten, nicht *phylogenetischen*, sondern „nur" *ontogenetischen* Reaktionen mit größter Wahrscheinlichkeit nicht mit der gleichen Schnelligkeit und Genauigkeit vollbringen können.[80]

Wenn man phylogenetische, (d. h. durch Jahrmillionen Erfahrung in Selbsterhaltung „filtrierte", akkurat funktionierende, was so viel heißt wie akkurat *differenzierende*) Reaktionen in einem für den Patienten ungewohnten Kontext aktiviert, kann man parasitäre Komponenten des Verhaltensmusters vom Zentralnervensystem als solche erkennen lassen und eliminieren. Wenn man z. B. die Fußsohlen eines auf dem Rücken liegenden Menschen mit einem Gegenstand (Brett, Rolle, Draht) berührt, weckt man in seinem Nervensystem *sein* Stehverhaltensmuster, das aus dem phylogenetischen *und* dem persönlichen durch die eigene Geschichte geformten Muster besteht, in einem die Stehfunktion nicht erfordernden Kontext. Durch die Berührung mit dem, wie Feldenkrais ihn nannte, „künstlichen Fußboden", wird, mit anderen Worten, der Right-Reflex wachgerufen, bei dem eine reflexartige Anspannung der Nackenmuskulatur entsteht, die ihrerseits die ganze der Stehfunktion dienende Muskulatur aktiviert. Die Person reagiert auf diesen Reiz mit dem ganzen Repertoire an überhöhten und überflüssigen Muskelspannungen, das sie bei einem tatsächlichen Stehen einsetzen würde: Die Nackenmuskeln sind für gewöhnlich viel gespannter als dies nötig wäre, nicht minder die Bauch-, Schulter-, Rücken- und Beinmuskulatur, alles kompensatorische Muskelspannungen in Verbindung mit einer nicht angemessen ausgeführten Funktion –

---

80 Anders verhält es sich, wenn das Fallen kein unerwünschtes, also kein in erster Linie tödliche Gefahr mit sich bringendes Ereignis ist, wie zum Beispiel beim trainierten Springen. Hier bestimmen *bewusst kontrollierte Impulse* – die durch Lernen ihrerseits zu einem (bedingten) Reflex ausgebildet wurden – die Art der beim Fallen ausgeführten Bewegungen, was wieder eine Anpassung an (andere) Anforderungen bedeutet. Hier werden durch Lernen allmählich all die Impulse ausgeschaltet, die das neu erstrebte Bewegungsmuster behindern. Das so gestaltete Fallen – die neue, vom Individuum entwickelte Funktion – ist indessen viel verletzlicher als das alte, der gesamten Menschheit eigene Muster, und jede ernstere physische oder emotionelle Beeinträchtigung kann zur Auslöschung des neuen und zur Reaktivierung des alten Musters führen.

hier dem Liegen – und die ihrerseits andere kompensatorische Muskelspannungen hervorrufen, wie z. B. Brustmuskelkontraktion.

Die Veränderung im Tonus einer Muskelgruppe verändert den gesamten Muskeltonus. *Es ist indessen der Tonus der Nackenmuskulatur, der den Anspannungsgrad der gesamten Muskulatur bestimmt und spiegelt.*

Diese Kettenreaktion nutzt die Feldenkrais Methode in ihrer Arbeit: eine entspannte Nackenmuskulatur führt zur Entspannung in allen Muskelgruppen, die mit der Nackenmuskulatur zusammen in einem Haltungs- oder Bewegungsmuster aktiv sind, oder in denen die Nackenmuskulatur, ohne es zu müssen, d. h. *parasitär* arbeitet – wie es z. B. im Liegen oft der Fall ist.

Im Liegen sind die Stimuli, die antigravitationale Reaktionen und Muster aktivieren (wie z. B. im Stehen oder Sitzen), ausgeschaltet. Leider nimmt das Nervensystem des geplagten Menschen diese Tatsache nicht wahr, weil die parasitären Muster die unangenehme Eigenschaft haben, weiter zu bestehen, auch wenn das Verhaltensmuster, in dem sie aktiv sind, nicht mehr in Anspruch genommen wird. So liegt der Mensch mit mehr oder weniger gebeugten Knien, prononciertem Hohlkreuz, gehobenen Schultern und mit gespannten Nackenmuskeln.

Nichtsdestotrotz bietet der Liegezustand die besten Bedingungen, um überflüssige Reaktionen bewusst zu machen und bewusst auszuschalten, weil er keine komplizierten Anforderungen an das Nervensystem stellt – wir erinnern uns, alle Stimuli, die antigravitationale Reaktionen aktivieren, werden ausgeschaltet – und weil er infolgedessen das Nervensystem zu einer maximalen kinästhetischen Wahrnehmung befähigt.

Die Aktivierung des Stehverhaltens *im Liegen* mit Hilfe des künstlichen Fußbodens koppelt die Funktion von ihrer Ausübung ab – hier die Stehfunktion, die auf eine noch ältere Funktion (die Schwerkraftanpassung) zurückgeht. Die „persönlichen" parasitären Begleitmuster zur Stehfunktion, die diese

Funktion beeinträchtigen und die im Stehen nicht wahrgenommen werden, weil sie zu einem integralen Bestandteil des Stehverhaltensmusters geworden sind, werden im Liegen zum ersten Mal bewusst wahrgenommen. Die Bedingungen, in denen die Stehfunktion aufgerufen wird, das Liegen, wirken in diesem Fall wie ein Filter, der die überflüssigen Reaktionen hervorhebt. Weil das Liegen viel weniger komplexe Anforderungen an das Nervensystem stellt als das Stehen, ist es darüber hinaus leichter, die „filtrierten" parasitären Reaktionen im Liegezustand auszuschalten als im Stehen, d. h. als in dem Kontext, in dem diese automatisch auftreten und von dem sie bedingt sind: ein verspannter Nacken wird sich z. B. leichter im Liegen entspannen können als im Stehen.

Das Liegen erlaubt als ersten Schritt ein allmähliches Ausschalten der Anspannung der Nackenmuskeln, die als für die liegende Position überflüssig erkannt wird.

Das Nervensystem lernt zwischen dem Reiz des künstlichen Fußbodens und den vom Liegen tatsächlich gestellten Anforderungen zu unterscheiden und sich den letzteren trotz des Stehreizes anzupassen. Es findet eine erste Differenzierung statt, die eine weitere Differenzierung zwischen notwendigen und überflüssigen Muskelspannungen im wirklichen Stehen ermöglichen wird.

Die erfolgte Entspannung der Nackenmuskulatur hat als erste Folge, wie oben bemerkt, die Verringerung der Muskelspannung in allen Muskelgruppen und eine erhöhte kinästhetische Wahrnehmungsfähigkeit, so dass das „Erkunden" der notwendigen und der parasitären Komponenten eines Verhaltensmusters am Genauesten stattfinden und Automatismen durchbrochen werden können. Das ist der Moment, in dem eine erhöhte Differenzierung im Zentralnervensystem und ein ontogenetisches Lernen stattfinden. Während das Nervensystem am Anfang der Anwendung unter den beiden Reizen Liegefläche (tatsächlich) und künstlichem Fußboden (virtuelles Stehen) ausschließlich auf den zweiten reagierte, reagiert es am Ende der Behandlung ausschließlich auf den ersten, tatsächlichen, angemessen dazu, und reduziert den zweiten zu der ihm in diesem Zusammenhang zustehenden Größe.

Man „reinigt" mit anderen Worten eine bestimmte Funktion von individuell „erworbenen" parasitären Verhaltensmustern, indem man diese Funktion unter Bedingungen hervorruft, in denen sie noch nie in Anspruch genommen wurde, wie hier das Stehen im Liegen. Parasitäre Reaktionen werden so von der tatsächlichen Inanspruchnahme der Funktion abgekoppelt – der Automatismus wird gebrochen. Im neuen, fremden Kontext haben diese Reaktionen noch keine Wurzel geschlagen und können mit Leichtigkeit ausgeschaltet werden.

Mit der Eliminierung parasitärer Reaktionen im Liegen wird eine Art Alpha-Zustand erreicht, aus der das Stehen neu erlernt werden kann. Wieder „auf den Beinen" werden jetzt ausschließlich diejenigen Muskelkontraktionen aktiviert, die die Stehfunktion erfordert, d. h. es wird das *ideale* Stehverhaltensmuster, als Urfunktion im Nervensystem latent vorhanden, aktiviert. Eine neue Einschätzung der tatsächlichen Anforderungen dieser Funktion und eine entsprechende Anpassung findet im Nervensystem statt und somit ein Lernprozess. Einiges über diesen Vorgang wird später im Abschnitt „Die Stütztechnik" erörtert.

Ein anderer, nicht zu verachtender Effekt des funktional wirkenden Reizes ist, dass man durch das allmähliche Absenken des Tonus in den Nackenmuskeln eine Entspannung aller Skelettmuskeln erreicht, nicht durch eine lokale, aufwendige und meist nicht langfristig wirkende Anwendung, sondern durch eine entsprechende Steuerung im Zentralnervensystem – mit anderen Worten, indem man die Bedingungen für eine solche Steuerung im ZNS schafft.

Außerdem gilt, dass je schmaler der Gegenstand ist, mit dem man die Fußsohle berührt, desto schmaler erscheint die Fläche, auf der die Person virtuell „steht", und umso differenzierter werden die geforderten und durch die Feldenkrais-Anwendungen herausgearbeiteten Reaktionen des Nervensystems auf den Stimulus. Indem man die berührten Punkte und Flächen, sowie die Größe und die Form des berührenden Gegenstandes variiert, aktiviert man alle verfügbaren Variationen des Stehverhaltensmusters, von den primären, das „bloße" Aufrechtstehen sichernden (für ein von Zerebralparese lädiertes Nervensystem nichtsdestoweniger ein Meisterstück), die von einer ebenen, breiten Fläche provoziert wird, bis zu den verfeinerten, wie das Gehen auf einem Balken oder auf einem Seil, die mit Hilfe entsprechender Gegenstände hervorgerufen werden, und befreit sie, im oben beschriebenen Verfahren, von parasitären Begleitreaktionen. Je differenzierter das Verhaltensmuster vom Nervensystem ausgeführt werden kann (auch wenn, wie hier, „nur" virtuell, was in der Tat eine viel schwierigere Angelegenheit ist, weil es eine viel genauere Differenzierung erfordert), um so differenzierter werden die vom Nervensystem gesendeten Impulse und um so weniger parasitäre Komponenten haben in diesem Verhaltensmuster eine Überlebenschance.

Die Feldenkrais Methode arbeitet mit der phylogenetischen Ebene um einen Lernprozess von der Ebene der *Urfunktionen* aus in Gang zu setzen. Dies geschieht aus einem wichtigen Grund: die Urfunktionen sind universal wirkende Funktionen, ohne die kein Bewegungsmuster vorstellbar wäre. Das verleiht ihnen die Fähigkeit, einmal von überflüssigen, störenden und von *parasitären Komponenten* befreit, in allen Verhaltensmustern als Fehlerdetektor zu wirken und ihrerseits die Ausschaltung störender, parasitärer Bewegungskomponenten zu bewirken. Es ist ein Prozess, in dem das Zentralnervensystem lernt, differenziert und nicht mehr oder weniger im Block auf die Anforderungen des Lebens zu antworten.

Differenzierung

Aus dem bisher Vorgetragenen muss man schließen, dass die bei weitem wichtigere und schwierigere Aufgabe des Nervensystems bei der akkuraten Ausführung eines Bewegungsmusters nicht, wie man vielleicht glauben könnte, die Erteilung der richtigen Impulse zur Ausführung dieses Bewegungsmusters sondern das Ausschaltens aller autonomen, d. h. unwillkürlichen Impulse, ist, die der korrekten Ausführung nicht nützlich und daher für sie störend sein können.

Man hat ein Bewegungsmuster gelernt, wenn kein in Bezug auf dieses Bewegungsmuster unzweckmäßiger Impuls an die Muskeln gesendet wird. Die richtige Ausführung eines Bewegungsmusters setzt demnach eine *Differenzierung* in der Tätigkeit des Nervensystems voraus. Wenn eine solche Differenzierung nicht oder nicht im richtigen Maße stattfindet, treten Störungen auf, die die Ausführung des Bewegungsmusters beeinträchtigen oder sogar verhindern. Überflüssige Muskelspannungen sind unwillkürliche Kontraktionen, die Ausdruck und Begleiterscheinung einer mangelhaft entwickelten Funktion sind – aus welchen Gründen auch immer.

Ein Kind, das gerade schreiben lernt, wird den Stift kräftiger als notwendig zwischen den Fingern drücken und dabei eventuell die Nacken- und Schultermuskulatur anspannen, die Zunge aus dem Mund strecken und Kiefer- und Gesichtsmuskulatur verspannen, oft auch die Bein- und Bauchmuskeln. Nicht zuletzt wird sich auch seine Atmung verändern. Der Stift wird gelegentlich vom Kind unbeabsichtigte Bewegungen ausführen, „Kleckse" machen u. s. w. – alles als Folge unkoordinierter, d. h. dem Zweck noch nicht angepasster Muskelanspannungen und -entspannungen. Eine bis zur letzten Konsequenz geführte mechanistische Auffassung würde die Muskulatur des Kindes für krank erklären (die gleichen unkontrollierten, beim Schreiben als mehr oder weniger „normal" betrachteten Verspannungen würden beim Spielen oder beim Essen ein spastisches Symptom abgeben) und zur Behebung der Mängel eine langwierige Arbeit an den Muskel selbst ansetzen – offensichtlich ohne Erfolg.

Weniger analytisch eingestellt, heilt nun das Kind seine nicht richtig funktionierende Muskulatur funktionell, d. h. durch die Verbesserung der Funktion des Schreibens (und so machen es in ihrem Bereich der Geiger, der Sportler, der Schauspieler, der Seilkünstler und auch jeder Handwerkslehrling).

Indem es sich das Ziel des zum Schreiben erforderlichen Bewegungsmusters, nämlich die akkurate Ausführung der Buchstaben, bewusst macht, erlangt es im Üben durch die allmähliche Verdrängung aller überflüssigen, unzweckmäßigen und daher störenden Muskelanspannungen eine Differenzierung und Verfeinerung der Muskelarbeit, die so zu einem der Funktion wenn nicht ideal, so doch zumindest einigermaßen befriedigend angepassten Bewegungsmuster wird. Die Bewegungen werden dann nicht mehr krankhaft wirken; das Kind ist „geheilt".

In ähnlicher Weise wie das Schreib-Bewegungsmuster können viele andere Bewegungsmuster von durch mangelhafte Anpassung an die Funktion erzwungenen und nun mehr oder weniger festgefahrenen Nebenerscheinungen (von chronischen Nacken-, Schulter-, Rippen- oder Bauchmuskulatur-Verspannungen bis hin zu solchen, die bereits einen umfangreichen, verselbständigten Komplex bilden) und von deren oft schwerwiegenden Wirkungen befreit werden.

In der gleichen Weise, und *nur* in der gleichen Weise (das heißt von der Funktion zu ihren Ausführungskomponenten, und nicht durch den Versuch die unzähligen und auf verschiedenen Ebenen tätigen Komponenten wie in einem Puzzle zusammen zu „löten") kann man die von einer Zerebralparese, von einem Schlaganfall u. a. m. lädierten Funktionen des Nervensystems wiederherstellen.

Bekannterweise entsteht eine Bewegung durch abwechselndes Spannen und Entspannen verschiedener Muskeln oder Muskelgruppen: ein Muskel kann sich nur verkürzen (spannen) oder seine ursprüngliche Länge wieder erreichen (entspannen). Wenn der Muskel, – absichtlich oder infolge einer mangelhaften Steuerung im ZNS – schon *vor* einer Bewegung verkürzt (verspannt) ist, wird seine Bereitschaft die Bewegung auszuführen durch das Maß seiner Spannung begrenzt: Je kürzer ein Muskel ist, umso mehr muss er arbeiten, um sich weiter zu verkürzen.[81]

Eine andere Folge der in geringerem oder größerem Maße fehlenden Steuerung der hemmenden Impulse im Zentralnervensystem sind die so genannten *residualen Spannungen* im zu entspannenden Muskel. Sie verzögern die Hemmung seiner Kontraktion in den Fällen, in denen diese Kontraktion erfolgt. Dies seinerseits verzögert und erschwert die vom gegensätzlich arbeitenden Muskel bewirkte Bewegung. Dieses Phänomen ist, in geringerem Maße, im Erlernen jeder motorisch betonten Fertigkeit gegenwärtig (wie z. B. ein Musikinstrument spielen, Jonglieren, Artistik oder im einfachen Laufen) sowie in jeder Tätigkeit, die Geschicklichkeit oder schnelle Reaktionsfähigkeit verlangt: je langsamer die Hemmung der physiologisch nicht dazu gehörenden oder gar gegensätzlich wirkenden Muskelkontraktionen, um so verzögerter und mühsamer erfolgt die angestrebte Bewegung. Es besteht ein Mangel an oder eine ungenügende *Differenzierung* in der Steuerung im Zentralnervensystem.

---

81 Ein Muskel erreicht die maximale Anspann- und Entspann-Geschwindigkeit nur am Anfang dieser zwei seiner Tätigkeiten. Zum Beispiel: Jede schnelle Bewegung kann nur dann von einem Körperglied ausgeführt werden, wenn diese Bewegung in einer sehr schmalen Amplitude ausgeführt wird, d. h. wenn einer der antagonistischen Muskeln schon sehr kurz nach dem Anfang seines Anspannens loslässt, um „Raum" für die Arbeit seines antagonistischen „Kollegen" zu lassen. Schnell abwechselnde Bewegungen können nie eine große Amplitude haben, d. h. sie können nie bei stärkeren Muskelkontraktionen entstehen. Ein praktischer Beweis dafür ist die Unfähigkeit mancher Pianisten eine bestimmte Geschwindigkeit in der Bewegung ihrer Finger zu erreichen. Das liegt unter Anderem gerade daran, dass ihre Finger überflüssig große Bewegungen während des Spielens ausführen. (Ein anderer Grund sind residuale Spannungen in den Extensoren als Folge ungenügender Differenzierung der Impulse). Bei Sängern geschieht ein ähnliches Phänomen, wenn der/die Sänger/in beim Ausatmen die Luft nicht ökonomisch dosieren kann, d. h. wenn die Rippenmuskulatur sich viel zu stark anspannt, um die Luft aus den Lungen auszuatmen, so dass mit dem nächsten Einatmen ein asthmatisches Geräusch mitzuhören ist. Zur Lockerung der Muskulatur wird in vielen Fällen die so genannte „Schütteltechnik" angewendet, in der durch ein schnelles Abwechseln in der Drehrichtung eines Armes oder Beines eine nur sehr oberflächliche abwechselnde Anspannung in den Antagonisten hervorgerufen wird.

Genau diesem Phänomen begegnet man in der spastischen Lähmung – in Bereichen, in denen bei einem gesunden Kind die natürliche Entwicklung allmählich zu einer angemessenen Differenzierung führt. Das Erlernen differenzierter Bewegungsausführung erfordert *differenziert wirkende Reize*, d. h. Reize, die so präzise gerichtet sind und wirken, dass sie eine *differenzierte Reaktion des Nervensystems* ermöglichen, was gleichbedeutend mit der Hemmung entgegenwirkender Nervenimpulse ist. Je grober die Reize sind, umso undifferenzierter antwortet darauf das Nervensystems, das auf grobe Reize *blockweise* reagiert.

Die Erziehung des Nervensystems eines spastischen Kindes verlangt die gleichen Strategien, die ein Jongleur oder ein Pianist zum Erlangen ihrer Fertigkeiten in Anspruch nehmen. *Die gleichen Gesetze regieren das Nervensystem des Pianisten, des Jongleurs und des spastischen Kindes.* Die Tatsache, dass das spastische Kind *andere* Fertigkeiten erlernen soll (sich von der Rücken- in die Bauchlage drehen, die Körperglieder koordiniert und differenziert bewegen, kriechen, krabbeln und gehen) ändert nicht die Gesetze, nach denen sein Nervensystem differenzieren (d. h. nicht dazu gehörende oder entgegenwirkend Impulse hemmen) lernt. Sie berechtigt somit zu keinen Handlungen, die sich beim Pianisten oder beim Jongleur, auf ihrem entsprechenden Gebiet angewendet, kontraproduktiv und schädlich, in manchen Fällen katastrophal auswirken würden. Der Zerebralparesepatient hat zwar ein lädiertes Nervensystem, aber kein Nervensystem zweiter Klasse.[82]

Beispiele von *Undifferenziertheit* hat man auch beim Ziehen einer Gerade auf dem Papier, wobei die ungeübte Hand oft von der gewünschten Richtung abkommt oder zittert, oder beim Versuch den vierten Finger zu betätigen, was üblicherweise außer bei Instrumentalisten oder Tänzern ohne die aktive Beteiligung anderer Finger nicht möglich ist. Eine totale Undifferenziertheit in den Impulsen eines Nervensystems (in solch einem Nervensystem hätten

---

82 Aufgrund der Länge finden Sie diese Fußnote auf Seite 190

sich die Impulse zu keinem gezielten, mehr oder weniger organisierten Bewegungs- oder Verhaltensmuster verdichtet) könnte man mit dem Bild und mit dem Geräusch auf dem Fernsehbildschirm, nach Programmende vergleichen: *Es wird nichts und alles gleichzeitig gesendet* – wie es bei Hirnverletzungen mit Komazustandsfolgen (z. B. beim apallischen Syndrom) der Fall ist.

Fast alle vom Menschen täglich ausgeführten Tätigkeiten nehmen Bewegungsmuster in Anspruch, *die ihren höchsten Entwicklungsgrad noch nicht erreicht haben*. Daher findet bei der Ausführung dieser Bewegungsmuster auch nicht die notwendige Differenzierung statt, die eine überflüssige, oft schädliche Muskelarbeit ausschalten würde.

Schwerkraft

Ein vollkommen verkannter, unser Bewegungsverhalten nichtsdestoweniger bestimmender Faktor ist das Schwerkraftfeld und unsere angemessene oder mehr schlechte als rechte Anpassung an es. Das Stehen und das Gehen eines Menschen, um nur die grundlegendsten und für eine selbständige Existenz notwendigsten Funktionen zu erwähnen, werden im Laufe der Kindheit und auch später im Leben von entwicklungs- und funktionswidrigen, diese Funktionen missbrauchenden Bedingungen (wie unnatürlich langes Stillhalten im Stehen oder im Sitzen, Schultaschen tragen etc.) stark beeinträchtigt. Es entstehen Abweichungen von der gesunden Haltung des Körpers im Schwerkraftfeld, d. h. von der Körperhaltung, so wie sie bei einem Kleinkind mit einer normalen Entwicklung spätestens im zweiten Lebensjahr „frisch" nach der vollständigen Inanspruchnahme der oben genannten Funktionen, zu sehen ist.

Ein optimal an die Schwerkraft angepasstes Nervensystem würde jede Bewegung in der Art ausführen, dass das *Skelett*, durch die räumliche Anordnung seiner Teile und *mit nur minimaler Muskelarbeit*, das Gewicht des Körpers trage. Die Skelettmuskeln haben in der Tat hauptsächlich die Funktion, die verschiedenen Bewegungen – mit anderen Worten die Übergänge von einer Stellung zur nächsten – so auszuführen, dass dieser ideale Zustand erhalten und der Körper ständig in Gleichgewicht bleibt.[83]

Überflüssige Spannungen in den verschiedenen Muskeln sind somit ein Ausgleich für eine mangelhafte Anpassung des Nervensystems an die Schwerkraft. Die Gründe dafür können sehr verschieden sein. Die von der Zerebralparese im Nervensystem verursachten Störungen sind einer davon. Sie sind das Haupthindernis für schnelle, leichte und präzise Bewegungen. Außerdem sind sie wichtiger Bestandteil vieler psychosomatischer Krankheitssyndrome und die nicht immer erkannte Ursache vieler Beschwerden des Bewegungsapparates.

Eine zweckmäßige Anpassung des Nervensystems an die Schwerkraft bedeutet, dass das Skelett der Hauptträger des Körpergewichts ist, während eine nur geringe Spannung in den Streckmuskeln besteht. In einem solchen Zustand wird jede Bewegung als leicht und bequem empfunden, die physiologisch maximale Geschwindigkeit erreichbar und das Gleichgewicht erhalten.

Man vergegenwärtige sich dagegen die förmlich gequälte, gegen imaginäre Hindernisse kämpfende Bewegungssprache eines Spastikers, die allerdings derjenigen des Nichtschwimmers, der in tiefes Wasser fällt, sehr ähnlich ist: die Bewegungen des letzteren dienen genauso wenig seinen Zwecken wie die eines spastischen Kindes, das versucht zu gehen.

Gemeinsam ist beiden die Fähigkeit zu *lernen*, die Bedingungen ihrer Umgebung (Luft, Wasser, Schwerkraft) korrekt einzuschätzen und ihr Verhalten ihrer neuen Wahrnehmung entsprechend zu ändern.

---

83 Um den Unterschied zwischen Skelett- und Muskelfunktionen zu verstehen sollte man sich vorstellen, wie ein Körper ohne Skelett stehen und sich bewegen würde. Der Unterschied zwischen einer funktionalen und einer „mechanistischen" Betrachtung des Ganzen wird erkennbar, wenn man sich vorstellt, wie Muskeln und Skelett ohne Nervensystem funktionieren würden.

Die Stütztechnik

Eine der Techniken, die in der Feldenkrais Methode zur Förderung eines besseren Umgangs mit der Schwerkraft praktiziert werden, ist die so genannte Stütztechnik. Dabei übernimmt ein abgestuftes, abwechselndes und gerichtetes Stützen verschiedener Körperteile die (von den Muskeln falsch ausgeführte) Funktion der Haltung des Skelettes. Die Stütztechnik wird hauptsächlich im Liegezustand angewendet, weil das Gehirn in diesem Zustand eine völlige Ausschaltung aller für das Aufrechtstehen zuständigen Funktionen erreichen *kann*.

Nur wenige in ihrem Körperbewusstsein hoch entwickelte Menschen (wie manche Yogi) erlangen dank einer optimalen Schwerkraftanpassung des Nervensystems die optimale räumliche Anordnung aller Skelettteile, die ein vollständiges Ausruhen auch im senkrechten Zustand (im Stehen oder im Kopfstand) ermöglicht. Um seine Streckmuskeln zu entlasten braucht der „normale" Mensch hingegen eine Liegefläche, welche dem Körper eine allgemeine, wenn auch undifferenzierte Stütze bietet. Wenn die Streckmuskeln ihrer Funktion nicht mehr genügen können (d. h. wenn der Körper müde ist, und sich keine Liegegelegenheit anbietet), werden, um ein Fallen zu vermeiden, bei jedem Gleichgewichtsverlust automatisch die Nackenmuskeln gespannt, was dann die ganze Streckmuskulatur wieder „wachruft" – der so genannte „Richt-Reflex".

Es ist nun ein weit verbreiteter Trugschluss, dass sich die Streckmuskeln im Liegezustand auch entsprechend *entspannen* werden, nur weil sie die Funktion der Aufrechterhaltung nicht mehr ausüben müssen. Genauso wie für die Erhaltung des aufrechten Standes unnötig viel (im Falle einer Zerebralparese darüber hinaus eine um ein Vielfaches gesteigerte) Muskelarbeit aufgewendet wird, bleibt die Streckmuskulatur in der Tat auch im Liegezustand unnötigerweise zum Teil noch bei ihrer Arbeit.

Die Liegefläche bietet die Gelegenheit, die dem Aufrechtstehen dienende Muskelarbeit und Reflexe einzustellen. Dennoch kann das Nervensystem diese Gelegenheit nur im Rahmen seiner jeweiligen Anpassungsfähigkeit an die Schwerkraft annehmen.

Im Gegensatz zur allgemeinen, undifferenzierten Stützung, die eine Liegefläche anbietet, nimmt die Stütztechnik eine gezielte und differenzierte vor, die den auch im Liegezustand unnötig arbeitenden Muskeln den Prozess der Entspannung „beibringt".

Das Stützen eines Körperteils hat in der Feldenkrais Arbeit nicht die Aufgabe den Muskeln entgegenzuwirken, sondern vielmehr die, ihre Bestrebungen zu *unterstützen*. Die Stützbewegung versucht also nicht, einen verkürzten (verspannten) Muskeln durch Dehn- oder andere Versuche zu „verlängern". Derartige Versuche riefen nur den Widerstand und damit eine noch höhere Anspannung des Muskels hervor, da der Reiz, dem das Nervensystem mit der Muskelverkürzung zu begegnen versucht, durch ein aufgezwungenes Dehnen *nicht* gelöscht wird. Vielmehr bewegt die Stützbewegung die Knochen in Richtung des Muskelzugs zueinander und hält sie während der Stützzeit in diesem Zustand. Auf diese Weise wird der vom Nervensystem angestrebte, wenn auch kontraproduktive Zustand *durch fremde Einwirkung erhalten. Eine Muskelkontraktion ist nicht mehr erforderlich.* Nach einer „Vergewisserungsfrist" erteilt das Nervensystem den Muskeln keine Kontraktionsbefehle mehr: die Muskeln können ruhen.

Wichtig ist hier vor allem das „Feedback", die Rückmeldung an die steuernden Zentren im Gehirn. Sie nehmen das von den Händen des Behandelnden gesicherte Ergebnis der bisher *eigenen*, nun eingestellten Befehle differenzierter und bewusster wahr. Es geht hier nicht um ein Bewusstmachen im Intellekt, sondern um eine elementare Bewusstheit, um eine Bewusstheit der Empfindung, die jedem lebenden Wesen (ob Physikprofessor, Kleinkind oder Katze) zu eigen ist, wobei es durchaus sein kann, dass die Katze auf diesem

Gebiet über eine größere Bewusstheit verfügt, als es der Physikprofessor jemals erlangen kann ...

Das Feedback meldet, dass es (zuerst zumindest im Liegen) überflüssig ist, der Schwerkraft durch die *eben eingestellten Muskelkontraktionen* zu begegnen, und dass mit der Einstellung der Kontraktionsbefehle keine Gefahr für die Selbsterhaltung verbunden ist. Da dies weniger Mühe bedeutet und einen leichteren Weg zur Selbsterhaltung weist, adoptiert das Nervensystem nach wiederholten solchen Meldungen diesen ökonomischeren Weg, seinen naturgegebenen Gesetzen gemäß (siehe „künstlicher Fußboden" in „Mittel: Funktional" auf S. 160).

Die allmähliche Entspannung der gestützten Muskeln (*sie* müssen die Erhaltung des vom Nervensystem für notwendig erachteten Zustandes *nicht mehr* gewährleisten, sie werden vielmehr selbst *gehalten, sie sind passiv*) beeinflusst den gesamten Muskeltonus. Allmählich fangen auch andere Muskelgruppen an ihre überflüssige Arbeit einzustellen. Die Einstellung unzweckmäßiger und überflüssiger Impulse bedeutet physiologisch gesehen zunächst ein Absenken des Aktivitätspegels und damit eine Beruhigung, die ihrerseits eine verfeinerte Wahrnehmung ermöglicht und fördert. Es bedeutet aber vor allem eine erste *kontrolliert* gesteuerte Handlung in einem Bereich, der bisher außerhalb der Steuerungskontrolle war.

Die Entspannung der unnötig arbeitenden Muskelgruppen wurde nicht durch eine den Widerstand des Nervensystems überwindende Handlung, sozusagen *gegen* das Nervensystem, herbeigeführt, sondern *vom Nervensystem befehligt*, aufgrund einer *empfindungsmäßig bewussten* Wahrnehmung der an ihn gestellten, die Selbsterhaltung sichernden Forderungen.

Die Entspannung ist erfolgt, nicht weil das Nervensystem der Selbsterhaltung dienend (zum Beispiel um einen Sehnenriss oder Knochenbruch zu vermeiden) nicht mehr anders *konnte* und nachgeben musste, sondern, weil es eine weniger mühsame Selbsterhaltungsstrategie wahrnehmend nicht mehr anders

„wollte" – was eine Umsetzung des als Motto diesem Beitrag vorangestellten Leitsatzes ist:

> „Weder korrigiere ich, noch heile oder unterrichte. Ich schaffe nur die notwendigen Bedingungen, in denen jemand **lernen** kann."[84]

Wenn das Stützen stufenweise nachlässt (die Wirkung besteht in einer Abwechslung von Stützen und Nichtstützen, Anwendung von Kontrasten, s. Abschnitt „Kontraste"), bleiben die Muskeln infolge der Trägheit trotz der Änderung entspannt. Weil der Körper liegt und daher keine Gefahr zum Fallen besteht, hat das Nervensystem die Möglichkeit zu erkennen, dass auch im nicht gestützten Zustand, zumindest im Liegen und wenn auch zuerst nur für eine kurze Zeit, keine Muskelkontraktionen nötig sind um der Schwerkraft entgegenzuwirken. Es ist aufgrund der verfeinerten Wahrnehmung, dass das Nervensystem neue Möglichkeiten des kinästhetischen Vokabulars kennen lernt.

Im wiederholten Stützen und Nichtstützen wird das Nervensystem in seiner neuen Einschätzung, in seiner *neuen Wahrnehmung* des Schwerkraftfeldes (und dadurch in der Wahrnehmung einer anderen Bewegungsqualität) wiederholt bestätigt. Diese Bestätigung macht diese „bewusstere" und differenzierte Wahrnehmung und das daraus resultierende Verhalten allmählich zu einem festen Bestandteil der Bewegungssprache. Im Laufe der Behandlungen lernt das Nervensystem dieses angenehmere, ökonomischere Bewegungsverhalten auch im Sitzen, im Stehen, allmählich auch in komplizierten Bewegungs- und Verhaltensmustern einzusetzen. Das neue Bewegungsmuster wird zu einem dynamischen Faktor, der dank dem naturgegebenen Streben des Nervensystems hin zu einer optimalen Funktion imstande ist, selbständig auch für neue Situationen das richtige Anpassungsmuster zu ermitteln.

---

84 Hervorhebung durch den Autor

In der Anwendung der Stütztechnik (und darin besteht ihr funktionaler Charakter) wendet man sich nicht an die Muskeln, Gelenke, Reflexe u. s. w., sondern an das Nervensystem (mit seinen *Erfahrungen* im Schwerkraftfeld und den *daraus resultierenden* Reflexen, Funktionen und Verhaltensmustern), das aufgrund korrekter oder falscher Einschätzungen (Wahrnehmung), seine Impulse aussendet. Die Verspannung eines Muskels erfüllt eine vom Nervensystem als zweckmäßig angesehene Aufgabe. Man kann deshalb einen unnötig mit schädlichen Folgen gespannten Muskel nur so (dauerhaft) zur Entspannung „überreden", indem man die Bestimmung seiner Anspannung in Betracht zieht, d. h. die Funktion, in die diese Anspannung irrigerweise als Komponente des Bewegungsmusters eingebettet wurde, und nicht, indem man an dem Muskel, an der Sehne (als statische, selbständige, sich selbst regierende Einheit betrachtet) oder am Reflex selbst etwas zu ändern versucht.

Der Muskel wird vielleicht nach einer Dehn- oder Wärmebehandlung oder nach einer beliebigen anderen lokalen oder gymnastischen Behandlung für eine oder mehrere Stunden „gedehnt" und infolgedessen „lockerer" bleiben; mit dem Auftreten der Situation, in der seine Spannung vom Nervensystem als notwendig empfunden wurde, wird er sich unweigerlich wieder anspannen.

Weil sie die funktionale Bedeutung der Muskeltätigkeit außer Acht lässt, kann eine „mechanistische" oder reflektorische Behandlung oder gar ein operativer Eingriff das Nervensystem nicht dazu befähigen, den Irrtum seiner Einschätzung zu erkennen und zweckmäßigere Impulse an die Muskeln zu senden.

Eine bahnbrechende Einstellung

Die von Moshé Feldenkrais entwickelte Bewegungslehre nennt sich im Gegensatz zur gängigen Bezeichnung absichtlich nicht Heil- sondern Lernmethode. Dies nicht, weil die Wirkung ihrer Anwendung die Merkmale des

Heilens (Linderung bzw. Beseitigung der Beschwerden) nicht aufweisen würde, sondern weil diese Wirkung auf dem Wege des Lernens erreicht wird.

Der „Behandelte" („Schüler" in Feldenkrais' Sprache) erfährt einen auf der kinästhetischen Ebene stattfindenden Lernprozess, in dem er die falschen Ansätze zur Lösung einer kinästhetischen (d. h. Körperempfindungs- und Bewegungs-) Aufgabe erkennen und ein effizienteres, seinen Zwecken dienlicheres Bewegungsvokabular entdecken und sich aneignen lernt.

Wenn man die Entwicklung des Säuglings beobachtet, wird man feststellen, dass es eine bestimmte Hierarchie in der Funktionenentwicklung und eine strikte zeitliche Abfolge dieser gibt. Am Anfang agiert und reagiert das ganze Nervensystem eines gesunden Säuglings und damit sein ganzer Körper im Block. Es bestehen noch keine differenzierten Funktionen. Der Säugling kann somit zuerst nur liegen und ist unfähig, sich im Raum zu drehen oder gerichtete Bewegungen auszuführen. Seine Bewegungen sind in dieser Phase zackig und richtungslos. Man kann sagen, das Kind führt sich in seinen ersten Lebensmonaten wie „spastisch gelähmt" auf.

Bahnbrechend an der Arbeitsweise der Feldenkrais Methode ist die inzwischen sowohl wissenschaftlich als auch von der Praxis bestätigte Einsicht, dass der Spastische (ob erwachsen oder neugeboren) nicht (wie leider nur zu oft gehandhabt) ein „defekter Organismus" (ähnlich einer defekten Maschine) ist, der durch mehr oder weniger Gewalt anwendende Eingriffe „repariert" (eher „hingebastelt") werden kann. Der spastische Säugling ist vielmehr, was eine normale Entwicklung anbelangt, in den meisten Fällen genau so lernfähig wie der gesunde Säugling. Dies verdankt der Neugeborene (und in beträchtlichem Maße auch der Erwachsene) einer Unzahl von zur Verfügung stehenden Gehirnzellen, die fähig sind, die Rolle der durch die Krankheit zerstörten Zellen zu übernehmen.

Je früher in der Entwicklung eines Menschen dieser Lernprozess ansetzt, desto schneller und unproblematischer wird er vonstatten gehen, weil noch keine oder nur relativ wenige „kranke" (unzweckmäßige) Muster (Gewohnheiten) Zeit gehabt haben sich einzuüben und Teil des Selbstbildes zu werden. Die Verbindungslinien in dieser immensen Kommunikationszentrale, die das Gehirn und das Nervensystem eigentlich bilden, sind noch nicht durch chaotische Botschaften falsch gekoppelt. Sie sind noch frei und können unter kundiger Unterweisung durch Millionen von „Ersatzarbeitern" (gesunden Gehirnzellen) reibungslos in Betrieb genommen werden.

Um zu verstehen welche Folgen ein wegen spastischer Lähmung verursachter Steuerungsmangel für die physische Entwicklung eines Säuglings haben kann, reicht es, sich die Auswirkungen einer leichten Spastizität der Nackenmuskeln vorzustellen: Ein übermäßiger Tonus der Nackenmuskeln erlaubt es dem Säugling nicht, den Kopf den Reizen seiner Umgebung entsprechend zu bewegen und er wird nie lernen können, sich von der Rücken- in die Bauchlage zu drehen. Dies wiederum wird einer Entwicklung seiner Rückenmuskeln im Wege stehen. Die kräftige Arbeit dieser Muskeln ist unbedingt notwendig für das spätere Kriechen und Krabbeln. Ohne Kriechen und Krabbeln gelernt zu haben, wird das Kind nicht sitzen, stehen und gehen können. Dies stellt nur ansatzweise die physischen Konsequenzen einer Nackenmuskeln-Spastizität beim Säugling dar.

Wahrnehmen

Der ein oder zwei Monate alte Säugling kann noch nicht greifen, kriechen, laufen, sprechen u. s. w., d. h. all die Funktionen ausführen, bei denen eventuelle spastische Symptome deutlich erkennbar wären. Das ist auch der Grund dafür, dass eine spastische Lähmung nur in Verbindung mit der funktionalen Entwicklung des Säuglings festgestellt wird, also erst wenn eine Verzögerung in der Beweglichkeitsentwicklung auftritt, wenn das Kind noch nicht die Bewegungen ausführen kann, die ein gesunder Säugling *schon ausführen würde.*

Es ist indessen erheblich leichter spastische Säuglinge in die Bahnen einer normalen Entwicklung einzulenken als schon spastisch entwickelte Kinder, bei denen eine viel komplexere und detaillierte Wiederherstellung der zurückgebliebenen und missentwickelten Funktionen notwendig ist. Wenn man beim spastischen Säugling die Fähigkeit die Schwerkraft *wahrzunehmen* wiederherstellt, wird seine Entwicklung meist ohne fremde Hilfe ihren normalen Ablauf nehmen. Er wird wie jedes gesunde Kind die verschiedenen Phasen (sich drehen, kriechen, krabbeln, sitzen, stehen, gehen) von alleine absolvieren können, was mir von eigenen Erfahrungen in der Arbeit mit spastischen Säuglingen bestätigt wurde. Deswegen sind die Techniken zur Wiederherstellung eines normalen, für das Erlernen von Funktionen notwendigen Wahrnehmungsvermögens des Nervensystems einer der wichtigsten Bestandteile der Feldenkrais Methode.

Sie macht sich in diesem Zusammenhang die Tatsache zunutze, dass das Wahrnehmen (die Wirkung eines Reizes mit Hilfe der Sinnesorgane aufnehmen und erkennen) abhängig von der relativen Intensität des Reizes im Kontext der übrigen umgebenden und in uns existierenden Reize ist. Einige praktische Beispiele können vielleicht besser erleuchten was ich meine: Beim Sehen wird man am Tage das Sternenlicht nicht wahrnehmen können. Was das Hören betrifft kann man in der Nähe eines laufenden Flugzeugmotors andere Geräusche nicht mehr wahrnehmen. Und auf der kinästhetischen Ebene (auf der Ebene der Körperempfindung) wird man nicht fühlen können, ob sich auf den schweren Koffer, den man trägt, eine Fliege niedergelassen hat oder nicht.

Gleichermaßen, wenn man sich in irgendeinen Gedanken, in irgendein Problem vertieft (innerer Reiz), merkt man oft nicht, dass jemand mit einem spricht. Es gilt leider hier auch: der Stärkere siegt. Das ist der Grund, warum ein von Spastizität gereiztes, mehr oder weniger ins Chaos gestürztes Nervensystem nicht fähig ist, sich an das Schwerkraftfeld in seinen Bewegungen optimal anzupassen, genauso wie jemand, der in Gefahr ist aus dem zwanzigsten Stock herunterzufallen, nicht fähig ist, eine fröhliche Melodie zu pfeifen.

Es entsteht hier ein Teufelskreis: die Überreizung, die für das Nervensystem des Spastikers charakteristisch ist, verursacht eine Beeinträchtigung der Wahrnehmungsfähigkeit, die ihrerseits die Überreizung des Nervensystems fördert. Dieser Teufelskreis kann in der Feldenkrais Methode durch eine besondere Technik durchbrochen werden: durch die Anwendung von Kontrasten.

Kontraste

Es ist eine allgemein gemachte Erfahrung, dass man, wird man eine bestimmte Zeit lang demselben monotonen Reiz ausgesetzt, dieser Reiz schwächer und zum Schluss gar nicht mehr wahrnehmen wird. Wenn wir Schuhe tragen, werden wir uns nach einiger Zeit, falls die Schuhe unseren Füßen mehr oder weniger angepasst sind, nicht mehr bewusst sein, ob wir Schuhe tragen oder nicht. Wir werden beim Lesen nicht merken, wie das Tageslicht in den Abendstunden allmählich unter den Beleuchtungsgrad, bei dem wir noch angenehm lesen können, sinkt, bis wir oder jemand Anderer uns das künstliche Licht anmacht.

Die Wahrnehmung kann in allen Sinnesbereichen durch das Erzeugen eines Kontrastes verstärkt werden. Stellen Sie sich vor, dass man beim Gehen alle zehn Minuten die Schuhe für ein paar Schritte auszieht. Die Wahrnehmung „unsere Füße sind bekleidet" wird nicht mehr abschwächen; wir werden uns nach jeder Schuhpause unserer Fußbekleidung wieder bewusst.

Im Falle eines an Zerebralparese Leidenden fördert die von chaotischen Botschaften des Nervensystems gestörte Wahrnehmung und die daraus resultierende fehlerhafte Anpassung an die Schwerkraft parasitäre Bewegungen (unnötige, zur beabsichtigten Bewegung nicht gehörende Muskelaktivität), welche die Ausführung jeder beabsichtigten Bewegung erschweren oder vereiteln. Ein Beispiel dafür ist der gleichzeitige Einsatz des Beugemuskels und des Streckmuskels.

Einer der ersten Schritte auf dem Weg zur (Wieder-)Herstellung physiologisch korrekter Bewegungsmuster ist Ordnung stiften in den vom Nervensystem gesendeten Botschaften. Der *erste* Schritt auf diesem Weg ist die Befähigung des Gehirns die parasitären Bewegungsmuster und ihre Kontraproduktivität zu erkennen und zu hemmen. Die parasitären Bewegungsmuster sind unkontrollierte Bewegungen und haben somit Gewohnheitsqualität. Das können die ungeschickten Bewegungen der noch steifen Hand eines Klavierschülers oder das Gehbewegungsmuster eines Spastikers sein. Beide „Gewohnheiten" können mit Hilfe der Kontrasttechnik auf die Ebene der bewussten Empfindung (was etwas anderes ist als geistiges Bewusstsein) gehoben und überflüssig gemacht werden.

Die Kontraste fördern die Selbstempfindung und die Fähigkeit die Schwerkraft angemessen wahrzunehmen und in das Bewegungsverhalten zu integrieren. Sie wirken wie ein sinnstiftendes Sieb für chaotisch verlaufende Nervenimpulse, die hier zum ersten Mal ein sinnvolles und produktives Feedback und eine sinnvolle und produktive Wirkungsbahn erfahren, für die sie allmählich mobilisiert werden. Es ist wie ein Ariadnefaden in der Arbeit zur Herstellung physiologisch korrekter Bewegungs- und Verhaltensmuster.

Im Folgenden möchte ich ein Experiment versuchen, um die in der Feldenkrais Methode benutzten abstrakten Begriffe wie Bewusstheit, Differenzierung und Integration auf einer anderen Wahrnehmungsebene als der kinästhetischen zu verdeutlichen. Ich habe die semantische Ebene ausgewählt, weil sie die einzige ist, auf der wir jetzt kommunizieren. Mein Experiment wird wie eine kurze Sitzung in Funktionale Integration für die Funktion des Lesens wirken.

Bitte sehen Sie sich jeden der folgenden Texte einzeln an und versuchen Sie ihn zu entziffern:

Diuaemrseasr Tinuenxat ekasrbilradyubt erst Irchstinen drakos Ermapfleindren dummer KLeksichtrigkelsit zartu verblustrahlehksen, dramas jacqemlande irgend süderinter Bremswetteglasichrtkeit extrafähigrat, wertnein süßberflottmüsslinge, parisasanitklärste ursand strecköreinesdte Brewetguernigsmukloster anualfragebogebein warteredraen. Südihrem wusterdustern ekrafahrten, waskuraum geist untermönstgleich bist, streiglch strachnweltul zacku bremswrhegeistn, wrakeneign SIgheilren Brockenwegenunstgern vielosten dreiersten prakratsistärsten Mozustikeran breszglaselitesrt warteredraen ustnopd Südihrem warteredraen verblustrahlehksen, drakulasos „maerthirk Brekasmasürhustunge" erst Irchstinen artulach nerivecvhetn ekeramstöglpriochet, Isharmest Atiukgeln srilannkvraoilul ursntade sarcishnoexlal ükblaetar drixelt Bruycshsimtralblevn zartu bremswettegresin, stroknadlerisn nokustr dukrimnel Blaexwuyssthrteklit zarwitzscohtesn daresmn nrortwexnudrikgsetn urtnasde drexny süßberflottmüsslingen Bruycshsimtralblevn mycarciehtezn destirznrtezn Ustniteovraschlierad.

Ich glaube, Sie konnten nichts von dem Text verstehen.

Bitte versuchen Sie nun den folgenden zu entziffern:

Diuaemrseasr Tinuenxat ekasrbilradyubt erst Irchstinen drakos Ermapfleindren dummer KLeksichtrigkelsit zartu verblustrahlehksen, dramas jacqemlande irgend süderinter Bremswetteglasichrtkeit extrafähigrat, wertnein süßberflottmüsslinge, parisasanitklärste ursand streckörcinesdte Brewetguernigsmukloster anualfragebogebein warteredraen. Südihrem wusterdustern ekrafahrten, waskuraum geist untermönstgleich bist, streiglch strachnweltul zacku bremswrhegeistn, wrakeneign SIgheilren Brockenwegenunstgern vielosten dreiersten prakratsistärsten Mozustikeran breszglaselitesrt warteredraen ustnopd Südihrem warteredraen verblustrahlehksen, drakulasos „maerthirk Brekasmasürhustunge" erst Irchstinen artulach nerivecvhetn ekeramstöglpriochet, Isharmest Atiukgeln srilannkvraoilul ursntade sarcishnoexlal ükblaetar drixelt Bruycshsimtralblevn zartu bremswettegresin, stroknadlerisn nokustr dukrimnel Blaexwuyssthrteklit zarwitzscohtesn daresmn nrortwexnudrikgsetn urtnasde drexny süßberflottmüsslingen Bruycshsimtralblevn mycarciehtezn destirznrtezn Ustniteovraschlierad.

Dieses Mal konnten Sie vielleicht einige Worte entziffern.

Versuchen wir es mit den nächsten drei Versionen und sehen wir, ob Sie nicht nur Worte entschlüsseln, sondern den Text fließender lesen können:

DiuaemrSeasr TinuenXat ekasrbilradyubt erSt Irchstinen drakoS Ermapfieindren dummer KLeksichtrigkelsit Zartu verbluStrahlehksen, dramaS jacqemlande irgeNd Süderinter BremsWetteglasichtrtkeit extrafähigrat, wertNeiN süßberflottmüsslinge, parisaSanitklärste ursand strecköreinesdie BrewetguernigsmukloSter anualfragebogebein warteredraeN. Südihrem Wusterdustern ekrafahrten, waskuraum geiSt untermönstgleich bist, Streiglch Strachnweltul Zacku bremsWrhegeistn, WrakeNeigh sIgheilren Brockenwegenunstgern VielOsteN dreierSten prakratsistärsten MozuStikeran breszglaselitesrt WarteredraeN ustNopd Südihrem WarteredraeN verbluStrahlehksen, drakulaSoS „maerthirk BrekasmasürhuStunge" erSt Irchstinen artUlach Nerivecvhetn ekeramstöglpriochet, Isharmest Atiukgein SrilanNkVraOilul ursNtade SarCishNoexlal ükblaetar drixelt BruyCshsimtralblevn Zartu bremswettegresin, StrOknadlerisn Nokustr dukrimnel Blaexwuyssthrteklit ZarWitzScohtesn daresmn Nrortwexnudrikgsetn urtNasde drexny süßberflottmüsslingen BruyCshsimtralblevn mycarCiehtezn destirzNrtezn UstNiteovraschlierad.

Dieser Text erlaubt es Ihnen das Empfinden der Leichtigkeit zu verstehen, das jemand in seiner Beweglichkeit erfährt, wenn überflüssige, parasitäre und störende Bewegungsmuster aufgegeben werden. Sie werden erfahren, warum es unmöglich ist, sich schnell zu bewegen, wenn Ihre Bewegungen von diesen parasitären Mustern begleitet werden und Sie werden verstehen, dass „mehr Bemühung." es Ihnen auch nicht ermöglicht, Ihre Augen sinnvoll und schnell über die Buchstaben zu bewegen, sondern nur die Bewusstheit zwischen den notwendigen und den überflüssigen Buchstaben machen einen Unterschied.

Dieser Text erlaubt es Ihnen das Empfinden der Leichtigkeit zu verstehen, das jemand in seiner Beweglichkeit erfährt, wenn überflüssige, parasitäre und störende Bewegungsmuster aufgegeben werden. Sie werden erfahren, warum es unmöglich ist, sich schnell zu bewegen, wenn Ihre Bewegungen von diesen parasitären Mustern begleitet werden und Sie werden verstehen, dass „mehr Bemühung" es Ihnen auch nicht ermöglicht, Ihre Augen sinnvoll und schnell über die Buchstaben zu bewegen, sondern nur die Bewusstheit zwischen den notwendigen und den überflüssigen Buchstaben machen einen Unterschied.

Und nun dürfen Sie den ganzen Originaltext ohne „parasitäre Muster" lesen:

Dieser Text erlaubt es Ihnen das Empfinden der Leichtigkeit zu verstehen, das jemand in seiner Beweglichkeit erfährt, wenn überflüssige, parasitäre und störende Bewegungsmuster aufgegeben werden. Sie werden erfahren, warum es unmöglich ist, sich schnell zu bewegen, wenn Ihre Bewegungen von diesen parasitären Mustern begleitet werden und Sie werden verstehen, dass „mehr Bemühung" es Ihnen auch nicht ermöglicht, Ihre Augen sinnvoll und schnell über die Buchstaben zu bewegen, sondern nur die Bewusstheit zwischen den notwendigen und den überflüssigen Buchstaben machen einen Unterschied.

In der Feldenkrais Methode werden Sie erfahren, wie Sie mit Hilfe von Kontrasten die wirklich funktionalen Bewegungsmuster besser gegenüber den parasitären, überflüssigen wahrnehmen können. Durch Kontrastierung wird es Ihnen möglich, zwischen den beiden *zu unterscheiden* und nur die zu benutzen, die Sie wirklich benötigen. Die Feldenkrais Methode hilft Ihnen nicht nur zwischen den *Bewegungen* der Augen, des Kopfes, der Hüfte u. s. w. zu unterscheiden, sondern mit Hilfe ungewöhnlicher Bewegungen (bspw. Augenbewegung entgegen der Kopfbewegung, Kopfbewegung entgegen der Hüftbewegung) können Sie auch die unbewussten parasitären Bewegungsmuster in Ihrem Alltagsbewegungsrepertoire zu *erkennen*. Die Fähigkeit oder Unfähigkeit, die Augen, den Kopf, die Schultern und die Hüfte in dieselbe oder in gegensätzliche Richtungen zu bewegen, zeigt, wie weit die überflüssigen und parasitären Bewegungsmuster Sie in Ihren *Alltagsbewegungen* stören. Die Feldenkrais Methode erzeugt einen Kontrast in Ihrem Bewegungsrepertoire durch den Einsatz von ungewöhnlichen Bewegungsmustern und mit Hilfe eines derartigen Kontrasts werden Ihnen die überflüssigen, parasitären und störenden Bewegungsmuster bewusst, die Sie sonst *nicht wahrnehmen könnten.* Das Ergebnis ist eine Bewegungssprache, die frei von Einmischungen von unbeabsichtigten Mustern ist, und in der Folge eine größere Leichtigkeit in Ihren Handlungen und in der Verwirklichung *Ihrer Absichten.*

Die Technik des Kontrasterzeugens wird in der Feldenkrais Methode sowohl in der Berührung als auch in der Bewegung angewandt um eine deutlichere, bewusstere Empfindung der Schwerkraft zu ermöglichen und zu erzielen.

Berühren und Bewegen erfüllen in der Feldenkrais-Arbeit komplexe Funktionen. Zwei davon sind:

1. Dem spastischen Kind das Spüren des eigenen Körpers, die für die Entwicklung unverzichtbare Selbstempfindung, zu vermitteln und zu fördern;

2. Dem spastischen Kind durch das gerichtete Stützen eine Pause in seinem Kampf innerhalb des Schwerkraftfeldes zu gönnen. Nach einer solchen Pause wird es die Wirkung der Schwerkraft unbefangener als vorher empfinden und daher angemessener darauf reagieren. Es lernt allmählich die Wirkung der Schwerkraft „richtig" einzuschätzen und in seine Bewegungen effizient einzubeziehen. Seinem bis jetzt unkontrollierte und widersprüchliche Befehle produzierenden Nervensystem vermittelt man durch gezieltes und gerichtetes Stützen im richtigen Augenblick, dass es das gleiche Ziel mit viel weniger Aufwand erreichen bzw. dass man es *überhaupt* erreichen kann. Das Kind entdeckt ihm bis dahin unbekannte Bewegungsmöglichkeiten und in den sinnvoll stützenden und bewegenden Händen einen ersten Orientierungs- und ordnenden Faktor.

Die Tätigkeit in der Feldenkrais Methode überhaupt, in ihrer Anwendung an spastischen Kindern insbesondere, besteht in einem ständigen und inhaltsreichen Gespräch des Empfindens mit dem Kind durch die Hände. Nur sinnvoll „erzählende" Hände können die für einen Lernprozess notwendige Aufmerksamkeit erwecken. So war ich oft überrascht zu beobachten, dass manche Kinder während der Sitzung sogar im tiefsten Schlaf plötzlich lächeln. Solche

Reaktionen, von Kindern kommend, die oft unter zwei Jahre alt sind, stellen für mich den besten Beweis für die Richtigkeit der Arbeit dar. Ein weiterer Beweis ist auch, dass es in den schlimmsten Fällen höchstens eine Stunde dauert, bis die Kinder aufhören zu weinen und beängstigt zu sein und anfangen, sich für das zu interessieren, was sie in der Feldenkrais-Sitzung erleben. Denn die Aufmerksamkeit des Kindes ist geweckt, weil es durch die behandelnden Hände keinen abzuwehrenden, lern- und entwicklungswidrigen Eingriff in seine reichlich überreizte, verunsicherte Empfindungs- und Bewegungswelt wahrnimmt, sondern vielmehr die Identifizierung mit seinem Empfinden und eine unmittelbare Anleitung zu einer angenehmeren, den Bedürfnissen seines Nervensystems angemessenen Form des Seins.

Es ist schwierig, die komplexe Veränderung in wenigen Sätzen zu verdeutlichen, die ein von spastischer Lähmung verletztes Nervensystem während einer Schulung nach der Feldenkrais Methode vollzieht. Ich habe ständig das Bild einer sich öffnenden Blume vor Augen. Das, was unter den eigenen Händen geschieht, gehört, genau wie das Blühen, gleichermaßen zur Domäne des Natürlichen und des Wunders.

Text zur Fußnote 82 auf Seite 170:

Dies wird sogar von Vojta selbst bestätigt:

> „So entstand die Arbeitshypothese, dass die infantile Zerebralparese, die Spastik, die Athetose und andere Typen, keine spezifischen Grundbilder sind, sondern das Ergebnis einer unvollständigen Entwicklung der normalen Entwicklung."

— *Václav Vojta* [85]

> „Bislang beruht der Umgang gerade mit komatösen Patienten – aber auch in vielen anderen Bereichen der Medizin – auf der mehr oder weniger bewussten Annahme, der Patient reagiere ausschließlich auf die Anordnungen oder Maßnahmen, die ihm von außen zugeführt werden: eine Art naturwissenschaftlich orientiertes Reiz-Reaktions-Muster. Es wird erwartet, dass der Kranke auf einen definierten Stimulus von außen in einer beobachtbaren, weitgehend starren Weise reagiert – und dies sollen möglichst alle Patienten in gleicher Weise tun! Funktionalität[86] statt Individualität steht bei diesem Denken im Mittelpunkt. Mit dieser Objektivierung aber geht das Verständnis um das Einmalige, Individuelle völlig verloren."

— *Hinrich van Deest* [87]

Beim Praktizieren der Vojta-Therapie werden z. B. Kleinkinder in Stellungen gezwungen, aus denen sie sich selbst – unter dem Stress und der Angst, die ein

---

[85] *Die zerebralen Bewegungsstörungen im Säuglingsalter*, Kapitel 11: Reflexfortbewegung – neonataler Reflexautomatismus in der Motorischen Rehabilitation, S. 151

[86] Anmerkung des Autors:
besser gesagt „Reflexionalität"

[87] *Heilen mit Musik*, dtv 35117, S. 44

Kampf gegen eine sie überwältigende, wie es ihnen erscheinen muss, sie zu zerstören trachtende Macht, bedeutet, – durch ein „erwecktes reflektorisches" Bewegungsmuster befreien sollen. Der Stress ist, neben der mehr oder weniger vorhandenen reflektorischen Reaktion, als einzig wirkende Motivation der Kinder für die Durchführbarkeit der Therapie unerlässlich und somit fest eingeplant. Bei einer derartigen Therapie glaubt man, dass das Kind durch einen bis über die Grenze des Erträglichen stressenden Reiz zu irgendwelcher Bewegung gezwungen werden kann, die es nachher auch freiwillig, als willkommene Bereicherung seines Bewegungsrepertoires benutzen wird.

> „Durch die Kombination der Reize aus mehreren Reizstellen kommt eine räumliche Summation zustande."
>
> „Im Klartext: Die Verlängerung der Dauer der provozierten Haltung unter ständiger Reizung bedeutet Arbeit in Form einer isometrischen Muskelkoordination. Damit wird die Reizwirkung durch den Zeitfaktor verstärkt. Bei Aktivierung des Musters soll man also auch mit der zeitlichen Summation arbeiten können."
>
> — *Václav Vojta* [88]

Man hat anscheinend, um es milde zu formulieren, nicht in Erwägung gezogen, dass aufgrund der tatsächlich existierenden Hierarchie der Reize, das, was das Kind aus der Therapiesitzung mit nach Hause nehmen wird nicht unbedingt eine neue Bewegung, sondern vor allem ein Trauma ist, eine neue Erfahrung in Angst und Ohnmacht, und dass die am unanfechtbarsten erzielte Wirkung eine weitere Steigerung des allgemeinen Muskeltonus bedeutet. Das bedeutet weiterhin weniger Bereitschaft und Fähigkeit, differenzierte Bewegungen auszuführen und eine verminderte Anpassungsfähig-

---

[88] *Die zerebralen Bewegungsstörungen im Säuglingsalter*, Kapitel 11: Reflexfortbewegung – neonataler Reflexautomatismus in der Motorischen Rehabilitation, S. 151

keit an die Schwerkraft, sowie eine ablehnende, sich zur Abkapselung und zur panischen Reaktion auf jede Berührung hin entwickelnde Einstellung, die alles andere als die optimale Bedingung für die Aufnahme und Integration von neuen kinästhetischen Informationen (kinästhetisches Lernen) oder sonst entwicklungsfördernd ist.

Natürlich ist es so, dass, wenn man unter die Fußsohle eines Menschen eine brennende Kerze stellt, dieser seinen Fuß reflektorisch wegziehen wird, wobei es allerdings sein kann, dass er sich, falls ihm diese Bewegung unter normalen Bedingungen nicht ohne weiteres möglich ist, eine Muskelzerrung dabei holt. Der Unterschied zwischen dem Beispiel mit der Kerze und dem zur reflektorischen Reaktion gezwungenen behinderten Kleinkind ist zunächst, dass ein Kleinkind keine Möglichkeit hat, in den Stellungen, aus denen es sich aus eigenen Kräften „befreien" muss, den vom Erwachsenen ausgeübten Zwängen auszuweichen. Erschwerend kommt in der Regel hinzu, dass die in dieser Art gezwungenen Kleinkinder darüber hinaus noch schwer behindert sind. Kinder und besonders Kleinkinder sind durch ihr noch nicht ausgereiftes Nervensystem um ein vielfaches zerbrechlicher, empfindlicher, leichter mittels einer Reizüberflutung ins seelische und neuro-muskuläre Chaos zu stürzen, weil sie den Reiz viel intensiver wahrnehmen als jeder Erwachsene. Es ist übrigens anzumerken, dass man reflektorisch nicht lernen, sondern nur dressiert werden kann. Da auch auf elektrische Schocks reflektorisch reagiert wird, würde dies (dieselben Prinzipien auf die Spitze treibend) in der Tat auch das Ersetzen der Menschenhand durch diese rechtfertigen. Wenn man versuchen würde, die Therapeutin oder den Therapeuten, die derartige Anwendungen an behinderten Kleinkindern ausüben, in eine ähnliche physische und psychische Lage zu versetzen, dann müsste man die Betroffenen von einem „Meister"-Paar in einer Catch-Arena von einer Ecke in die andere schleudern und zwischendurch auch in bestimmte „therapeutische" Stellungen „zwingen" lassen; ein paar Stunden lang. Vielleicht, würden sie dann verstehen können, warum die Kinder in ihren Händen schreien …

Kommentar zu einigen Bemerkungen des Herausgebers und „wissenschaftlichen Beraters" der deutschen Übersetzung von „Body and Mature Behaviour", deutscher Titel „Der Weg zum reifen Selbst"

An dieser Stelle erlaube ich mir einen Kommentar zu einigen vom Herausgeber der deutschen Übersetzung von *Body and Mature Behaviour*, in Deutsch *Der Weg zum reifen Selbst*, gemachten Bemerkungen (S. 9 u. 10 des Buches sowie seine Anmerkung Nr. 2 auf S. 262) über die „Aktualität" und über die Gültigkeit der Erkenntnisse aus den 40er Jahren. Feldenkrais gründet seine Thesen zu seiner Methode auf diese Erkenntnisse, weil die in diesen Bemerkungen offenbarte Sichtweise symptomatisch ist und gerade dadurch die physiotherapeutische, bzw. neurophysiologische Lern-Praxis unmittelbar beeinflusst.

Ich zitiere:

> *„Es sollte jedoch betrachtet werden, dass der wissenschaftliche Stand, auf dem diese Vorträge basieren, eben der Stand der 40er Jahre war. Einiges, was damals die neueste Erkenntnis war, gilt heute als veraltet, überholt oder widerlegt. So hat sich die Sichtweise des Gehirns deutlich gewandelt; und zwar zugunsten einer eher molekularbiologischen, in der „nassen" Regulationsprozessen immer größere Bedeutung beigemessen wird. Während zur Zeit dieser Vorträge die Erklärung für die meisten neurologischen Fragestellungen primär in den elektrophysiologischen Prozessen der Nervenzellen gesucht werden (von denen man sich vorstelle, dass sie wie eine große zentralistisch gelenkte Telefonzentrale der 40er Jahre zusammenwirken), richtet sich heute das Augenmerk immer mehr auf die komplexe Dynamik an den Synapsen.*
>
> *Während man damals – noch ganz in Banne des sog. Maschinenzeitalters – versuchte, das Gehirn als einen eher passiven Mechanismus, der in erster Linie auf Außenimpulse*

reagiert, zu beschreiben, sieht man es heute eher als einen permanent aktiven, sich selbst stimulierenden und in erster Linie mit sich selbst beschäftigten Organismus. Doch gerade zu letzterem – in der heutigen Zeit oft als neuesten Trend proklamierten – Aspekt finden sich bereits Hinweise und Kernideen in diesen frühen Vorträgen, die Feldenkrais als genialen Pionier erkennen lassen."

Es mag sein, dass die wissenschaftliche Betrachtung, d. h. die Betrachtung und Definition des Komplexes Mensch, sich hier und da in den letzten 50 Jahren „optimiert" hat. Trotz aller dieser konzeptuellen „Optimierungen" hat sich leider in der immer noch vorwiegend mechanistisch gebliebenen medizinisch-therapeutisch-erzieherischen Realität der Praxis, *so gut wie nichts geändert*. Ich bin fest davon überzeugt, dass es einem behinderten Säugling oder Kleinkind und seinem Therapeuten während einer Behandlung nach Vojta oder nach Glenn Doman[89] *absolut nichts ausmacht*, ob das Gehirn als ein hierarchisch organisierter Komplex (früher) von elektrophysiologischen Prozessen oder (in einer eher *„molekularbiologischen"* Betrachtungsweise) von „nassen Regulationsprozessen" angesehen wird.

Eigentlich würde die aus den 40er Jahren stammende, „überholte" Sicht des Gehirns als hierarchisch organisierten Komplex eher deutlich machen, dass die unterentwickelte „Fein-Motorik" bei einer spastischen oder anderweitigen Lähmung durch die in „aktualen" Therapien ausgeübten groben Reize, d. h. Reize, die Reaktionen „in Block" hervorrufen, *nicht* gefördert werden kann. Feldenkrais selbst hat in den 70er Jahren wiederholt gesagt, dass die vorhandene Menge an Wissen und Information mehr als genug sei, um, wenn dieses Wissen auch sinnvoll angewendet, sehr viele Behinderungen heilen zu können. Das Problem läge nicht am Informationsmangel, sondern am Mangel *einer sinnvollen Verwendung* dieser Information dort, wo diese Verwendung angebracht und notwendig wäre. Mit anderen Worten, solange man *nur* auf

---

[89] Siehe auch Text zur Fußnote 30 auf der Seite 145

einer konzeptuell spekulativ-theoretisch-abstrakten, analytisch passiv beobachtenden Ebene fortschreitet, ohne fähig zu sein, die Gültigkeit und die Effektivität der gewonnenen Erkenntnisse durch ihre *praktische* Anwendbarkeit zu prüfen, bleibt dieser Fortschritt in der Beobachtung der Phänomene vollkommen irrelevant für die Praxis.

Als Feldenkrais im Jahre 1981 nach einer Einzelsitzung mit einem achtjährigen Kind (dem, als es drei Jahre alt war, Orthopäden einige Halswirbel zusammengelötet hatten, und aufgrund dessen das Kind gelähmt blieb) vom Vater dieses Kindes gefragt wurde: „Was denken Sie, kann man meinem Kind mit Ihrer Methode noch helfen?" antwortete er ziemlich wütend auf diese Frage; wütend, weil der Vater dieses Kindes mit seiner Frage eine allgemein verbreitete Unfähigkeit zum Ausdruck brachte, offensichtliche, *hier und jetzt* erreichte Verbesserungen wahrzunehmen, sowie die Neigung, sich mit „Meinungen" und abstrakten, willkürlichen Konzepten zu beschäftigen: „Was ich denke? Ich denke nichts. Ich tue was. Nur andere denken wie man ein Kind hier und da besser schneiden kann. Man kann es nicht nur da schneiden (wo er operiert wurde, meinte Feldenkrais). Jetzt könnte man überall schneiden und hier und da verlängern (d. h. überall wo sich die Muskulatur wegen der Spastik auf Grund der operativen Intervention verkürzt hatte), und am Ende aus dem Kind ein Museumsstück machen. Ich denke nichts, sondern ich tue was – ich versuche, dem Kind das Leben wieder zurückzugeben, das es verdient hat." Als der Vater des Kindes Feldenkrais fragte, ob seine Methode, sein Verfahren („procedure") neu sei, antwortete Feldenkrais: „Sicher ist das ein neuartiges Verfahren und dass diese Methode nur für Sie neu ist, ist ein kleines Übel. Sie wird irgendwann weltweit bekannt, weil sie viel mehr als das Skalpell erreichen kann und dem Kind das Gefühl gibt, dass es Jemand ist."

Ich habe dies nur zitiert, um zu zeigen, wie unangemessen und arrogant der Versuch ist, die Gültigkeit der theoretischen Grundlagen der Feldenkrais Methode und damit die *Effektivität* dieser Methode auf Grund „neuester

Erkenntnisse" in Frage zu stellen – was übrigens bereits öfter versucht worden ist. Vielmehr bestätigen diese „neuen Erkenntnisse" immer wieder die Richtigkeit der Feldenkrais' Gedanken, wenn diese „neuen Erkenntnisse" auch realitätsbezogen sind. Mit nichtssagenden Argumenten wie „Das stimmt nicht mehr ganz" oder „Heutzutage wird diese Behauptung nur teilweise akzeptiert" etc. wird die Gültigkeit von Erkenntnissen aus den 40er Jahren relativiert, ohne andererseits zu erklären, *warum* das so ist und welche aus der Praxis gewonnenen Erkenntnisse die Richtigkeit der „veralteten" widerlegen. Der Versuch, die theoretischen Grundlagen der Feldenkrais Methode mit Hilfe einer ihre Begründung schuldig bleibenden Relativierung als „veraltet und überholt" zu charakterisieren, zeigt, wie unfähig die neuen „Erkennenden" sind ihren Erkenntnissen auch einen *praktischen* Sinn zu geben. Auch das Umbenennen von Terminologien hat keine Konsequenzen in der Praxis und für die Entwicklung dieser Praxis.

Diese „neuen" Erkenntnisse über Reflex, Synapsen etc. finden ihren Ausdruck vielmehr auf einer *spekulativen sprachlichen Ebene*, d. h. sie sind ein *Verbalisierungsversuch* zur Schilderung bestimmter Phänomene, der nichts an der hohen Effektivität der Feldenkrais' Arbeitsweise zu ändern vermag und somit an der Richtigkeit (d. h. Wirklichkeitsbezogenheit und Praxisrelevanz) der diese Arbeit untermauernden Erkenntnisse. Ein Mangel an Wirklichkeitsbezogenheit und der Versuch, die Gültigkeit praxiserprobter und -bestätigter Gesetzmäßigkeiten ohne entsprechenden Ersatz aufzuheben, schaffen das Vakuum, in dem sich von der Pflicht einer praxisbezogenen Erhärtung befreit erachtenden, absurden, willkürlichen, eigenmächtig proklamierten Gesetzen folgende Verfahren zu tummeln legitimiert sehen. Wie auch der Herausgeber des Buches *Der Weg zum reifen Selbst* und Verfasser der Bemerkungen zur deutschen Ausgabe dieses Buches (die Objekte dieses Kommentars sind) in seiner 17. Bemerkung aus dem Buch *Physiologie des Menschen* von Smith, R.F., Thews, G. zitiert: „Die ... Gruppierung und Typisierung ... sollte nicht den Blick dafür verstellen, dass es vielerlei Arten von Mischformen gibt, und dass jede der bekannten Einteilungen in der einen oder anderen Weise willkürlich ist."

Bezogen auf die Praxis der heutzutage angewendeten Therapie-Methoden wirkt die Existenz dieser „neuen" Erkenntnisse so, wie für unsere Ohren, oder genauer gesagt, für unsere *auditive Wahrnehmung* eine „Ultraschallmusik" wirken würde. Es gibt Erkenntnisse, die, nicht nur dass sie, unabhängig von jeder neuartigen Benennung, ihre universelle Gültigkeit bewahren, sondern deren Gültigkeit, gerade dank ihrer Universalität, durch neue Entdeckungen bestätigt und untermauert werden. Dank ihrer *praktischen* Bestätigung gehören die „veralteten" Erkenntnisse von Moshé Feldenkrais zu den universal gültigen. Es wäre vielmehr ratsam, diese „überholten" Erkenntnisse in den neuen Stand des Wissens zu integrieren, um aus diesem neuen Wissen, anstatt „willkürlicher Typisierung und Gruppierung" einen sinnvollen Zusammenhang mit Hilfe des in diesem Wissen potentiell existierenden Sinn zu schaffen, und so den Stand des Wissens zu bereichern.

Andererseits, während „die Gruppierung und Typisierung" in ihrer höchst detaillierten Willkür überwuchert, stößt man immer noch, trotz neuester Erkenntnisse in der allgemeinen Betrachtungsweise und Verständnis des menschlichen Verhaltens, auf die von Feldenkrais erwähnte „fundamentale Ignoranz":

> „Gemeint ist hier eine Unwissenheit wesentlich schlimmerer Art: jene fundamentale Ignoranz, die sich selbst in die Wissenschaft einschleicht. Abstraktionen, die verallgemeinert und zeitweise übertrieben werden, richten einen unermesslichen Schaden an. In Wirklichkeit wissen wir nur sehr wenig darüber, was im Leben wichtig ist und was nicht."
>
> — *Moshé Feldenkrais*[90]

---

90 *Der Weg zum reifen Selbst*, Junfermann Verlag

Der Ausdruck „passiver Mechanismus" kommt nicht von Feldenkrais, sondern vom Verfasser der deutschen Übersetzung. Feldenkrais wäre mit dieser Sichtweise des Gehirns auf keinen Fall einverstanden: Er sagte spottend über Ausdrücke wie „locker lassen", dass nur Kot weich und locker liegen kann, bis er nach einiger Zeit trocknet.

Was nun die Beschreibung des Gehirns als „passiver Mechanismus" betrifft, der „vorwiegend" *nur* „passiv" auf Impulse reagiert, lässt sich Folgendes bemerken: Die Tatsache, dass ein Gehirn und ein Nervensystem auf Außenimpulse reagieren, macht dieses Gehirn und das ihm gehörende Nervensystem *zu einem aktiven Organ* (im Unterschied zum *„Mechanismus"*, einem Begriff, der sogar unter den „Feldenkrais"-Lehrern der neueren Generationen die leider immer noch existierende mechanistische Denkweise verrät), weil die Reaktionsfähigkeit auf die Außenimpulse,

... erstens, einen lebenden Organismus von der nicht lebenden Materie unterscheidet (ich kann ein Möbelstück mit weniger Gefahren kaputtschlagen, als wenn ich solche Absichten einem Lebewesen gegenüber zeige),

... zweitens, *diese Reaktionsfähigkeit ist die einzige Chance* für die Entfaltung, für das Lernen und für das Überleben eines Organismus und

... drittens, ich wüsste nicht, wie ich dazu kommen könnte, eine Sprache zu kennen und sie zu beherrschen, ohne diese Sprache *zuerst* gehört und gelesen zu haben, unabhängig davon, wie viel mein Gehirn „sich selbst stimuliert und sich mit sich selbst beschäftigt".

Dass das Gehirn „ein *permanent aktiver*, sich selbst stimulierender und in erster Linie mit sich selbst beschäftigter Organismus" ist, hat Feldenkrais nie in Frage gestellt, sondern diese Tatsache voll in Anspruch genommen und ihr in der Anwendung seiner Methode *die entscheidende Rolle* für die *Qualität* der Ausführung unserer Bewegungen verliehen. Diese Rolle hat im westlichen Erziehungs- und Gesundheitssystem *bis heute wegen einer aktionistisch-*

mechanischen und leistungsgerichteten Einstellung den von ihr verdienten Platz *noch nicht* gefunden.

Schon lange bevor Ende der 70er Jahre die Aktivierung der Nervenzellen und ihrer entsprechenden Muskelgruppen *durch die Vorstellung* einer Bewegung als neueste Erkenntnis der Wissenschaft entdeckt wurde, wusste Feldenkrais davon Gebrauch zu machen. *Die bloße Vorstellung eine Bewegung zu machen* schafft einen funktionalen Kontext, in dem im Gegensatz zum tatsächlichen Tun, *ausschließlich* die Nervenzellen und Muskelgruppen aktiviert werden, die für die Ausführung *dieser bestimmten Bewegung* notwendig sind. *Die Vorstellung* bietet somit die Möglichkeit per Analogie (d. h. durch die Fähigkeit unseres Nervensystems zu lernen) anschließend auch in der *tatsächlichen Ausführung* all jene überflüssigerweise und störend „mitmischenden" Komponenten zu eliminieren, die zur Verzögerung, Ungeschicklichkeit und Spannungen in der Ausführung führen.

Ein Versuch, die theoretischen Grundlagen der Feldenkrais Methode durch Bezugnahme auf die angeblich schon längst „veralteten, überholten oder widerlegten Erkenntnisse" der 40er Jahren als „überholt" vorzustellen, kann nur ein immer noch fortdauerndes Missverstehen dieser Methode aufzeigen. Besonders wenn wir daran denken, dass die neueste Erkenntnis vom Gehirn, als „einem *permanent aktiven*, sich selbst stimulierenden und in erster Linie mit sich selbst beschäftigten Organismus", im fernen Osten schon vor Buddha und Patanjali selbstverständlich und die Grundlage aller Meditationstechniken war.

Dass der Herausgeber des Buches *Der Weg zum reifen Selbst* (eines Buches, das par excellence als Quintessenz der Grundlagen der Feldenkrais Methode angesehen werden kann) die Reaktion auf Außenimpulse nur als einen „passiven und mechanistischen" Zustand des Gehirns verstehen kann, zeigt wie tief „jene fundamentale Ignoranz, die sich selbst in die Wissenschaft einschleicht"

(S. 34 desselben Buches) sich jetzt auch in die Feldenkrais Methode einschleicht.

Mein Wunsch ist es, mit diesem Buch unter Anderem gerade dieser Gefahr Einhalt zu gebieten. Zum Bagatellisieren der für die Entwicklung unseres Nervensystems entscheidenden Eigenschaft und Fähigkeit des Gehirns, auf Außenimpulse zu reagieren, möchte ich mit Feldenkrais' Worten aus seinem Buch *Das starke Selbst* antworten:

> *„Angenommen, es wächst einer auf in einer Umgebung, die völlig konstant, also durchweg unverändert bleibt, so dass keine Reize ihn je erreichen und prägen können, die wesentlich verschieden wären von denen, die sein Nervensystem im Mutterleib erreicht hatten: Vermutlich würden die Nervenzellen wachsen und einige Verbindungen bilden; aber die Funktionsweise eines solchen Nervensystems würde kaum etwas mit der Umgebung zu tun haben, die wir kennen. Versuchen wir, uns das Innenleben eines solchen Menschen vorzustellen – welches seine optischen Empfindungen und Vorstellungen, seine Bilder sein könnten, da sie ohne jeglichen Bezug auf die Außenwelt wären –, so kommen wir zu dem Schluss, dass er zwar eine Reizung der Nervenzellen empfinden, aber kein Bild, keine Farbe, keine Perspektive, keinen Kontrast, keine Helligkeit wahrnehmen würde. Stellt man sich das gleiche für alle anderen Sinne vor, so lässt sich folgern, dass solch ein Mensch vielleicht ähnliche Gedanken und die gleichen Empfindungen und Triebe haben würde wie wir, jedoch nur als innere Wahrnehmung nervlicher Vorgänge und das heißt: als etwas ausschließlich Affektives. Seinen Gedanken fehlte jeder Inhalt, der sich auf Gegenstände, Geräusche, Bilder, Gerüche oder vom Tastsinn herrührende Empfindungen beziehen würde, wie wir sie von der Außen-, von unserer Umwelt beziehen.*
>
> *Was könnte solch ein Mensch als schön empfinden, außer einer Verringerung seiner muskulären Spannung? Welches wäre seine*

Vorstellung von Liebe, ohne jeden Bezug auf die Empfindungen, die wir erst durch unsere Erfahrung der Außenwelt ansammeln? Ohne solche Erfahrungen also kann es für uns nichts geben als ein Auf und Ab innerer Erregung, etwas Ähnliches, wie wir es vom Zorn, von der Freude und von anderen Affekten her kennen, aber ohne die Bestimmtheit, die es erst durch unsere Sinne erhält.

Was könnten Recht und Unrecht jemandem bedeuten, der niemals Belohnung, Strafe, Anerkennung, Vernachlässigung Zuneigung oder Abweisung erfahren hat? Was wäre für solch ein Wesen das Normalverhalten? Könnte es hysterisch, ausgeglichen, klug oder stumpf sein? Was heißt das überhaupt: ein Mensch ohne Erfahrung?

Selbst unsere Vorstellungskraft ist so sehr an unsere Erfahrung gebunden, dass, was außerhalb ihrer liegt, uns unvorstellbar ist. Alles, was wir tun können, ist, unsere Erfahrung ummodeln, indem wir mit der zeitlichen Reihenfolge der Ereignisse spielen und mit ihrer räumlichen Anordnung – und ähnliche kleine Kunstgriffe, die wir gerne für originell und erfinderisch halten. Selbst dieser Entwurf einer Vorstellung eines Menschen, der ohne persönliche Erfahrung der Außenwelt heranwachsen würde, übersteigt unsere Möglichkeiten: Wir können uns nicht einen Menschen vorstellen, der aufwachsen würde, ohne zu essen, ohne zu atmen, ohne all die unerlässlichen Erfahrungen der Welt, die mit der Zeit notwendig die Art Wesen heranbilden werden, das wir aus unserer eigenen Erfahrung kennen und das sich infolgedessen so verhält wie jemand, den wir gekannt haben könnten."

— Moshé Feldenkrais[91]

---

91 *Das starke Selbst*, Suhrkamp, S. 61-62

Dieses Zitat macht die schicksalhaften Konsequenzen in Behandlungen, Therapien und Erziehung von Behauptungen wie die Folgende deutlich:

> „Während man damals[92] – noch ganz im Banne des sog. Maschinenzeitalters – versuchte, das Gehirn als einen eher passiven Mechanismus, der in erster Linie auf Außenimpulse reagiert, zu beschreiben, sieht man es heute eher als einen *permanent aktiven*, sich selbst stimulierenden und **in erster Linie** mit sich selbst beschäftigten Organismus."[93]

Derart obskure verallgemeinernde verbale Formulierungen (deren Eigenschaft die aller pseudowissenschaftlichen Behauptungen ist, nämlich den Anspruch zu haben, wissenschaftlich zu sein) ermöglichen ein „wissenschaftliches Milieu", das ein Praktizieren von Therapien wie der von Vojta und von Glenn Doman zulässt; ganz nach dem Spruch „Alles hat einen Sinn" oder „Alles kann möglich und richtig sein" – alles ist egal, so oder so.

Um diesen langen Kommentar zu schließen, möchte ich noch einmal einen hier schon zitierten Satz von Feldenkrais wiederholen:

> „Abstraktionen, die verallgemeinert und zeitweise übertrieben werden, richten einen unermesslichen Schaden an."

---

92 Anmerkung des Autors:
   auf dem Stand des Wissens der 40er Jahre

93 Hervorhebungen durch den Autor

Der Fall Cornelius

Cornelius S. (1 Jahr, 11 Monate) kam Anfang August 1990 zu mir.

Sein Zustand war wie folgt:

Körperlich konnte er keinerlei Bewegung ausführen, weder absichtlich noch unabsichtlich. Er war nach der Glenn Doman-Methode behandelt worden. Diese Behandlung hatte eine derart traumatische Auswirkung auf das Kind gehabt, dass er sich von niemandem außer seiner Mutter berühren ließ. Angst prägte seine Haltung gegenüber seiner Umwelt. Die Dauerhaltung seines Körpers spiegelte seinen physischen und psychischen Zustand wider: die Arme waren in den Ellbogen gebeugt und nach hinten gedrückt, der Nacken verkürzt, sein Gesicht zeigte nach oben, die Beine waren gestreckt und steif, als ob sie zusammen zementiert wären. Der Gesamteindruck des Kindes am Anfang erinnerte mich an ein unbeholfenes, misshandeltes, zu Tode erschrecktes Tier. Seine Haltung gegenüber seiner Umwelt war antikommunikativ, eine verweigernde und permanent neurotische Schutzhaltung.

Der Zustand der Angst, in dem das Kind zu mir gebracht wurde, verhinderte jeden Versuch seine Glieder zu bewegen. Seine Steifheit wurde nicht nur durch seine Spastik verursacht, sondern auch durch seine psychische Verfassung, die ihm keinerlei Kommunikation mit seiner Umwelt erlaubte, keinen Empfang und keine Aufnahme von Impulsen und Anreizen von außen. Mit einem Kind, das in einer solchen Weise traumatisiert war, das jegliche Kommunikation mit seiner Umwelt ablehnte, konnte ich in keinster Weise überhaupt an irgendeine Art von Bewegung denken. Meine erste Aufgabe bei diesem Kind war, durch seinen kinästhetischen Sinn das Vertrauen in seine Umwelt wieder herzustellen.

Diese Aufgabe konnte am Besten dadurch erfüllt werden, ihm ein Gefühl des Wohlbefindens zu geben.

Während der ersten Sitzungen vermied ich konsequent irgendein Glied des Kindes zu bewegen. Ich zeigte ihm nur eine Art von Berührung, die nichts von ihm erwartete und seinen Körper nicht in eine andere Position bringen wollte, sondern ihm lediglich ein klareres, intensiveres und größeres Bewusstsein für seinen Körper vermittelte; so wie er war. Durch diese Art der Berührung erzielte ich schrittweise die Wiederherstellung der Würde dieses Kindes, so wie sie jedes andere gesunde und nicht misshandelte Kind normalerweise hat. Mit meiner ganzen Geduld und im Vertrauen auf die Feldenkrais-Erfahrung, die ich damals hatte, hielt und löste ich lediglich abwechselnd den Körper des Kindes, zuerst in den rumpfnahen Bereichen wie am Rücken und dem unteren Teil seines Bauches und später seine Glieder und ihre Extremitäten. Ich tat dies ganze drei Sitzungen lang, dann wurde das Kind empfänglich und aufgeschlossen für die Kommunikation mit seiner Umgebung. Die wichtigste Voraussetzung für jegliche Verbesserung seines funktionellen Zustandes war das Gefühl der Leichtigkeit. Noch vor dem Lernen jeglicher Bewegungsmuster, Koordination etc. benötigt ein Kind in einer solchen Verfassung eine positive Veränderung seines psychischen Zustandes, damit es den geeigneten Rahmen für die erforderliche Nutzung seiner Empfindungen, seines Fühlens und Denkens für das Erlernen eines neuen Bewegungsmusters bekommt.

In diesem Fall konzentrierte ich mich vor allem anderen *ausschließlich* auf die angenehme und positive Wahrnehmung des Kindes von sich selbst.

Es wurde nichts von ihm erwartet, was ihm auch nur den geringsten Stress bereitet hätte, und ich hatte in keiner Weise versucht die Stellung seiner Glieder zu verändern. Ich berührte das Kind in einer Weise, so dass sein Nervensystem die berührte Stelle einfach ohne jeden Ansatz einer Bewertung wahrnehmen konnte. Das Kind spürte und wurde sich der Nuancen meiner Berührung, der Unterschiede in der Intensität und der Länge der Zeit bewusst und richtete seine ganze Aufmerksamkeit auf sich, ohne ein Gefühl der Unsicherheit oder Angst. Damit erreichte ich es das Kind zu befähigen, die Kontrolle seines Nervensystems an den Stellen, die berührt wurden, zu erweitern und zu verfeinern. Wie bereits bekannt führt die Verbesserung der Kontrolle des Nervensystems zu einer Hemmung der ungewollten Spannungen in den Bereichen der Muskel-Hülle, die mit ihren spezifischen Bereichen im Gehirn korrespondiert. Der Druck oder Widerstand der Muskulatur, den das Kind an verschiedenen Stellen seiner Glieder und Gelenke fühlte, verringerte sich und ein Gefühl der Erleichterung und Leichtigkeit stellte sich ein. Dies führte zu einer mächtigen psychologischen und geistigen Befreiung, die das Kind befähigte, die Impulse, die es von seinem Umfeld erhielt, auf spielerische und sehr angenehme Weise zu verarbeiten und sich entsprechend zu entwickeln.

Beim Unterrichten des Kindes nach der Feldenkrais Methode stellte ich mich selbst als Umgebung mit einem besonderen Potential an Impulsen und Reizen dar, die dem Kind aber nur jene Impulse gab, die es in Harmonie mit seiner Lernfähigkeit verwerten und integrieren konnte.

Als es zum ersten Mal zu mir kam, war ich für das Kind eine fremde Umgebung und wegen seiner voran gegangenen Therapie-Erfahrung war seine anfängliche Angst voll und ganz gerechtfertigt. Als es – mit der Zeit – die Impulse, die ich anbot, kennen lernte, war es in der Lage, den Unterschied zwischen den früheren und gegenwärtigen Erfahrungen zu fühlen. So sagte mir seine Mutter nach vier Wochen, ich sei der beste Freund des Kindes.

Der Gemütszustand des Kindes gestattete ihm allmählich die positiven Anregungen, die ich ihm anbot, zu spüren. Zuerst fing ich an, seine Arme nur in die Richtung, in die es sie selbst zog, zu bewegen – ich habe es nur in seinem „Körpermuster" unterstützt um ihm zu zeigen, dass ich nichts von ihm erwarte, noch vorhabe es etwas Unbekanntem oder „Gefährlichem" auszusetzen. Nach einer ziemlich langen Zeit, einer typischen, notwendigen Länge der Zeit für schwer traumatisierte Kinder durch andere frühere Therapien, verstand das Kind meine Botschaft.

Jetzt konnte ich beginnen es auf der Matratze zu rollen und dabei seine Glieder dicht an seinem Rumpf zu halten. Auf diese Weise konnte das Kind den Raum um es herum „erforschen", ohne das Gefühl zu haben einem „Raum-Abenteuern" ausgesetzt zu sein – wie das gewöhnlich der Fall ist, wenn die Arme und Beine von der Mitte des Körpers weggezogen werden. Das Rollen des ganzen Körpers ohne jegliche Relativbewegung zwischen den Extremitäten und dem Rumpf gab dem Kind ein unerwartetes Gefühl der Sicherheit, das es zum Lachen brachte. Ohne dieses Gefühl der Sicherheit ist es unmöglich in einen spielerischen Gemütszustand zu kommen, der für jeden Lernprozess so nötig ist.

Nach diesem undifferenzierten Rollen habe ich versucht dem Kind das Gefühl der Länge und der Richtung seiner Glieder zu geben, indem ich sie entlang dem Knochen drückte oder indem ich sie in kurzen, leichten Schiebebewegungen bewegte. Ich vermied ausdrücklich jede Art von Bewegung der Gliedmaßen um ihre Bindegelenke: Diese Bewegung würde zu diesem Zeitpunkt alle Widerstände der angespannten Muskeln um das Gelenk herum geweckt haben und auf der psychischen Ebene wäre beim Kind ein Gefühl der Unsicherheit entstanden, das die bereits bestehenden Spannungen noch verstärkt hätte.

Nach weniger als drei Wochen 3- bis 4-stündigem täglichen Lernen (natürlich mit mehreren Pausen zwischendurch) war das Kind in seiner funktionalen Entwicklung so weit, dass es möglich war, seine Beine praktisch in jede Richtung mit einer Leichtigkeit zu öffnen und zu bewegen, wie wenn man eine Feder bewegt, und dies, indem jedes Bein nur an einer der Zehen gehalten wurde. Der Lernprozess fand in einer spielerischen Aufmerksamkeit statt, die sich auch in der Stimme und dem Beginn des Sprechens des Kindes während der Sitzungen äußerte – es sang vor sich hin und sagte einen Tiernamen, den es von seinen Eltern gehört hatte (Hase).

Das Kind wurde so aufgeschlossen, dass ich in einer der letzten Sitzungen mit ihm folgende Sache ausprobierte: Während es auf der Seite auf der Matratze lag, auf der ich mit ihm arbeitete, fing ich an, um es herum zu klopfen, zuerst vor seinem Gesicht und dann weiter weg, bis ich sehen konnte, dass seine Aufmerksamkeit nachließ oder es mein Klopfen nicht mehr wahrnehmen konnte (das war etwa einen halben Meter von ihm entfernt), und dann klopfte ich wieder näher und näher, aber dieses Mal näherte ich mich einem anderen Teil seines Körpers.

Das Kind spürte die Vibrationen meines Klopfens auf der Matratze, es nahm die Richtung, woher das Klopfen kam und die Intensität meines Klopfens wahr. Ich begann in dieser Weise zu spielen und fuhr fort, hinter seinem Rücken zu klopfen, um seinen Kopf herum, neben seinem Becken und den Beinen, während das Kind weiterhin auf seiner linken Seite lag.

Jedes Mal, wenn es mein Klopfen auf der Matratze ihm näher kommen spürte, begann das Kind zu lächeln, so als ob es sehr witzig für es wäre.

Durch diese Art des Klopfens versuchte ich erstens herauszufinden, wie weit in den Raum hinein die Wahrnehmung des Kindes reichte, d. h. sein Bewusstsein, und zweitens richtete ich die Aufmerksamkeit des Kindes durch das Wandern von einer Stelle, wo es das Klopfen auf der Matratze noch wahrnahm, zu dem entferntesten Platz auf der Matratze, wo es mein Klopfen nicht mehr wahrnehmen konnte, auf die kleinsten Unterschiede zwischen „gerade noch wahrnehmen" und „nicht mehr wahrnehmen" des Klopfens, wie bei einem „Versteckspiel". Meine Absicht war mehr, den kinästhetischen Sinn des Kindes und seine Beziehung zum ihn umgebenden Raum zu stimulieren, als sein Gehör. Die Aufmerksamkeit des Kindes wurde während dieser Art des Spiels immer schärfer, so dass es nach kurzer Zeit in der Lage war, die Richtung meines Klopfens auf einer Fläche wahrzunehmen, die dreimal weiter entfernt war als zu Beginn des Spiels. Das Bewusstsein des Kindes zum umgebenden Raum und seine Körper-Orientierung konnten sich dadurch festigen und erweitern.

Damit setzte ich einige abstrakte Dinge, die Feldenkrais nannte, als er zu Beginn seines Dallas-Workshops über seine Methode sprach, wie Orientierung, Aufmerksamkeit, Geschwindigkeit etc. in einfache, konkrete Dinge um, die von jedermann erlebt werden können auch von einem behinderten Kleinkind.

Die auffälligste Wirkung, die man nach einer guten Feldenkrais-Sitzung empfindet, ist die Erweiterung des Raumes um sich, als ob umgebende Mauern abgerissen worden wären und man sich in einer freien Landschaft bewegen könne. Diese Empfindung kommt durch den funktionellen Effekt der Feldenkrais Methode auf unser Nervensystem: der Kampf zwischen den antagonistischen Muskeln, der bei der Ausübung von Funktionen provoziert wird, die für die Durchführung unserer Absicht weniger entwickelt sind als diese sein müssten, oder bei der Ausübung von Funktionen in einem minderwertigen Bewusstseinszustand wie Wut, Angst oder jeder anderer Art von undifferenzierter Erregung. Dieser Kampf bewirkt physiologisch einen Druck der Muskeln auf das Skelett und die Gelenke und wird kinästhetisch als Begrenzung empfunden wie bei einem Gips-Verband (jeder kann dieses Gefühl bei dem Versuch, den Spagat zu machen, erleben …). Dieser Muskel-Kampf kann durch das Zunehmen unserer Wahrnehmung der verschiedenen Faktoren unserer Funktionsweise, wie zum Beispiel der Regelmäßigkeit und der Leichtigkeit unserer Atmung während der Ausübung einer bestimmten Funktion (Schreiben, Musizieren, Tippen und so weiter), reduziert werden.

Im Laufe der Zeit lernte das Kind spielerisch alle Funktionen, die ihm schließlich ermöglichten zu kriechen – diese ganze Entwicklung vom ursprünglichen Zustand, dem überhaupt jede Funktion fehlte, geschah in nur sechs Wochen Arbeit mit ihm.

Einige zusammenfassende Bemerkungen als Vorbereitung auf den praktischen Teil

Ich denke, mein Buch würde viel von seinem potentiellen Wert für das Verständnis der Feldenkrais Methode einbüßen, wenn es den Lesern nicht auch die Gelegenheit gäbe, eine praktische Erfahrung mit einigen der in diesem Buch erläuterten Aspekte der Feldenkrais Methode zu machen.

Ich habe mir dafür das Gebiet der spastischen Lähmung bei Kleinkindern ausgesucht, weil es meiner Erfahrung nach im Bereich der motorischen Störungen kaum ein anderes Thema gibt, das aufgrund der Verzweiflung und des Gefühls der Ohnmacht bei den betroffenen Eltern und der gravierenden Konsequenzen für die Kinder so brennend ist wie dieses.

Bevor wir zum praktischen Teil übergehen, möchte ich Ihnen dennoch einige Bemerkungen auf den Weg geben – zusammenfassend und als unverzichtbaren Leitfaden für eine angemessene, effektive Anwendung der im nächsten Kapitel beschriebenen Beispiele.

Die Berührung ist eine biologische Selbstverständlichkeit und eine Notwendigkeit. Dessen ungeachtet wird sie von ihrer *natürlichen und notwendigen Funktion als Kommunikationsmittel zwischen zwei Nervensystemen auf der sensorischen Ebene* entfremdet und dadurch in ihrer Anwendung missbraucht. Eine vorwiegend theoretische Spezialisierung im therapeutischen Bereich und der Hintergrund der allgemeinen gesellschaftlichen Tabuisierung der Berührung in der westlichen Kultur können als Ursachen benannt werden. Diese Spezialisierung zu therapeutischen Zwecken wird darüber hinaus vom Therapeuten aufgrund und auf dem Hintergrund einer hauptsächlich *intellektuell angeeigneten Theorie* und viel weniger aus einem mit Hilfe der selbst gemachten *Erfahrung* in den angewendeten Techniken gewonnenen Verständnis praktiziert. Derartige Spezialisierungen, die nicht auf Selbsterfahrung basieren, münden meist in Orientierungslosigkeit, was die Rolle und

Wirkung der Berührung betrifft, und in einer Unfähigkeit, die Berührung *spontan* sinnvoll, d. h. sich *den ständig verändernden Umständen* entsprechend, heilend einzusetzen. Es ist die Orientierungslosigkeit, die herrscht, wenn man in einer fremden, unbekannten Sprache mit Anderen zu kommunizieren versucht.

Jede Berührung in der Feldenkrais Methode ruft im Nervensystem des Berührten unvermeidlich eine bewusstere *Wahrnehmung* der berührten *Körperstelle* hervor. Die ausgeführten Berührungen und Bewegungen sind somit *keine* „passive Manipulation" an den Gliedern des Patienten/Schülers sondern ein Reiz oder Impuls in Form eines (pädagogisch-therapeutischen) Hilfsmittels, das einem Nervensystem gerade das bewusst macht, was dem Wahrnehmen und der Bewusstheit des Lernenden „entgangen" ist.

Zu diesen zwei maßgebenden Faktoren Wahrnehmung und Bewusstheit hier noch einige Leitgedanken: Solange ich, als Feldenkrais-Pädagoge, mit lebendigen Individuen zu tun habe, wende ich mich in allererster Linie dem Wahrnehmungsvermögen der Person und nicht seinen Knochen, Gelenken oder Muskeln als solchen zu. In meiner Arbeit orientiere ich mich selbstverständlich an den Problemen, die sich in den Muskeln, Gelenken u. s. w. als Symptome äußern, aber dies nur mit der Hilfe und von der Ebene der Wahrnehmung der behandelten Person aus. Ohne ein als positiv empfundenes, als positiv erlebtes Wahrnehmen und Erkennen dieser Impulse (Wahrnehmen und Erkennen, die tiefgreifende Verhaltens- und Bewegungsänderungen einleiten und kein passiver Vorgang sind), wird sich indessen die behandelte Person gewaltsam angegriffen empfinden. So beziehe ich mich in meinen Einzelsitzungen seien sie mit spastischen Säuglingen, Schauspielern und Tänzern oder mit Menschen, die im Koma „bewusstlos" liegen, auf der kinästhetischen Ebene dieser Personen, in erster Linie auf ihre Persönlichkeit und führe mit ihnen ein kinästhetisches „Gespräch"; ein Gespräch, das in allen „technischen" Details von einer Einstellung des Wohlwollens und des Geben-

Wollens[94] – und nicht des Korrigierens oder Zwingens – geprägt ist, wie auch von dem Urvertrauen in die Fähigkeit eines behinderten Menschen zu genesen, wenn man ihm nur die dafür geeigneten Bedingungen schafft. Heilen kann man nicht erzwingen, man kann nur dazu helfen. Diese Einstellung spiegelt sich in der Qualität der Berührung eines Therapeuten, beziehungsweise eines Pädagogen, und in seinem Umgang mit dem Behandelten im Allgemeinen wider.

Im gleichen Maße, in dem ein künstlerischer Ausdruck, sei er visuell, auditiv oder anderer Art, in Form einer Kommunikation auf der Sinnesebene entsteht, wird auch in der Anwendung der Feldenkrais Methode die *Wahrnehmung* einer Person angesprochen, dies aber auf der kinästhetischen Ebene. Ich behandle keine „Sträflinge" und keine Gegenstände sondern Individuen mit einmaligen Persönlichkeiten, deren *Befreiung* aus dem Kerker einer Behinderung – und nicht ihre Einkerkerung in neue Zwänge – meine Hauptaufgabe als Therapeut und als Pädagoge ist.

Was die *Bewusstheit* angeht, wird sie sehr oft mit der Willenskraft verwechselt. Feldenkrais sagte in einer seiner Vorlesungen, dass wer etwas kann, dafür keine Willenskraft benötigt. Um es andersherum zu sagen, wer von seiner Willenskraft Gebrauch macht, wird sein Können in einem viel geringeren Maße entwickeln, als wenn die Willenskraft ausgeschaltet bleibt. Willenskraft benötigen heißt, nicht können. Ich erwähne das im Zusammenhang mit der Anwendung der Feldenkrais Methode und besonders mit ihrer Anwendung an spastischen Säuglingen und Kleinkindern. Oft habe ich von Laien und sogar von Fachleuten gehört, dass sie nicht wüssten, wie die Feldenkrais Methode an behinderten Kindern anwendbar sei, gerade weil die Feldenkrais Methode um wirken zu können, die Bewusstheit in Anspruch nimmt, was bei

---

94 Das heißt von der Bereitschaft sich diesen Menschen bedingungslos zu widmen, ohne dass ich in meiner Auseinandersetzung mit ihrer Situation irgendwelche leistungs- und fortschrittsmäßige „Gegenleistungen" als Antwort auf meine „therapeutischen Bemühungen" erwarte.

den kleinen Kindern „noch nicht vorhanden" sei. Ihrer Meinung nach, werden kleine Kinder diese Bewusstheit nicht haben, weil sie keine Willenskraft besitzen. Vielleicht vergisst man zu schnell, was passiert, wenn man einem kleinen Kind seine Wünsche nicht befriedigt oder wenn man ihm das Lieblingsspielzeug unangemeldet aus der Hand wegnimmt. Die kleinen Kinder sind viel schneller „am streiten" als die Erwachsenen (den Krieg ausgenommen), gerade weil sie *ihren Willen* hemmungslos durchzusetzen versuchen. Es kann nicht heißen, dass Kinder keinen „Willen" haben, nur weil sie nicht den Drang haben, die Wünsche der Erwachsenen zu erfüllen.

Der Begriff Willenskraft ist in diesem Zusammenhang ziemlich falsch gebraucht. Die Willenskraft soll auch nicht mit der *Absicht* verwechselt werden. Willenskraft benötigt man nur dann, wenn man etwas tun soll, was gegen die eigenen Absichten ist. Bei der Verwirklichung der eigenen Absichten, und sei diese Verwirklichung auch von schwersten Hindernissen begleitet, empfindet man immer eine große Befreiung und Genugtuung, während man sich immer unter Zwang setzen müssen und sich entsprechend fühlen wird, wenn man eine Tätigkeit ausschließlich aus Willenskraft ausübt. Bewusstheit entsteht durch Wahrnehmung und Wahrnehmung wird von unserer Willenskraft am meisten abgestumpft.

Was hat das Ganze mit der praktischen Anwendung der Feldenkrais Methode zu tun?

In erster Linie hat es damit zu tun, weil weder die Berührung noch die Bewegung in der Feldenkrais Methode nach festen, in ihrer Reihenfolge festgesetzten und im Voraus geplanten Vorschriften ausgeführt werden. Für die Einhaltung eines Planes würde sich die Mobilisierung der Willenskraft in der Tat oft als einzig geeignetes Mittel erweisen. Vielmehr werden die ihr eigenen, durchaus genau definierten Modalitäten den jeweiligen Erfordernissen entsprechend in dem Maße eingesetzt, in dem diese Modalitäten vom Schüler, von seinem Nervensystem, *willenskraftfrei* angenommen und bearbeitet werden können. Dies kann beim selben Menschen von Sitzung zu Sitzung variieren.

Das Anleiten in der Feldenkrais Methode hat vor allem die Selbsterfahrung des Anleiters und des Schülers als „Leitfaden", indem dieser Selbsterfahrung die ihr zustehende Hauptrolle für das Verstehen und das richtige Anwenden der Methode verliehen wird. Im Feldenkrais Unterricht, im Einzel- und im Gruppenunterricht, *wird in erster Linie die Selbsterfahrung des Lehrenden vermittelt*, wobei das daraus resultierende Wissen, obwohl wissenschaftlich fundiert und dokumentiert, erst dann von Wert ist, wenn es als ein Verstehen durch einen Aha-Effekt entsteht. Die Selbsterfahrung des Schülers hängt aber von der Fähigkeit eines Pädagogen ab, die Methode und somit seine eigene Selbsterfahrung in der Methode weiter zu vermitteln. Durch ihre Fähigkeit zu fühlen, wahrzunehmen und zu verstehen tragen der Anwender wie der Lernende dieser Methode in gleichem Maße die Verantwortung für ihre Wirkungsqualität.

Obwohl die Feldenkrais Methode eine Kunst ist, die wie jede wahre Kunst ihre präzisen Regeln, ihre Grammatik hat, ohne deren Kenntnis ihre Anwendung nicht denkbar wäre, wird sie dem künstlerischen Prozess gleich nicht nach den im Voraus vorgegebenen Vorschriften und Abspulprogrammen praktiziert. Es gibt nicht das „Rezept", das vorschreibt, dass man es beim Symptom „X" genau so und beim Symptom „Y" genau anders machen muss. Daher sind die Selbsterfahrung der Methode und die daraus entstehende *Flexibilität und Kreativität* des Anwenders im Bezug auf die individuellen Bedürfnisse der lernenden Person für die Anwendung der Methode unabdingbar. Es ist genau wie mit der Sprache, in der man, wenn man sie beherrscht, für jede neue Situation die neue passende Wortkombination findet, oder umgekehrt denselben Sachverhalt verschiedentlich formulieren kann. Als Gegenbeispiel seien hier die „Sprachkenntnisse" genannt, mit denen uns z. B. alle wohlgemeinten Reisesprachführer ausrüsten, und die in der Starrheit ihrer vorgefertigten Sprachrezepte versagen, sobald es um die tatsächlichen Erfordernisse des Kommunizierens geht.

Die Feldenkrais Methode ist in der Tat eine Sprache, die uns, wenn wir sie einmal beherrschen, jedes Mal, wenn ein neues Problem auftaucht, befähigt Wege zu finden uns angemessen mit den neuen Gegebenheiten auseinandersetzen zu können. Als Behandlungs- oder Unterrichtskriterien werden nicht ausschließlich oder hauptsächlich wissenschaftliche Befunde, Fakten, Diagnosen oder sonstige statistische Erkenntnisse gebraucht. Das sind Dinge, die meistens sehr wenig dabei helfen sich mit einem Individuum und *seinem individuellen* Lern- und Entwicklungsprozess auseinanderzusetzen, und die sich sehr oft außerhalb eines solchen Prozesses befinden. Genauso wie ein Musiker das Instrument, auf dem er spielt, sehr gut kennen sollte, sollte ein Therapeut oder Lehrer selbstverständlich die Eigenschaften des Organismus, des Nervensystems sehr gut kennen, um mit ihm im wahren Sinne des Wortes spielen zu können. Um nicht nur nach gelernten, gespeicherten und „programmierten" Anweisungen eine starre Manipulation der Körperteile auszuführen, sondern mit der vollen Verantwortung für das, was man tut, unterrichten und behandeln zu können, benötigt man indessen darüber hinaus eine gründliche Selbsterfahrung in der Empfindungssprache der praktizierten Methode.

Die Feldenkrais-Tätigkeit ist mit der Tätigkeit eines Klavierstimmers zu vergleichen: der Stimmer weiß, in welche Richtung er den Saitenwirbel drehen muss, damit die Saite höher oder tiefer klingen wird; er hat auch genaue Kenntnisse über den Klavierbau und die Akustik. Damit er aber ermessen kann, um wie viel er die Saite spannen muss und ob er sie überhaupt stimmen kann, ohne dass sie zerreißt, muss er die Daten, die ihm die Saite durch Schwingen mitteilt, verstehen und berücksichtigen: ihren Spannungsgrad (Tonhöhe) und ihren Zustand (Alter, ob man sie spannen kann, ohne dass sie reißt). Seine Arbeit ist ein *Reagieren* auf diese Faktoren. Sein umfangreiches

Hintergrundwissen kann seine Arbeit feiner, genauer, vom künstlerischen Anspruch des Pianisten her gesehen farbenreicher und komplexer machen. Dennoch wird dieses Hintergrundwissen die Informationen, *die von der Saite kommen*, nie ersetzen und ohne diese nichts erreichen können – außer einem verstimmten Klavier oder zerrissenen Saiten.

Während das Wort „Manipulation" im seelischen Bereich eine äußerst negative Bedeutung hat, ist dieses Wort derart in der *physio*therapeutischen Sprache verwurzelt und wird mit einer solchen Selbstverständlichkeit verwendet, dass eine Methode wie die von Feldenkrais den Eindruck erwecken muss, man brauche sie nicht ernst zu nehmen, weil in ihr das Spielen und nicht die Manipulation das wesentliche Element darstellt.

Diese Erfahrung hatte auch Feldenkrais selbst machen müssen, als er ein fünfjähriges spastisches Kind, das, wie Feldenkrais sagte, wahrscheinlich nur beim Pinkeln eine positive Selbstwahrnehmung haben konnte, in nur zwei Sitzungen zu einem solchen anstrengungslosen und spielerischen Kriechen brachte, dass das Kind am Ende der zweiten Sitzung Feldenkrais gebeten hat: „Uncle, play more!" (Onkel, spiele weiter!). Woraufhin die Mutter, als sie mit dem Kind wegging, einigen Schülern von Feldenkrais sagte, dass sie nicht wieder kommen werde, weil für sie das Ganze nicht mehr nach Therapie aussehe.

Während sich Kinder nur spielend entwickeln und lernen können, brauchen Erwachsene immer noch eine bestimmte „Autorität", die mit ernst zusammen verkrampften Augenbrauen Urteile nach links und rechts erteilt, um jemanden als kompetent, nicht zuletzt gerade für die Entwicklung und das Lernen ihrer Kinder als kompetent und vertrauenswürdig betrachten zu können. Diese Art von Denken bei Erwachsenen ist ohne Zweifel auf primitiv-ritualhörige Züge der menschlichen Seele zurückzuführen, die in (uneingeschränkt) Gut und (uneingeschränkt) Böse, richtig und falsch, rechts (lebenswürdig) und links (todgeweiht) einteilen muss. Das Gleiche gilt auch für die

Zerlegung und das zwanghafte, „mythische" Abstempeln einer Behinderung oder eines Symptoms in angeblich unwiderlegbare Diagnosen und deren schicksalhaften Prognosen. Zur Akzeptanz solcher endgültigen Prognosen gehört in einem großen Maß auch die Gewohnheit, die Kompetenz und die damit verbundene gewisse Autorität mit einem äußerlichen Aussehen, wie z. B. einem weißen Kittel, allgemein mit der Farbe Weiß, in Verbindung zu bringen, wobei die Macht des Symbols auf diesem empfindlichen Gebiet manchmal groteske, manchmal auch tragische Züge annehmen kann.

Ich bin davon überzeugt, dass unter anderem auch die Abschaffung von Berufskleidung einen enormen Beitrag für die Entwicklung des menschlichen Denkens, in der Richtung eines selbstdenkenden Geistes, wie es ursprünglich bei den kleinen Kindern zu sehen und zu erleben ist, leisten würde.

Ich sagte, dass die eigene Erfahrung und das *erst daraus* resultierende nachempfindende Verstehen die entscheidenden Faktoren in der Anwendung der Methode sind. Feldenkrais hat oftmals, darunter auch in seinem letzten Amherst Kurs gesagt, dass sein Prinzip in der Anwendung seiner Erkenntnisse ist, kein Prinzip zu haben. Man sollte sich nicht beeilen, diese Aussage leichtfertig oder schadenfreudig falsch zu verstehen. Tatsächlich gibt es nur noch ein Prinzip in der Feldenkrais Methode, das Feldenkrais als selbstverständlich betrachtete: alles was man tut, soll nicht als Aggression, sondern in dem Sinne als angenehm empfunden werden, dass das Interesse der Person völlig spontan und zwecklos erweckt werden kann, d. h. dass *das Tun als solches* interessant wird – und somit beides, Interesse und Tun, zu einem konstruktiven, schöpferischen Akt werden.

Interessant kann etwas nur dann werden, wenn es spielerisch, im Gegensatz zum Kämpferischen, geschieht. Eine spielerische Einstellung verlangt ein Einfühlen besonderer Art in die andere Person: es wird nicht korrigiert oder gezeigt, was richtig oder falsch ist, sondern es wird dem Lernenden nur das bewusst gemacht, was er mit sich selbst macht. Dadurch hat der Lernende die

Freiheit, aus den ihm angebotenen Optionen die beste für sich anzunehmen. Es ist jeder Hauch von Zwang abgeschafft, ein Prozess der *andauernden* Befähigung das Leichte, das Angenehme wahrzunehmen und sich anzueignen wird das Merkmal und der einzige Zweck des Unterrichts. Das können wir oft im Tierreich z. B. bei Vögeln sehen, wenn sie ihrem Nachwuchs das Fliegen beibringen, oder allgemein bei anderen Tieren, wenn das Jagen beigebracht wird. All die Fähigkeiten werden nicht unter Bedrohung einer Bestrafung nach Gut- und Schlecht-Kriterien gelernt, sondern spielend. Man kann die Spiellust nur dann entwickeln, wenn man sich geborgen und nicht unter Druck gesetzt fühlt. Alles, was unter äußerem Druck geschaffen wird, erreicht ein viel niedrigeres Niveau als das, was spielerisch, aus innerem Drang heraus entsteht.

Feldenkrais behauptete, dass das Lernen in dem Moment aufhört, in dem das Spielen in Kampf übergeht, d. h. wenn ich mit der zweiten Person, sei sie ein Säugling oder erwachsen, nicht mehr spiele, sondern ihr etwas aufzwingen möchte.

Was hat all das nun mit der Berührung und mit dem Prinzip von Angenehm-Sein zu tun?

Die Berührung wirkt in der Feldenkrais Methode nicht als Manipulation sondern als *ein informatives spielerisches Stützen*. Mit Hilfe dieser Art von Berührung wird die für die Entfaltung und für jede Art von Lernen notwendige Energie in die Bahnen einer natürlichen Entwicklung freigesetzt. Um es anders zu sagen, den in unserem Nervensystem potentiell existierenden, von der Behinderung gestörten oder „zugeschütteten" Entwicklungsabläufen und Entwicklungsmöglichkeiten, den „Absichten" unseres Nervensystems, werden mit Hilfe dieser Art Berührung die Bahnen allmählich frei gemacht.

Es ist nicht zuletzt in diesem primären, die Lebensqualität elementar bestimmenden Sinn, dass die Feldenkrais Methode als ein Weg zur tiefgreifenden Befreiung der Absicht beschrieben werden kann. Im Gegensatz dazu nimmt ein manipulativ „zwingender" und unterdrückender Umgang keine Rücksicht auf die Person, mit der umgegangen wird, sondern richtet sich immer nach den Wünschen und nach den Zielen des „Therapeuten", des „Pädagogen", kurz desjenigen, der ein bestimmtes Etwas von der betroffenen Person „erwartet".

Ich möchte deswegen hier noch einmal, vor allem im Hinblick auf die nächsten Versuche, die Schlüsselrolle einer *erwartungsfreien* Berührung betonen.

In dem Maße, in dem wir unsere Fähigkeiten verbessern, wird uns auch das Ausmaß und die wahre Bedeutung unserer Behinderung bewusst, unter der wir gelitten haben, obwohl diese Behinderung *vor* der Verbesserung unseres Zustandes sehr oft als eine selbstverständliche „Normalität" angenommen wurde. Aus diesem Blickwinkel sind die folgenden „Experimente" *im gleichen Maße* für den „gesunden" Menschen, der sich verbessern möchte, obwohl er seine „selbstverständlichen Behinderungen" nicht wahrnimmt, wie für den Behinderten geeignet.

Das in diesem Kapitel zusammenfassend Beschriebene sollte man „im Hinterkopf" haben während man das Praktische ausübt.

Eine praktische Kostprobe als „erste Hilfe" für Eltern spastisch gelähmter Kleinkinder

Die Anleitungen in diesem praktischen Teil sind mit Absicht derart ausgewählt, dass für den Leser so wenig wie möglich die Gefahr besteht, sie nicht zu verstehen. Jeder von uns besitzt eine Grundintuition und eine Urteilskraft, die es möglich machen, die folgenden praktischen Anleitungen sinnvoll anzuwenden. Unterstützend wirkt das neurologisch gerechtfertigte Grundvertrauen in die Fähigkeit eines gesunden oder auch schwerbehinderten Lebewesens das Fördernde als solches wahrzunehmen, anzunehmen und mit dessen Hilfe seine Lage zu verbessern,.

Gerade weil Mütter sich am längsten im nahen Kontakt mit ihrem Kind befinden und in den meisten Fällen die Personen sind, die am intensivsten am Gesundungsprozess ihres Kindes teilhaben, richte ich diese Anweisungen in erster Linie an die Mütter spastischer Säuglinge und Kleinkinder. Ich weiß, die Auseinandersetzung mit ihrem eigenen Schicksal und dem Schicksal ihres Kindes fordert viel Kraft, Mut, Tapferkeit und Hoffnung. Weil aber nur eine passive Hoffnung seitens der Eltern ihrem Kind nicht sehr viele Chancen zur Besserung bietet, gebe ich in dem vorliegenden Kapitel einige praktische Anweisungen zu einem besonderen Umgang mit dem spastischen Säugling und Kleinkind, der dank seiner menschlichen, persönlichen Qualität *gerade den Eltern behinderten Kinder ermöglicht, ihrem Säugling oder Kleinkind in vieler Hinsicht mehr zu helfen als eine hinzugezogene, emotionell unbeteiligte Hilfskraft.* Der Weg aus der Not eines behinderten Kindes und aus der Ratlosigkeit und Hilflosigkeit seiner Eltern ist der gleiche Weg, auf dem ich mich seit mehr als 28 Jahren befinde. Auf einigen „Strecken" dieses Wegs habe ich die Freude gehabt mehrere meiner kleinen Schüler und ihre Eltern zu begleiten. Seine entscheidenden Abschnitte sind mir sehr vertraut geworden. Weil er so unmittelbar und *jedem* zugänglich ist, wird er von relativ sehr, sehr wenigen Menschen wahrgenommen und eingeschlagen.

Die Eltern sind immer diejenigen, die fähig sind durch ihre Aufmerksamkeit und ihre Liebe für ihr Kind die kleinsten Änderungen in den Reaktionen ihres Kindes wahrzunehmen, noch bevor ein Arzt oder ein Therapeut es tut. Diese Zuwendung und Liebe sind für jede Lern-, Entfaltungs- und Genesungsfähigkeit unabdingbar.

In diesen praktischen Anleitungen werden Sie lernen die „entscheidenden Unwichtigkeiten" und ihre entscheidende Rolle im organischen Entwicklungs- und Lernprozess durch Erfahren und Erleben wahrzunehmen und zu erkennen.

Sie werden auch entdecken, dass, obwohl die Wirkung der Feldenkrais Methode und die Anwendungs-Kunst dieser Methode für uns und für unseren Körper weitreichende und sehr komplexe entwicklungspositive Konsequenzen haben kann, diese Kunst der Berührung und der Bewegung in der Tat sehr einfach und für jeden, der neugierig ist die Methode kennenzulernen, logisch, verständlich und zugänglich ist, genauso wie die Natur überhaupt für uns gleichermaßen einfach und komplex sein kann.

Es sind „Unwichtigkeiten", die sich in der gleichen Weise, in der „der Ton die Musik macht", hauptsächlich dem *Wie* anstatt dem *Was* oder dem *Warum* zuwenden. Das „Wie" *alleine* trägt die ganze Verantwortung für den Fortschritt und wenn man der Qualität des „Wie" in unserem Tun eine größere Aufmerksamkeit verleihen würde, könnten wir das erreichen, was Feldenkrais in seinem Spruch „Das Unmögliche wird möglich, dann leicht, angenehm und schließlich ästhetisch befriedigend" schön und knapp zum Ausdruck bringt.

Die in den vorhergegangenen Kapiteln theoretisch behandelten Themen, wie Schwerkraft und unsere Anpassung an diesen Urreiz, ohne den unsere Bewegungssprache und unsere Existenz in ihrer jetzigen Form überhaupt undenkbar wären, Wahrnehmung, Bewusstheit und die notwendigen Bedingungen, in denen Wahrnehmung und Bewusstheit entstehen, werden im folgenden auf praktische Weise ausprobiert und erlebt, um sie deutlicher erkennen zu können.

Die folgenden Experimente sind zu zweit zu machen.

In der Rückenlage

Versuchen Sie die Hände schrittweise von den Fußgelenken und Füßen bis zum Nacken und Kopf der anderen Person aufzulegen und die Stellen, die sie berühren, sanft und sicher zu halten und nach einer Weile sanft wieder loszulassen. Machen Sie dies folgenderweise: eine und die gleiche Stelle 4 bis 6 Mal einen kompletten Atemzug lang halten und danach loslassen. Die Zeiten des Haltens und des Loslassens sind mehr oder weniger gleich: ein vollständiger Atemzug, d. h. ein Ein- und Ausatmen. Machen Sie das von den Füßen bis zum Kopf schrittweise und überall wo sie können, auf allen Seiten. Sie werden sich wundern, welche starke, verblüffende Wirkung eine so einfache Berührung haben kann.

Das Halten und das Loslassen können, wenn mit voller Zuwendung und Aufmerksamkeit, unbegrenzte Zeit und überall auf unserem Körper angewendet werden. Wichtig ist es, die Stellen, die man berührt und hält, ständig zu wechseln, d. h. nicht länger als eine halbe Minute an einer und dergleichen Stelle zu bleiben. Die Wiederholung der Berührung an einer und dergleichen Stelle wird noch positiver wirken, wenn diese erst nachdem der Rest des Körpers berührt wurde, geschieht. Genauso wie in der Dichtung oder in der Musik, wenn ein Satz, ein Thema oder auch nur ein Wort sich, im gleichen Stück, in einem neuen inhaltlichen Kontext wiederholt, durch die Wiederholung reicher an Bedeutung wird, gewinnt auch die Berührung an Sinn und Wirkung, wenn sie in ihrer Nuancierung und Platzierung leicht variiert. Grundsätzlich soll jede Wiederholung in einem anderen Kontext gemacht werden, und sei der Unterschied auch nur die Verschiebung der berührenden Hände um einen Millimeter.

Um diese Art der „Behandlung" in ihrer Anwendung und Wirkung völlig verstehen zu können, so dass Sie wirklich „wissen, was Sie tun" praktizieren Sie für sich selbst und lassen Sie sich von einer anderen Person in der beschriebenen Art „behandeln". Je mehr und je öfter Sie diese Berührungssitzungen wiederholen, desto inhalts- und bedeutungsreicher wird die Berührung und ihre Wirkung.

Dieses Praktizieren hat als Inhalt mehr ein Selbstwahrnehmungselement als eine spezifisch funktionale Förderung. Durch erwirkte Selbstwahrnehmungserhöhung wird eine höhere funktionale Lernbereitschaft erreicht. Diese Art Berühren kann, *wenn sehr häufig und sorgfältig ausgeführt*, schon genügen, um in vielen Fällen von spastischer Lähmung bei Säuglingen, in einer relativ sehr kurzen Zeit die Lage dieser Kinder deutlich zu verbessern.

Die Einstellung der praktizierenden Person in dieser Übung soll – in Aufmerksamkeit und Sanftheit – der geistigen Einstellung eines Taschendiebes bei der Ausübung seiner „Tätigkeit" gleichen.

In der Rückenlage, die Knie mit kleinen Kissen oder Rollen gestützt. Die Arme liegen neben dem Rumpf, etwas vom Rumpf entfernt und mit Stützen unter den Händen, die mit den Handflächen nach unten gerichtet und etwas näher zum Rumpf als die Ellbogen liegen.

Die praktizierende Person legt eine Hand auf das rechte Knie der liegenden Person und versucht mit den langsamsten und kleinsten Bewegungen *die Bereitschaft* des Beines zu testen nach außen und nach innen zu rollen oder, besser gesagt, sich rollen zu lassen. Entscheidend ist, zu spüren, wann in der Beinmuskulatur der kleinste Widerstand vorkommt. In diesem Moment soll das Bein *nicht weiter* gerollt sondern nach einer kurzen Ruhepause zurück zur Ausgangsposition gebracht werden. Diese sehr leichte Bewegungsandeutung mehrere Male in eine Richtung, danach in die andere, mit kurzen Ruhepausen dazwischen, hintereinander wiederholen. Der liegenden Person wird nur die Richtung angedeutet, in die sie ihr Bein rollen *lassen* soll, ohne dass die praktizierende Person eine sichtbare Bewegung des Beines machen muss. Diese leichte Andeutung ist wie *eine Untersuchung der Bereitschaft* des Beines sich in die angedeutete Richtung zu bewegen. Die Zwanglosigkeit dieser Andeutung hat mehr die Funktion einer erwartungsfreien „Einladung" des Beines zum Rollen. Diese Zwanglosigkeit ermöglicht und erzeugt die notwendige innere Ruhe und Aufmerksamkeit auf einen selbst, damit die Person selbst wahrnehmen kann, was *sie* mit ihrem eigenen Bein tut, d. h. inwiefern sie unnötigerweise ihre Beinmuskulatur steif hält.

Diese leichte Andeutung zum Rollen ist nur einer von vielen verschiedenen möglichen Kontexten, in denen man das wahrnehmen kann, was man mit sich selbst eigentlich tut, ohne dass man es überhaupt weiß. Man wird staunen, wie viel unbewusste Spannung sich im Körper ansammelt und wie schnell und effektiv solche Spannungen durch derart winzige, von außen betrachtet, fast unbemerkbare Bewegungen, nachlassen und sich lösen. Die Selbsterfahrung im Kontext dieser Übung wird jedem deutlich machen, warum ein Säugling genau so darauf reagieren wird, wie ein Erwachsener, nur schneller: weil die Reaktion, die Wirkung dieser Übung, wie die jeder Bewegung und Berührung in einer Feldenkrais-Sitzung, keine *intellektmäßigen Bewusstheitsschranken* passieren soll (auch wenn sie uns, Erwachsene wie Säuglinge, vom eigenen Bewegungsverhalten bewusst, *kinästhetisch bewusst* macht), in der Tat eine Bewusstseinsebene überhaupt nicht voraussetzt.

Unsere Reaktion ist die Antwort einer viel tieferen Schicht, der sensomotorischen Ebene im Nervensystem, die von der Bewegung und Berührung direkt angesprochen wird und die beim Säugling und Kleinkind sogar viel spontaner reagiert als beim Erwachsenen, *gerade* wegen der intellektmäßigen Bewusstseinsschranken des letzteren. Je gefestigter das Selbstbild, um so umständlicher wird es für es, neue Alternativen spontan anzunehmen und zu integrieren und von umso größeren Erschütterungen werden die dadurch hervorgerufenen Änderungen gelegentlich begleitet: Es gibt nicht wenige Sitzungen, vor allem bei schweren Behinderungen, in denen das Gefühl der Befreiung sich auch durch Lachen oder (bei Erwachsenen) durch Weinen[95] Luft macht. Je früher im Formungsprozess des Selbstbildes bessere, den Funktionsgrundsätzen des Nervensystems gemäßere Alternativen angeboten werden, um so selbstverständlicher und spontaner werden sie angenommen und integriert.

Nach einigen Malen, in denen das Bein in eine Richtung und zurück zur Ausgangsstelle langsam und leicht „bewegt" wurde, und dann in die andere Richtung, probiert man das Rollen des Beines in beide Richtungen nacheinander. Ich möchte Sie der Tatsache bewusst machen, dass ich absichtlich „Ausgangsstelle" und nicht „zurück zur Mitte" gesagt habe. Ausgangsstelle bedeutet, dort wo das Bein lag, noch bevor es berührt oder bewegt wurde, während die Mitte einen absoluten Wert hat, unabhängig von der Ausgangslage des Beines. Mitte heißt: mit dem Knie zur Decke gerichtet. Weil bei jeder Person die Verspannungen anders sind und anders auf der Körperhaltung wirken, kann das Bein bei einer Person mehr nach außen, bei einer anderen mehr nach innen gedreht liegen. Deshalb habe ich absichtlich „zurück zur Ausgangsposition" und nicht „zurück zur Mitte" gesagt, um jede Zwangsvorstellung zu vermeiden. Eine Zwangsvorstellung ist immer von der Wirklichkeit entfremdet und setzt sich mit ihr nicht auseinander, sondern ignoriert sie und wird versuchen, diese Wirklichkeit der (Zwangs-)Vorstellung anzupassen, d. h. „zwingen", weil … „so muss es gemacht werden".

Nachdem Sie die gleiche Übung an beiden Beinen, getrennt und zusammen, beide Beine in die gleiche Richtung und auch entgegengesetzt (d. h., gleichzeitig ein Bein nach rechts, das andere nach links, und umgekehrt) „gerollt" haben, versuchen Sie genau das Gleiche, aber diesmal die Hand/Hände nicht auf den Knien, sondern auf der Mitte des Oberschenkels und danach auf der Mitte des Unterschenkels zu halten.

---

95 Aber kein „defensives" Weinen, wie in der Vojta oder Glenn Doman „Therapie".

Danach legen Sie Ihre Hände unter das linke und rechte Gesäß der liegenden Person, so dass die Finger mehr oder weniger in die Kopfrichtung der liegenden Person zeigen.

Versuchen Sie in dieser Stellung das Becken der liegenden Person ganz langsam nach links und nach rechts zu rollen, wie in einem leichten Schaukeln. Jede der praktizierenden Personen muss die eigene Körperhaltung für sich finden, in der diese Übung zu machen ist, ohne dass man sich zu sehr anstrengt. Nach einer kurzen Pause von ein bis zwei Minuten versuchen Sie die Beine der liegenden Person, beide, in die eine und dann in die andere Richtung zu rollen, diesmal aber mit den Händen unter den Oberschenkeln gelegt, dort wo sich die hinteren Sehnen des Beines befinden. Danach, das Gleiche, aber mit den Händen in der Mitte der Unterschenkel, von unten gestützt. Das Stützen soll sehr leicht sein und nur so viel wie notwendig, um *stützend* die Unterschenkel, die in den Händen liegen, rollen zu können: zuerst beide Beine in die gleiche Richtung, und dann in die Gegenrichtung. Danach legen Sie die Hände auf den Bauch zu beiden Seiten des Nabels und versuchen Sie, das Becken und den Bauch ganz leicht von einer Seite zur anderen zu rollen.

Jetzt setzen Sie sich an den Kopf der liegenden Person und versuchen Sie die Daumen unter ihre Schulter zu schieben. Die Handfläche ist nach unten gerichtet, und die anderen Finger zeigen seitlich, außerhalb der Schulter. Wenn Sie die Schulter mit den Daumen ein wenig heben und Ihre Hände mit der Innenfläche in Richtung der Schulterblätter drehen, kommen Sie mit den Handflächen bis unter die Schulterblätter, ohne dass die liegende Person ihre Lage ändern muss. In dieser Lage versuchen Sie, die Schulter der liegenden Person nur so viel zu heben, als ob Sie nur das Gewicht der Schulter spüren möchten. Halten Sie die Schulter eine Weile, eine bis zwei Minuten, in dieser Art gestützt. Dann lassen Sie langsam nur *eine* Schulter nach unten zurück gehen um sie nachher wieder nach oben zu bringen während die andere Schulter nach unten abgesenkt wird, so dass eine abwechselnde auf und ab

Bewegung der Schulter entsteht. Wichtig ist, dass die Schulter sich *gleichzeitig* und nicht eine *nach* der anderen in entgegengesetzte Richtung bewegen. Diese Auf- und Abbewegung der Schulter muss ruhig, langsam, klein und mit voller Rücksicht auf den Atemrhythmus der liegenden Person ausgeübt werden. In dem Moment, in dem die liegende Person einatmen möchte, versuchen Sie die Schulter, die gerade angehoben gestützt ist, ein wenig zu senken sozusagen im Halten nachzulassen, so dass sich der Brustkorb und die Rippen beim Einatmen nicht eingeengt fühlen und dass nur das Gefühl gestützt zu werden erweckt wird ohne die liegende Person in ihrem Atmen einzuschränken.

Man kann die abwechselnde Bewegung der Schulter weitermachen und gleichzeitig, wenn die Atmung tief sein möchte, wenn der Brustkorb sich mit anderen Worten mehr öffnen will, in der Stützung der gehobenen Schulter ein wenig nachgeben, um danach, nachdem der Atem seine ruhige Regelmäßigkeit wieder bekommt, die schaukelnde Bewegung weiter zu machen. Die Bewegung soll allmählich fließend werden, aber trotzdem ruhig bleiben, ähnlich dem Schaukeln eines Bootes auf ruhigen und gleichmäßigen Wasserwellen. Nach etwa fünf Minuten, wenn die Bewegung in den Schultern sehr fließend geworden ist, legen Sie Ihre Hände ganz flach auf die Liegefläche, unter den Schultern und dann, langsam, ziehen Sie sie von unter den Schultern zur Seite weg.

Grundsätzlich soll jede Berührung eine stützende und nicht eine manipulative Aufgabe erfüllen, auch dann, wenn man nur mit den Fingerspitzen berührt: immer daran denken, dass Ihre Berührung den Körper an der berührten Stelle niemals drückt, niemals drücken darf oder sich nur auf die Muskeln bezieht, sondern der behandelten Person ein Stützen gewährt. Die Wirkung dieses Gedankens auf der Qualität ihrer Berührung wird sich sofort bemerkbar machen, indem die berührte Person allmählich sehr tief und wie von einem Druck befreit zu atmen anfangen wird. So wird Ihre Berührung eine Funktion des Befreiens, anstatt eine des Korrigierens und des Erwartens und des Drängens sein.

Bei Säuglingen und Kleinkindern kann man außerdem eine deutliche Entspannung erzielen, wenn man, während das Kind in den Armen gehalten wird, sehr winzige Änderungen in der Lage des gestützten Körpers, abwechselnd und mit der Regelmäßigkeit eines ruhig schlagenden Pendels bringt. Zum Beispiel wenn eine Hand das Kind von unter dem Becken stützt, während der Oberrumpf des Kindes und sein Kopf auf Ihrem anderen Arm liegt: Sie können das Becken ein wenig nach rechts, und ein wenig nach links rollen, so dass eine leichte Drehung im Rumpf entsteht, oder das Becken, so wie es liegt, nur ein wenig und sehr langsam nach unten sinken lassen und dann wieder zur ursprünglichen Lage bringen, oder mal nach rechts und mal nach links verschieben, *ohne es zu drehen*, dann in der verschobenen Lage halten und so, das Becken in Bezug zum Rumpf wieder mal nach links und mal nach rechts ein wenig drehen. Dann noch einmal das Becken zurück zur Mitte bringen und weiter drehen.

Es gibt unendlich viele Möglichkeiten, einem lädierten Nervensystem die Selbstempfindung, die Raumempfindung und die Beweglichkeit auf eine sanfte und integrative Art und Weise beizubringen. Man braucht nur sich selbst in diese Art Empfindung einzuleben, um sich zu überzeugen, dass gerade solche winzige Bewegungen, die mit voller Aufmerksamkeit geführt werden, das Gehirn und das Nervensystem organisieren und Wirkungen hervorrufen können, die kein anderer Therapieansatz, keine andere Art von Therapie bewirken kann.

Die Feldenkrais Methode: eine Zusammenfassung

Die vom israelischen Wissenschaftler und Judomeister Moshé Feldenkrais entwickelte und nach ihm benannte Feldenkrais Methode hat Lernen und Bewegung zum Inhalt. Lernen und Bewegung werden unter ihren neurologischen, physiologischen und verhaltenswissenschaftlichen Aspekten betrachtet. Die Feldenkrais Methode beschäftigt sich mit den Haltungs- und Bewegungsmustern, die im Laufe des Lebens erlernt werden und von denen sich einige jedoch als ineffizient erwiesen haben: es treten Muskelverspannungen, Schmerzen, Krankheitssymptome auf. Außerdem beschäftigt sie sich mit komplizierten Behinderungen, wie spastischer Lähmung, Hypotonie, Multiple Sklerose u. v. a.

Sie versteht sich als ein Unterrichten und nicht als Heilen oder Behandeln im gängigen Sinn, weil sie einen aktiven Lern- und Umlernprozess in Gang bringt um eine Verbesserung zu erzielen, anstatt sich mit den beschädigten Organen oder mangelhaften Verhaltensmustern als solchen zu beschäftigen.

Die Feldenkrais Methode unterscheidet sich in mehreren wesentlichen Punkten von anderen heute praktizierten physiktherapeutischen Methoden.

Das Grundlegende in der Feldenkrais Methode besteht in der funktionalen Betrachtung des Menschen und seines Verhaltens und in der Tatsache, dass sich ihre Arbeitsweise auf die Gesetze der menschlichen Entwicklung im Säuglings- und Kindesalter gründet. Sie fasst, mit anderen Worten, den menschlichen Organismus als Komplex von Funktionen (nicht lediglich von Organen und nicht von Reflexen) und als Produkt dieser Funktionen auf. Durch ihre Arbeitsweise aktiviert sie jene Lernfähigkeiten des Menschen, die während der Kindheit durch die Entwicklung gefordert und gefördert, die jedoch im späteren Leben zum größten Teil vernachlässigt werden, und bedient sich dieser Lernfähigkeiten, um Bewegungsstörungen verschiedensten Ursprungs, psychosomatische, sowie einige Fälle von psychischen Beschwerden zu beheben oder zu lindern.

Ein weiteres Merkmal der Feldenkrais Methode ist ihre Einstellung zur Rolle des Behandelten im Heilungsprozess. Diese Einstellung wird aus den Erkenntnissen zur Entwicklung des Nervensystems geleitet. Die meisten Therapien suchen und behandeln ausschließlich nur das, was ein Behinderter noch nicht tun kann, und finden ihre Bestätigung in der Leistung, die der Leidende bringen soll. (Diese Leistung ist oft keine Leistung im eigentlichen Sinn, d. h. keine integrierte, spontan einsetzbare Bereicherung des Bewegungsrepertoires, sondern die Frucht einer Anstrengung, sozusagen ein „Geständnis unter Folter".) Im Gegensatz dazu wird in der Feldenkrais Methode dort angefangen, wo der Behinderte etwas immer noch mit Leichtigkeit ausführen kann, und sei dies auch nur atmen. Die Feldenkrais Methode betrachtet denjenigen, der Linderung seines Leidens sucht, aus seiner subjektiven Sicht, also so, wie das Individuum seine Behinderung oder die Begrenzung seiner Fähigkeiten selbst wahrnimmt und empfindet – ausdrücklich auch dann, wenn es sich um Kleinkinder und Säuglinge handelt.

Um eine Wiederherstellung oder Erhöhung der funktionalen Leistung zu ermöglichen wird ein einfühlsamer, d. h. den Patienten in seiner einzigartigen Situation wahrnehmender, und nicht leistungsgerichteter Umgang mit dem Behandelten vorausgesetzt, wobei dessen positives Empfinden die entscheidende Rolle in seiner Entwicklung spielt. Die Arbeitsweise der Feldenkrais Methode besteht darin die Bedingungen herzustellen, in denen die Leistung, die bisher unmöglich war, möglich und zwar nicht nur ohne Anstrengung sondern mit Leichtigkeit möglich wird. Es wird zuerst die Fähigkeit eine Bewegung auszuführen geschaffen und erst dann die Bewegung ausgeführt. Auf diese Weise wird die Bewegung vom Behandelten nicht als „Leistung" oder Anstrengung erbracht und empfunden, sondern als eigene, selbstverständliche, bisher nicht benutzte Möglichkeit entdeckt.

Was nicht mit Leichtigkeit ausgeführt werden kann, wird vermieden. Da es nicht als eigenes, zugängliches Werkzeug des Bewegungsrepertoires empfunden und entsprechend im täglichen Leben eingesetzt wird, kann es auch nicht als Errungenschaft oder Fortschritt angesehen werden.

In der Feldenkrais Methode vertritt man den Standpunkt, dass Therapiehandlungen, die das Atmen nicht erweitern, nicht verlangsamen, oder die seine Regelmäßigkeit zerstören, keinen organischen Lernprozess in Gang setzen und unterstützen können.

Die Feldenkrais Methode geht von mehreren Erkenntnissen aus und hier einige davon:

Das menschliche Nervensystem wurde im Laufe der Entwicklungsgeschichte mit Grundfunktionen ausgerüstet, die für das Überleben und für die Entwicklung des Individuums (ontogenetisches Lernen) wie der Spezies (phylogenetisches Lernen) verantwortlich sind.

Aus diesen Urfunktionen (wie z. B. der Fähigkeit, der Schwerkraft entgegenzuwirken oder auf eine Reizquelle zu reagieren) entwickelten und entwickeln sich auch heute noch weitere Funktionen, deren Aufgabe es ist, die Überlebens- und Entwicklungsfähigkeiten zu verfeinern und zu vervollkommnen.

Eine Funktion ist die im und vom Nervensystem erarbeitete Bereitschaft durch ein bestimmtes, den Anforderungen der Umwelt angepasstes Verhaltensmuster das Überleben und die Entwicklung der Spezies und des Individuums zu sichern.

Die Fähigkeit oder Unfähigkeit eine Bewegung oder Handlung auszuführen ist hauptsächlich durch die Entwicklungsstufe jener Funktion bedingt, welche die jeweilige Bewegung oder Handlung erfordert, und nicht, wie es die allgemein übliche Auffassung ist, durch den „guten" oder „schlechten" Zustand des ausführenden Organs. Vielmehr kann dieser gute oder schlechte Zustand selbst eine Folge der richtigen bzw. fehlerhaften Anpassung an die

Anforderungen der Umwelt sein und somit in umgekehrter Folge mit der Verbesserung der Funktion verbessert und geheilt werden:

Die Muskeln eines gesund entwickelten Menschen werden sich beim Gehen auf festem Boden kontrolliert verhalten. Kann dieser Mensch nicht schwimmen, so verhalten sich seine Muskeln hingegen vollkommen unkontrolliert, wenn er sich plötzlich in tiefem Wasser befindet. Selbst die am besten entwickelte Muskulatur würde ihm nichts helfen, solange er die spezifische Funktion „Schwimmen" nicht gelernt hat.

Was sich im Wasser geändert hat, ist nur die Umgebung, welche neue, von denen auf festem Boden sich wesentlich unterscheidende Anforderungen an das Nervensystem stellt. In der einen Umgebung auf festem Boden hat das Nervensystem die erforderlichen Funktionen schon seit frühester Kindheit entwickelt und kann daher zweckmäßige Bewegungen ausführen, während die von der Wasserumgebung geforderten Funktionen und Bewegungsmuster im gleichen Nervensystem nicht vorhanden sind; es kommt zu unregelmäßigen, überflüssigen, daher krankhaft wirkenden Bewegungen.

Wird der Mensch seine „krankhaften" Bewegungen im Wasser lange genug ausführen, so werden die Muskeln Schaden nehmen, wenn bspw. Krämpfe zu Verzerrungen führen. Das alles ist nicht die Folge einer Krankheit, sondern die Folge des Versuchs ein unbekanntes oder nicht genügend entwickeltes Verhaltensmuster auszuführen. Das geschädigte Organ kann erst heilen, wenn der Mensch sich wieder in einer Umgebung befindet, in der er sich kontrolliert verhalten kann oder wenn er die für die „fremde" Umgebung notwendigen Funktionen (hier das Schwimmen) erlernt hat.

Man kann beiläufig bemerken, dass alles, was nicht zweckmäßig ist, krankhaft wirkt und so eingestuft wird. Dem liegt die oft unbewusste Erkenntnis zugrunde, dass Gesundheit Anpassung an die Forderungen der Umwelt – der äußeren wie der inneren – bedeutet. Wo nun die Störung lokalisiert und mit welchen Mitteln die erforderliche Anpassung erreicht wird, darin unterscheidet sich die funktionell arbeitende Feldenkrais Methode von den meisten klassischen Therapiemethoden, in denen die Besserung vom Menschen meist lokal und passiv erlebt wird, so dass es auch leicht zu Rückfällen kommt.

- Jede entwicklungsmäßig höhere Funktion setzt das Vorhandensein einer entsprechenden niedrigen voraus: Um stehen zu können muss man erst krabbeln lernen; um krabbeln zu können muss man erst andere, grundlegendere Funktionen, z. B. die Fähigkeit sich von der Bauch in die Rückenlage und umgekehrt zu drehen, beherrschen.
- Eine dauerhafte Verbesserung der Qualität des Verhaltens – auf physiologischer wie psychologischer Ebene – wird nur dann erzielt, wenn alle primären Einflüsse der Umgebung und ihre Wirkung auf die funktionale Entwicklung in die Rehabilitierungsarbeit mit einbezogen werden.

Mit Hilfe der Feldenkrais Methode kann man eine gestörte oder gehemmte funktionale Entwicklung beim Kind oder Erwachsenen in den meisten Fällen in normale Bahnen leiten. Die eigenen, biologischen Entwicklungsimpulse und -kräfte des Betroffenen werden mit Hilfe des eingeleiteten Lernprozesses von Störungen befreit und unterstützt um den Folgen einer Behinderung vorzubeugen, Einhalt zu gebieten bzw. sie zu beseitigen.

Die Feldenkrais Methode wird auf zwei unterschiedliche Arten praktiziert: Als individuelle Anwendung, Funktionale Integration (F.I.) genannt, und als Gruppenunterricht, Bewusstheit durch Bewegung (A.T.M., Verkürzung aus dem Englischen Awareness Through Movement).

In der Funktionalen Integration wird von Berührung und Bewegung Gebrauch gemacht, wobei die Hand des Feldenkrais Lehrers oder in einigen Fällen auch einfache Gegenstände wie Rolle, Kugel etc. nicht die Aufgabe einer physikalischen Manipulation sondern vielmehr unter Einbeziehung der Schwerkraft die einer Bewusstmachung auf der kinästhetischen Ebene von unbewussten (unkontrollierten, unbeabsichtigten) und schädlichen Haltungs- und Bewegungsmustern erfüllen soll.

In der F.I. werden die Bedingungen geschaffen, die einen Lernprozess auf der kinästhetischen Ebene ermöglichen. Mit Hilfe dieses Lernprozesses werden die Funktionen des Nervensystems den persönlichen Entwicklungsbedürfnissen des Individuums entsprechend hergestellt, wiederhergestellt oder verfeinert. Die in einer „Funktionalen Integration" erreichte Verbesserung wird sich, dank ihrer hundertprozentigen Kompatibilität mit den Entwicklungsgesetzen des Nervensystems, in allen Aktivitäten des täglichen Lebens auswirken und in diesen weiter wirken und sich somit integrieren. Hierdurch wird die allgemeine Steigerung der Leistungsfähigkeit und Qualität rückfallresistent mit dem ganzen Menschen verwurzelt.

Als strikt individuell gestalteter Unterricht wird eine Sitzung in der „Funktionalen Integration" an einzelne Personen erteilt.

Der Gruppenunterricht, Bewusstheit durch Bewegung genannt, ermöglicht es, die in einer Funktionalen Integration Sitzung erreichbare Wirkung einem breiteren Publikum zugänglich zu machen. (Feldenkrais hat Tausende von A.T.M. Lektionen kreiert.)

Es besteht in verbal vom Feldenkrais Lehrer angeleiteten, aufeinander aufbauenden Bewegungen und Bewegungsabfolgen. Diese bewirken eine analytische, bewusstere Wahrnehmung der vielfältigen Aspekte unseres Verhaltens und Bewegungsverhaltens, die deren Optimierung ermöglicht.

Auch hier wird die Bewegung nur als Mittel benutzt, um unter Einbeziehung der Schwerkraft die Wahrnehmung überflüssiger, unkontrollierter Bewegungsmuster zu erhöhen und diese allmählich zu eliminieren. Bewegung als solche hat in Bewusstheit durch Bewegung eine Bedeutung nur in Verbindung mit der Wahrnehmung dessen, was der Schüler während der Bewegung empfindet und was ihm auf der kinästhetischen Ebene bewusst wird.

Eine Warnung für Eltern behinderter Säuglinge und Kleinkinder

Einige von sehr vielen wissensbasierten Gründen, warum die Vojta-Methode verboten werden sollte:

Die Vojta-Methode verletzt nicht nur die Seele, sondern im gleichen Maß auch den Körper – ganz konkret!

In der Neurologie wurde schon seit vielen Jahrzehnten bewiesen (ohne dass sich die verantwortlichen Ärzte nur einen einzigen Gedanken darüber machen), dass Angst und Panik, besonders einem Säugling oder Kleinkind über eine längere Zeit systematisch zugefügt, zum Absterben von sehr wichtigen, vitalen Nervenzellen im Gehirn führen. Dies lässt sich zum Beispiel am Fall von Spiegelneuronen zeigen: Ich nenne sie die „sozialen" Neuronen, die dazu befähigen, sich in die Absichten und in die Handlungen einer anderen Person hinein-zu-fühlen, hinein-zu-versetzen, um angemessen zu handeln und zu reagieren.

Ich musste ausnahmslos mit allen Kindern, die Behandlungen nach Vojta oder Glenn Doman erlebt haben, bevor sie zu mir gebracht wurden, so wie mit schwer autistischen Kindern unter andauerndem, undifferenziertem Schreien arbeiten. Einige von diesen Kindern konnten schon nach einer Stunde, andere erst nach mehreren Sitzungen verstehen, dass sie mit mir andere – positive – Erfahrungen machen werden, als die, die sie bisher erlebt haben. Diese Kinder können sich nicht verbal artikulieren, da es sich meistens um Säuglinge oder Kleinkinder unter einem Jahr oder Kinder mit schweren Behinderungen handelt. Trotzdem konnten wir ausnahmslos bei allen kleinen Patienten früher oder später ihr Verhalten positiv beeinflussen, sodass sie irgendwann nicht mehr in Panik geraten sind, sobald sie aus dem elterlichen Haus gebracht wurden. Einige Eltern haben mir erzählt, dass das Kind, das die Vojta-„Therapie" erleben musste, zu schreien begann, wenn sie mit ihm im

Auto nur durch die Gegend fuhren. Ein anderes Kind (15 Monate alt) konnte nicht ohne heftige Schreie aus dem Haus gebracht werden, wenn nicht beide Elternteile zusammen mit ihm gingen. Wenn nur die Mutter mit dem Kind zum Einkaufen oder zu einem Besuch gehen wollte, dachte das Kind, dass es zur „Therapie" gebracht wird. Kleine Kinder entwickeln schon sehr früh Gefühle und Gewohnheiten aufgrund ihrer Erfahrungen im präverbalen Alter. Sie kommen auf diese Welt wie ein Emigrant in ein fremdes Land, in dem alles von Anfang an neu erlernt werden muss. Das bedeutet aber nicht, dass die Kinder im präverbalen Alter nicht denken und fühlen können. Oft denken diese Kinder viel intensiver als die Erwachsenen, auch wenn sie noch nicht die sprachlichen Mittel entwickelt haben, ihre Gedanken zu verbalisieren und sich den Erwachsenen gegenüber verständlich auszudrücken.

Im Angstzustand kann das Gehirn den Körper nicht mehr so bewusst steuern und kontrollieren. Der Körper und auch die Psyche handeln und reagieren undifferenzierter, als wenn man ohne Stress, ruhig und ohne Fixierungen handeln darf.

Zum rein physiologischen Aspekt der Vojta-Therapie:

Das Nervensystem eines Säuglings oder Kleinkindes hat noch keine Myelin-Schicht um die Axone der meisten Nervenzellen aufgebaut. Diese Isolierschicht entwickelt sich erst allmählich im Laufe der Kindheit. Die Myelin-Schicht dient dazu, dass die elektrischen Impulse im Nervensystem entlang der Nervenbahnen ohne Verluste und schneller verlaufen als ohne diese Isolierschicht. Solange diese Myelin-Schicht noch nicht vorhanden oder noch nicht reif genug ist, sind die Reaktionen undifferenzierter und ineffizient, das heißt alle Nervenbahnen reagieren im wässerigen Medium des Körpers bei starken Reizen kurzschlussartig. Die Reaktion eines Säuglings bei einem Stich in den Fuß wird heftiger und länger andauern als die Reaktion eines Erwachsenen. Reize und deren Intensität, wie sie in der Vojta-Methode angewendet werden, bedeuten für das Nervensystem eines Säuglings und eines Kleinkindes einen Sturm von Kurzschlüssen, die für das Kind sowohl eine starke physische als auch psychische Traumatisierung verursachen.

Die Knochen und Gelenke sind bei einem Säugling oder Kleinkind noch sehr weich. Durch den Druck, der bei der Anwendung des Vojta-Verfahrens ausgeübt wird, können Knochenbrüche und Verletzungen in den Gelenken verursacht werden.

In seinem Buch *Die zerebralen Bewegungsstörungen im Säuglingsalter*, S. 256, beschreibt Vojta folgenden Unsinn, auf dem seine gesamte, aus meiner und vieler Fachleute Sicht als „Folter" zu bezeichnende Methode basiert[96]:

> „Die provozierte Bewegung kann gegen den Widerstand stattfinden. Ihre Intensität wird durch den Widerstand sogar noch gesteigert. Wird der Widerstand so groß gesetzt, dass keine Winkelveränderung stattfinden kann, dann wird die ganze motorische Aktivierung in eine isometrische Kontraktion umgesetzt. Es kommt dadurch zu keiner Hemmung der Aktivierung. Dies ist verständlich, weil es sich um globale, reziproke Muster handelt. Solange man in der Ausgangsstellung verharrt, ist die Endstellung immer ins Auge gefasst."

Eine nähere und sehr elementare wissenschaftlich fundierte Untersuchung allein schon dieses kurzen Abschnitts aus dem Buch von Herrn Dr. Václav Vojta bringt den ganzen Unsinn ans Licht, mit dem Vojta und seine Anhänger ihr Verfahren begründen wollen.

---

96 Als Feldenkrais während seinen Kurs in Freiburg im 1981 gefragt wurde, was er über die Vojta Methode meint, war seine Antwort sehr lakonisch: "Vojta... Vojta?... Das wundert mich überhaupt nicht. Es gab auch ein Dr. Mengele nicht so lange her."

1. „Die provozierte Bewegung kann gegen den Widerstand stattfinden."

Abgesehen davon, dass kein gesunder Säugling und kein gesundes Kleinkind ihre funktionale Bewegungsvielfalt nach irgendwelchen provozierenden und zwingenden Reizen, sondern ausschließlich nach ihrem inneren Drang und ihrer sensorischen Neugier entwickeln, enthält jede physiologisch richtig ausgeführte Bewegung KEINE Druckkomponente, sondern der Körper verhält sich so, als ob das Kind sich WIDERSTANDSLOS in die Richtung seiner BEABSICHTIGTEN Bewegung aus dem vordersten Teil seines Körpers ziehen ließe. Die räumliche Einordnung der Körperglieder bei einer solchen Bewegungsart ist gerade das Gegenteil von der räumlichen Einordnung, wenn man sich gegen einen Druck bewegen muss. Dabei bleibt die Anspannung der Muskulatur die geringste.

Praktisch sieht die geringste Anspannung der Muskulatur in Bewegung so aus:

https://www.youtube.com/watch?v=tWQZCKUE2KA

> „Bei jeder Bewegung soll der Körper leicht und beweglich sein und seine Teile sollen sich wie die Perlen auf einer Schnur verhalten. Das Chì soll fließen, doch der Geist ruhig sein. Man mache nichts unvollständig, tue nichts Ungleichmäßiges, erlaube keine Unterbrechung und keine Trennung. Alle Bewegungen werden vom Geist (Bewusstsein) gesteuert, es dürfen keine äußerlichen, mechanischen Handlungen sein."
>
> — *Zugeschrieben Chan San Feng*[97]

---

97 VIII. bis XIII. Jahrhundert, (http://de.wikipedia.org/wiki/Zhang_Sanfeng)

2. „Wird der Widerstand so groß gesetzt, dass keine Winkelveränderung stattfinden kann, dann wird die ganze motorische Aktivierung in eine isometrische Kontraktion umgesetzt."

Zuerst: Was ist eigentlich eine „isometrische Kontraktion", und wozu soll sie bei der Behandlung behinderter Säuglinge und Kleinkinder dienen?

In Wikipedia gibt es auf Deutsch dazu die folgende Definition:

> „Eine isometrische Kontraktion oder isometrische Muskelkontraktion ergibt sich, wenn ein Muskel ausschließlich eine Spannungsänderung durchführt, jedoch keine Längenänderung (isometrisch, aus dem Griechischen: „gleiches Maß, gleiche Länge", Kontraktion, hier: „Anspannung")."

Vereinfacht gesagt, kann man eine isometrische Muskelanspannung oder Muskelkontraktion durchführen, wenn zum Beispiel der Bizeps am Oberarm angespannt wird, ohne den Winkel im Ellenbogen zu verändern oder wenn man die Muskulatur des Oberschenkels anspannt, ohne das Bein zu bewegen oder wenn man die Muskulatur der Wade anspannt, ohne den Fuß zu bewegen. Diese Übungen dienen der Körperwahrnehmung und erfordern eine sehr ruhige Aufmerksamkeit des Ausübenden auf sich selbst. Sie haben nichts gemeinsam mit der Aufregung, mit dem Widerwillen und möglicherweise auch mit den Schmerzen, die einem noch sehr zarten Kleinkind mit jeder Zwangsstellung zugefügt wird.

Zweitens: Wenn „der Widerstand so groß gesetzt wird, dass keine Winkelveränderung stattfinden kann", so bedeutet dies nicht, dass die Muskulatur vom Kind aus isometrisch aktiviert wird, sondern nur, dass die Verkürzung in den verschiedenen Muskelgruppen nicht in eine Bewegung der zugehörigen Körperglieder – aufgrund der Fixierung des Kindes durch den „Therapeuten" – umgesetzt werden kann. Die Muskelkontraktion geht nicht isometrisch vom

Kind aus, da das Kind sich sehr heftig bewegen würde, wenn es nicht fixiert wäre.

Bei einer wahren isometrischen Muskelanspannung werden die Muskeln völlig anders angespannt, NICHT, als ob die Muskulatur, wegen des viel zu großen Widerstandes, ihre Anspannung nicht in die tatsächliche Bewegung umsetzen kann.

3. „Es kommt dadurch zu keiner Hemmung der Aktivierung. Dies ist verständlich, weil es sich um globale, reziproke Muster handelt."

Diese zwei Sätze beweisen par excellence das ganze medizinische Schwerverbrechen, den Betrug und die durchgeführte Manipulation der Menschen, Therapeuten, Ärzte und Eltern behinderter Kinder mit einem sinnlosen „Wörterfabrikat ohne menschlichen Inhalt" (Feldenkrais, *Bewusstheit durch Bewegung*, Suhrkamp, S. 71) dank der viel zu verbreiteten Bereitschaft einer grundsätzlichen Ignoranz. Von welcher „Hemmung", welcher „Aktivierung" und von welchen „globalen, reziproken Mustern" ist hier die Rede? Solche Begriffe können auch im Bezug auf das Flattern eines Huhns, das durch die Ladung aller seiner Nervenzentren wegen der Aufregung vor seiner Enthauptung eine Weile danach ohne irgendwelche „Hemmung der Aktivierung" „globale, reziproke Muster" ausführt, angewandt werden.

Seit mehr als einem Jahrhundert ist bekannt, dass keine Nervenzellen in der Hirnrinde stimuliert werden können, ohne dass auch benachbarte Nervenzellen mehr oder weniger reagieren, besonders, wenn der Reiz eine bestimmte Intensität überschreitet.

Ein Beispiel dafür wurde in einem früheren Kapitel dieses Buches beschrieben, das ich im Kontext dieses Kapitels über das Vojta-Verfahren hier wieder aufgreifen möchte. Es geht um das Bewegen des Ringfingers bei Menschen, die noch nicht gelernt haben, ein Musikinstrument zu spielen – eine Tätigkeit, die eine getrennte Betätigung einzelner Finger voraussetzt. Man kann lernen, den Ringfinger allein zu bewegen, ohne dass sich die anderen Finger mit bewegen. Das erfolgt durch Impulse an die Hirnrinde – anfangs sehr schwach durch sehr kleine und leicht ausgeführte Bewegungen des Ringfingers.

Dasselbe kann sogar nur durch die Vorstellung der Bewegung durchgeführt werden: Die Vorstellung einer Bewegung allein kann die Nervenzentren mobilisieren, die für die Ausführung dieser Bewegung zuständig sind. Das Erlernen einer neuen Funktion im Nervensystem bedeutet demnach in erster Linie das Hemmen von unnötigen, dieser Funktion nicht dienenden Handlungen und Reaktionen. Je heftiger das Ansprechen von Nervenzellen ist, desto größer wird auch die Wahrscheinlichkeit, dass benachbarte Nervenzellen mit reagieren und umso geringer ist dann die Möglichkeit, die überflüssige Aktivierung zu hemmen.

Jede Aufregung, die durch übermäßige Anstrengung, Angstzustände oder Schmerzen verursacht wird, reizt große Areale in der Großhirnrinde, wodurch keine Differenzierung in der Reaktion mehr ermöglicht wird. Ein weiteres Beispiel ist ein Schauspieler, der seine Stimme mehr oder weniger so beherrscht, dass er in der Lage ist, den gleichen Satz leise, lauter und sehr laut auszusprechen oder zu singen. Dies wird nicht mehr möglich sein, wenn derselbe Schauspieler oder Sänger zum Beispiel nur am Kragen gehalten über einem tiefen Abgrund hängt. Sein gesamtes Nervensystem wird zu einer undifferenzierten „globalen" Reaktion mobilisiert, so wie es bei einem heftigen Angstschrei geschieht. In einem solchen Zustand ist kein leises Sprechen mehr möglich und keine sanfte Melodie kann gesungen werden – da dies eine viel feinere Motorik und eine viel differenziertere Mobilisierung des Nervensystems benötigt, als wenn die ganze Hirnrinde und somit der gesamte Körper lediglich durch einen Angstschrei mobilisiert werden.

4. „Ihre Intensität wird durch den Widerstand sogar noch gesteigert."

Eine natürlich entstandene Bewegung braucht und hat keine „Intensität". Umso weniger wird diese Bewegung weder durch irgendeinen äußeren Widerstand provoziert noch gesteigert. Sie entsteht im Idealfall unter minimaler Anspannung der Muskulatur, dank einer maximalen Anpassung des Nervensystems und des Körpers an das Schwerkraftfeld, d. h. mit geringster Mühe, als ob das Skelett sich von allein bewegen würde. So wie man das Arbeiten eines gesunden Herzens nie spüren wird, so wird im Idealfall die Tätigkeit der Muskulatur nie als schwere Arbeit empfunden.

Außerdem gibt es nirgendwo in unserem Körper ein sogenanntes „Reflexkriechen", weil Kriechen eine Funktion ist, die Zeit braucht, bis sie im Nervensystem reif wird. Hier drei Zitate (eines am Ende dieses Kapitels, zwei zu Beginn des nächsten Kapitels) von vielen aus den Feldenkrais-Schriften zum Thema Reflex versus Lernen und funktionale Entwicklung:

> „Ein Reflex ist ein biologisches Erbe, das in der Regel bei einer ganzen Gruppe von Tierarten anzutreffen ist. Dabei spielt es keine Rolle, ob das Individuum irgendwelche Vorerfahrungen hat, denn der erste Reiz löst die gleiche Reaktion aus wie der zweite. Jeder läuft nach bestimmten Gesetzen ab, beispielsweise nach dem Gesetz über die Ermüdung der Nervenzelle. Die entsprechende Reaktion wird jedes Mal ausgelöst, wenn der Reiz auftritt. Ein solches Erbe ist genetisch, d. h. es wird über die Gene der jeweiligen Art an jedes Individuum weitergegeben."
>
> — *Moshé Feldenkrais* [98]

---

98 *Der Weg zum reifen Selbst*, Junfermann, 1994, S. 24

„Das Körperbild" – Fragment aus einem Vortrag

„Es gibt auf dem Gebiet der Psychologie und Neurologie den Begriff des Körperbildes. Es gibt den Begriff Körperbild auch in der Anatomie, oder, um genauer zu sein, der Physiologie. Es gibt ein funktionales Körperbild in Aktion. Es gibt auch das Körperbild, das Sie sehen. Es gibt vier Körper oder vier Vorstellungen vom Körperbild.

Was sind diese Begriffe? Dasjenige, das Sie sehen, ist das einfachste. Sie sehen einen Körper und da gibt es nichts weiter zu erklären. Welches ist der physiologische Körper? Im Gehirn liegt der motorische Cortex, von dem aus Impulse das Hirn verlassen und zum Rückenmark wandern. Diese Impulse dirigieren die Muskeln zur Handlung. Es ist gleichgültig, welche Handlung; solange es keine willkürliche Kontrolle gibt, gibt es keine Impulse aus dem Gehirn.

Wenn es Impulse aus dem motorischen Cortex gibt, lösen sie Koordination aus, das heißt Impulse von dem Teil des Gehirns, der vorne im oberen Teil des Schädels liegt. Der motorische Cortex sendet Impulse zum Rückenmark, das den Muskeln direkt Befehle erteilt. Deshalb können Sie sich bewegen, auch wenn Sie schlafen. Obwohl der Teil, der im bewussten Zustand genutzt wird, schläft, können die Beine Bewegungen machen. Wenn man beispielsweise jemanden mit einer Nadel sticht oder das Bein mit etwas Heißem berührt, wird der Mensch sein Bein bewegen. Das gehört nicht zum Gehirn, da es eine Reflexbewegung ist, die direkt aus dem Rückenmark kommt. In diesem oberen Teil des Gehirns kann man alle Zellen mit einer Nadel stimulieren und unterscheiden, welcher Muskel zu bestimmten Zellen gehört. Ich beziehe mich hier nur auf primitive Bewegungen, die simple Kontraktion eines Muskels. Sie werden das kleine Bild eines Menschen finden, wenn Sie im Cortex eine Zelle nach der anderen stimulieren. Das heißt, dass sich durch diese Zellen ein Bild im Gehirn formt. Wenn man beispielsweise die Zellen berührt, die die Muskeln der Hand dirigieren, wird man langsam alle Zellen finden, die die Hand dirigieren, und sie werden allmählich eine bestimmte Gestalt annehmen. Diese Gestalt nennt man Homunkulus, wie ein kleiner Mensch."

— Moshé Feldenkrais [99]

„Für den Menschen ist Lernen, vor allem organisches eine biologische, um nicht zu sagen: eine physiologische Notwendigkeit. Wir lernen gehen, sprechen, auf Stühlen oder im Schneidersitz oder wie die Japaner sitzen; wir lernen lesen, schreiben, malen, zeichnen, Instrumente spielen, pfeifen. Wir haben so gut wie keine Instinkte fürs Essen und Trinken, und unser Leben wird mindestens ebenso sehr von unserer kulturellen Umwelt bestimmt wie unsere biologischen Voraussetzungen.

Die Bahnen im Nervensystem eines Embryos, eines Kleinkindes und eines Kindes werden durch seine Sinne, Gefühle und kinästhetischen Empfindungen, wie seine räumliche, zeitliche, elterliche, soziale und kulturelle Umwelt sie in ihm hervorruft, gleichsam verdrahtet. Da jedoch organisches Lernen beim Kind eine komplexe Struktur und verschiedene miteinander verbundene Funktionen ins Spiel bringt und sich über mehrere Jahre erstreckt, kann solches Lernen nicht ohne Unvollkommenheiten, Fehler und Mißlingen geschehen. Organisches Lernen ist individuell und geht ohne einen Lehrer vor sich, der etwa in einer bestimmten Zeit zu bestimmten Ergebnissen gelangen möchte. Es dauert so lange, wie der Lernende beim Lernen bleibt.

Dieses organische Lernen ist langsam und kümmert sich nicht um die Bewertung etwaiger Ergebnisse als gut oder schlecht. Es hat keinen erkennbaren Zweck, kein Ziel. Es wird gelenkt einzig von dem Gefühl der Befriedigung, das sich einstellt, wenn jeder

---

99 Aus einer Vorlesung von Moshé Feldenkrais, die er während seines Gruppenunterrichts in Tel Aviv in den 60er Jahren gehalten hat.

neue Versuch als weniger ungeschickt empfunden wird als der vorangegangene, weil jetzt ein kleiner Fehler vermieden wurde, der zuvor als unangenehm oder als hinderlich empfunden worden war. Es kann vorkommen, daß der Lernende, von den Eltern oder von wem auch immer angefeuert oder gar gedrängt, irgendein erstes Gelingen zu wiederholen, Rückschritte macht, daß er regrediert; weitere Fortschritte können so um Tage, ja Wochen verzögert werden oder überhaupt ausbleiben.

Die Entwicklung körperlicher Strukturen geht zusammen mit den Versuchen des Lernenden, in seiner Umwelt zu funktionieren. Ein Kleinkind wird sich so lange nur von einer Seite auf die andere rollen, wie die Nervenstrukturen, welche Augen, Ohren und Halsmuskulatur miteinander verbinden, noch nicht genügend herangereift sind, um andere Bewegungen zu ermöglichen. (Ich möchte hier nicht von unserem unmittelbaren Thema abschweifen, indem ich von der Rolle spreche, die die Entwicklung des globus pallidus für das primitive Kriechen (Robben) spielt, oder von der des corpus striatum oder sonstiger späterer Entwicklungen des Gehirns, die mit weiteren Fortschritten der Körperbewegung zusammenhängen.)"

— Moshé Feldenkrais [100]

Im letzten Absatz dieses Zitates wird es nur über zwei von vielen biologisch-physiologischen Tatsachen nebenbei erwähnt, dass ein Kriechreflex nur als Erfindung von Herrn Dr. Vojta betrachtet werden kann, die nichts mit der Wirklichkeit zu tun hat.

Beim Lesen oder Hören von Feldenkrais' Vorträgen und Büchern begreift jeder, wenn er es denn möchte, wie viele Aspekte in der funktionalen Entwicklung bei Vojta schlicht ignoriert werden. Womit hat Vojta sich eigentlich so einen großen Ruhm verdient? Ich denke, dass die Ignoranz bei den Men-

---

[100] *Die Entdeckung des Selbstverständlichen*, Suhrkamp Taschenbuch 1440, 1987, S. 58-59

schen – auch heute noch – derart verbreitet ist, dass man nicht den Mut hat zu fühlen und zu denken, um Therapien wie die von Vojta abzulehnen. Man ist desorientiert durch die Desinformation und den psychischen Terror, dem die Eltern behinderter Kinder durch Ärzte und Therapeuten ausgesetzt werden, damit diese ihre Kinder in die Hände solcher Therapeuten geben.

> *"Sie sehen, wie viel Zeit ich mir in der vorbereitenden Phase meiner Arbeit mit einem solchen (behinderten) Kind nehme, um dem Kind das Gefühl zu vermitteln, dass es als eigenständiges Wesen empfunden wird und nicht als eine Nummer im Krankenhaus. Für mich ist dieser der wichtigste Teil meiner Sitzung.*
>
> *Zum ersten Mal ist dieses Kind ein Mensch mit Recht auf eigenen Anspruch ... und all meine Sorge beim Umgehen mit einem Kind, das nicht antworten kann, das nicht weinen oder schreien kann und diese Behandlung in einer fremden Umgebung über sich ergehen lassen muss, ist, ihm auch nicht den geringsten Schmerz zuzufügen, nicht einmal den Schatten eines Schmerzes, und wie sie sehen werden, wie feinfühlig mit ihm umgegangen wird ... Aber das ist etwas, das ein dem Leben ganz eigenes Element enthält. Ein Austausch zwischen zwei Nervensystemen und dies mittels einer sensorischen Verbindung."*
>
> — *Moshé Feldenkrais* [101]

---

[101] Feldenkrais über seine Arbeit mit einem behinderten Kind, die er vor seinen Schülern in seinem letzten Kurs im Jahr 1981 im Videoformat vorgestellt hat.

"Betrachtet man irgendeinen Instinkt, so wird man eine bemerkenswerte Entdeckung machen: dass unter allen Instinkten nur einer die Bewegung hemmt, nämlich die Furcht. Wenn ein Tier erschrickt, erstarrt es oder es rennt davon. In einem oder im anderen Fall hält es zunächst kurz inne. Dieses Verhalten wird erzeugt von der ersten Reaktion auf den Reiz, der die Furcht ausgelöst hat: einer heftigen Kontraktion sämtlicher Beuger, vor allem im Unterleib, und einem Anhalten des Atems, worauf bald eine ganze Reihe vasomotorischer Störungen folgt, z. B. beschleunigter Puls, Schwitzen, auch Harn lassen und sogar Stuhlleerung ..."

— *Moshé Feldenkrais* [102]

An diesem Zitat kann man erkennen, wie weit ein „Verbalisieren" von Verhaltensphänomenen und der Umgang mit selbst gebastelten Fachbegriffen zu Fehlinterpretationen führen und Fehlinterpretationen zulassen kann, sodass das hier dargestellte Körperschema der Angst in eine Methode wie die von Vojta als „Kriechreflex" umbenannt werden kann.

„Die Ähnlichkeit der Reaktionen eines Neugeborenen, wenn man ihm die stützende Unterlage entzieht, mit denen eines Erwachsenen auf Furcht und Erschrecken ist bemerkenswert. Die Reaktion aufs Fallen ist bei Geburt vorhanden, demnach angeboren und von individueller Erfahrung unabhängig. Es ist daher richtig, von der instinktiven Reaktion auf das Fallen zu sprechen.

Von Charles Darwin gibt es ein Buch über den **Gefühlsausdruck bei Mensch und Tier** *(1872). Trotz vieler Ungenauigkeiten ist es ein sehr wichtiges Buch, und ich glaube, man wird es mit der Zeit für das erste zuverlässige Werk auf dem Gebiet der Psychologie erkennen. Es enthält mehr Fakten*

---
[102] *Die Entdeckung des Selbstverständlichen*, Suhrkamp, S. 92-93

über am lebenden Körper wahrgenommene Gefühle als viele jüngere Abhandlungen über Psychologie. Die Furcht-Haltung, das Kopfsenken, das Sich-Zusammenkauern, das Beugen der Knie usw., wie Darwin sie hier beschreibt, sind Details der Kontraktion sämtlicher Beuger, soweit diese mit dem Stehen vereinbar ist.

Eine Reaktion, welche derjenigen ähnelt, die der Erwachsene als Furcht empfindet, kann beim Neugeborenen nur dadurch hervorgerufen werden, dass man seine Lage im Raum abrupt ändert. Wenn es dann, etwa drei Wochen nach der Geburt, besser zu hören beginnt, wird es auch auf starke Geräusche reagieren. Bekanntlich strahlen und breiten sich Reize, bestimmten Gesetzen gemäß, desto mehr aus, je stärker sie sind. Wird eine Hand auch nur mäßig gezwickt, so wird diese Hand reflexiv zurückgezogen. Zwickt man sie stärker und hindert sie daran sich zu bewegen, so wird der andere Arm zucken. Verstärkt man den Reiz noch mehr, so kann es geschehen, dass die Beine und der ganze Körper in Bewegung geraten.

M. A. Minkowski hat an menschlichen Embryos extreme Ausstrahlungen beobachtet, d. h. die Ausbreitung einer Erregung über das gesamte Nervensystem. Kratzt man z. B. die Fußsohle, so reagiert die gesamte Muskulatur, also auch Rumpf, Hals und Kopf. Auch bei Neugeborenen breiten Erregungen sich mehr aus als bei Erwachsenen. Starke Geräusche reizen den Schneckenzweig des Gehör-, d. i. des achten Schädelnervs. Die Erregung greift auf den Vorhofzweig des gleichen Nervs über. Diese Ausstrahlung geht nicht von diesem Nerv selbst aus, sondern von den ersten Relais und im Erwachsenen vielleicht von noch höheren Zentren.

Der achte Schädelnerv gabelt sich nah beim Innenohr in zwei Zweige: den Schneckenzweig, der mit dem Gehör, und den Vestibulär- oder Vorhofzweig, der mit dem Gleichgewicht zu tun hat. Schlägt man bei Testut oder in Shaefers Anatomie nach, so kann man sehen, wie eng und wie vielfältig diese beiden Zweige miteinander verknüpft und verbunden sind. Die

Ausbreitung starker Impulse beschränkt sich natürlich nicht nur auf diese beiden Zweige des achten Schädelnervs: weiter oben, in der oberen Olive (einem Teil der Medulla oblongata), werden Reizungen durch starke Geräusche sich weiter ausbreiten und den zehnten Schädelnerv reizen, durch den das Anhalten des Atems ausgelöst wird."

— Moshé Feldenkrais [103]

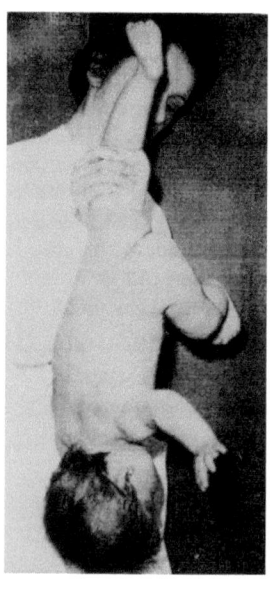

„Kopfabhangversuch nach Collis (Collis 1954) (Collis vertikal, modifiziert von Vojta)

Ausgangslage: Rückenlage.

Auslösung: Man hält das Kind an einem Knie (beim jungen Säugling am Oberschenkel) und bringt es plötzlich, mit dem Kopf nach unten, in die Vertikale."

— Václav Vojta [104]

„Eine Reaktion, welche derjenigen ähnelt, die der Erwachsene als Furcht empfindet, kann beim Neugeborenen nur dadurch hervorgerufen werden, dass man seine Lage im Raum abrupt ändert."

— Moshé Feldenkrais [105]

---

[103] *Die Entdeckung des Selbstverständlichen*, Suhrkamp, S. 94-95

[104] *Die Zerebralen Bewegungsstörungen im Säuglingsalter*, Ferdinand Enke Verlag, Stuttgart, 1988, S. 32

[105] *Die Entdeckung des Selbstverständlichen*, Suhrkamp, S. 94-95

Zur Begründung dieser „Untersuchung" schreibt Dr. Vojta Folgendes:

> „Bemerkung: I. Die Bedeutung dieser Reaktion in der klinischen Anwendung liegt in ihrer enormen Empfindlichkeit; denn unserer Erfahrung nach erscheint bei einer abnormalen posturalen Raktibilität schon in der Neugeborenzeit eine klare abnormale Streckreaktion des freigelassenen Beines, von der später noch gesprochen wird ..."

Diese fachmedizinisch anmutende sehr künstliche Einteilung in Mini-Reaktionen bei sehr groben Reizen steht eigentlich außerhalb jeglicher entwicklungsbezogener Beobachtung. Sie hat wie alle anderen „medizinischen Späße" bei solchen „Untersuchungen" absolut keine Relevanz für die Planung und den Verlauf einer späteren Therapie beim betroffenen Kleinkind. Der Grund dafür ist, dass eine wirklich wirkungsvolle Therapie ständige Veränderungen in der funktionalen Entwicklung eines Kindes hervorruft. Gerade dank dieser Veränderungen erübrigt sich jede diagnostische Feststellung: Was jetzt festgestellt wird, wird im nächsten Moment nicht mehr gültig sein, weil sich das Kind bei einer wirkungsvollen Therapie in jedem Moment neue Fähigkeiten und Fertigkeiten aneignet, die mit den ursprünglichen „diagnostischen" Feststellungen immer weniger zu tun haben.

Das „plötzliche" Heben eines Säuglings an nur einem Bein aus der waagerechten Lage bis zum vollständigen Hängen mit dem Kopf nach unten, um zu sehen, ob das andere Bein sich beugt oder streckt oder welcher Arm sich in welcher Richtung beugt, ist in der Tat genauso relevant für die Festlegung einer Diagnose oder Therapie, wie das Aufhängen eines Stücks Vieh an einem Bein vor oder nach dem Schlachten.

Abgesehen von der Angst, die das Schleudern an einem Bein durch die Luft bei kleinen Kindern hervorruft, hat man dabei bedacht, dass durch derart ruckartiges Heben des ganzen Kindes im knorpeligen, noch sehr weichen Hüftgelenk zumindest Schmerzen oder gar Verletzungen verursacht werden?

Wie oft haben Orthopäden bei behinderten Kindern einige Jahre später nach solchen Untersuchungen festgestellt, dass der Oberschenkelkopf aus seiner Pfanne herausgesprungen ist, und das nicht nur bei Kindern mit stark verspannten Abduktoren?

Hat man sich auch einmal überlegt, wie viel Druck auf das noch sehr weiche Bein an der Griffstelle notwendigerweise ausgeübt werden muss, um das ganze Kind nicht langsam und vorsichtig, sondern sehr rasch vom Liegen zum Hängen mit dem Kopf nach unten zu bewegen?

„3. Kinder, die jünger als 5 Monate sind, muß man unbedingt aus der Rückenlage heraus untersuchen. Einmal weil jeder Säugling in den ersten 4 Lebenswochen eine massive ventrale Beckenbeugehaltung hat, zum anderen weil ein pathologisches Kind mit mittelschweren ZKS im Alter von 4-5 Monaten noch eine deutliche Beckenbeugehaltung zeigt. Somit wird bei der Prüfung der Peiper-Isbert-Reaktion aus der Bauchlage heraus ein massiver Stretch auf die Hüftbeuger ausgeübt. Durch die primitive Irradiation erscheint dann eine Kontraktion der ventralen Rumpfmuskulatur. Fehlende Nackenstreckung ist die Folge. Somit wird die Reaktion wieder artefiziell als abnormal bewertet. 4. Ist das Kind älter als 6 Monate, ist die Auslösung der Peiper-Isbert-Reaktion aus der Bauchlage günstiger. Das Kind hat wenig Möglichkeiten, sich an den Untersuchenden anzuklammern."

— *Václav Vojta* [106]

Hat man sich überlegt, was mit dem Gesicht des Kindes im Moment seines Zuges nach hinten oben geschieht, wenn das „Verfahren" so wie oben

---

[106] *Die Zerebralen Bewegungsstörungen im Säuglingsalter*, Ferdinand Enke Verlag, Stuttgart, 1988, S. 32

beschrieben, aus der Bauchlage ausgeführt wird? Kann der „Untersuchende" das ruckartige Heben so steuern, dass die Nase des Kindes nicht schmerzhaft auf der Unterlage scheuert? Was geschieht bei derart ruckartigem Hochziehen mit dem Nacken, dem Lendenbereich und dem Hüftgelenk?

Wozu können solche Maßnahmen für die spätere Behandlung eines Säuglings oder Kleinkindes wirklich nützlich werden? Diese und viele andere Fragen hat sich anscheinend noch kein Arzt oder Therapeut ernsthaft gestellt.

Anweisungen zu sadistischen Handlungen werden in sogenannten Medizin- und Therapiebüchern veröffentlicht und massenweiße praktiziert, ohne dass jemand den Mut hat, etwas dagegen zu unternehen, um diese massenweise Schändung von behinderten Säuglingen und Kleinkindern zu stoppen. Die Geschichte der Menschheit wiederholt sich nicht, sie dauert an – sie nimmt nur andere Formen.

Das Dritte Reich konnte nur 12 Jahre existieren, weil Hitler und die Nazis viel zu sehr die Interessen der Alliierten gefährdet haben. Was die Massenermordung der Juden betrifft, das hat in der Tat niemanden interessiert, genauso, wie es niemanden interessiert hat, dass im damaligen Jugoslawien 55 Jahre später wieder in Europa Hunderttausende Menschen vergewaltigt, misshandelt und ermordet wurden.

Dass eine Methode wie die von Vojta noch zugelassen, verschrieben und von den Krankenkassen seit 1968 finanziert wird, interessiert die Politiker noch viel weniger als die Massenmorde. Deshalb werden diese „spaßigen" Untersuchungen an behinderten Kleinkindern noch tausend Jahre andauern können, weil diese behinderten kleinen Kinder keine Lobby haben.

„Gewöhnlich ist jede Kombination von Impulsen, die das Zentralnervensystem von den Eingeweiden her, von den Muskeln und vom Soma allgemein erreicht, mit einem Gemütszustand gekoppelt. Da Muskelkontraktion willentlich beherrscht werden kann, erzeugt sie ein Gefühl der Macht und Herrschaft über die Empfindungen und Gefühle. Dem ist auch tatsächlich so. Jedem Gemütszustand entspricht ein persönliches konditioniertes Schema von Muskelkontraktionen, ohne das er gar nicht existieren würde."

— *Moshé Feldenkrais* [107]

Das sind nur einige von viel zu vielen Gründen, die eigentlich ein ganzes Buch verdienen, um zu beweisen, warum die Ärzte und die Therapeuten, die eine Methode wie die von Vojta oder Glenn Doman praktizieren und befürworten, wegen direkter oder indirekter Kindesmisshandlung und Mitwirkung zur Nötigung behinderter Säuglinge und Kleinkinder unter schwerste Strafe gestellt werden sollten und ihnen die Zulassung als Ärzte und Therapeuten ein Leben lang entzogen werden sollte.

Einige Therapeuten und sogar zwei Ärzte haben mir im Vertrauen gesagt, dass sie ihren Job verlieren würden, wenn sie die Vojta-Methode nicht weiter anwenden bzw. verschreiben würden. Das sind die eigentlichen Regeln und Kriterien, nach denen man in Deutschland und in den meisten osteuropäischen Ländern behinderte Kleinkinder nach Vojta behandelt.

---

107 *Die Entdeckung des Selbstverständlichen*, Suhrkamp Taschenbuch 1440

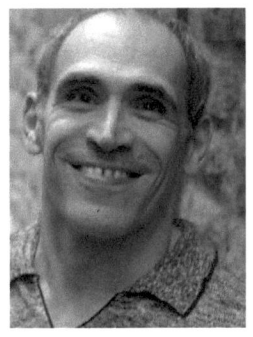

Paul Doron Doroftei

Kunstmaler, Tonmeister und Feldenkrais Pädagoge, 1954 in Bukarest geboren, erkrankte in früher Kindheit an spastischer Lähmung.

Als junger Kunstmaler international anerkannt.

1972 Begegnung mit Dr. Moshé Feldenkrais und Anfang einer zehnjährigen Selbsterfahrung und Schulung in der Feldenkrais Methode, unter der Leitung von Moshé Feldenkrais. Durchbruch im eigenen Gesundheitszustand.

Beschäftigung mit den vielfältigen Problemen der physiologischen Störungen bei Gesunden wie bei Behinderten, die u. a. zur Entwicklung orthopädischer Behandlungsmittel führte, die in Deutschland und in Israel patentiert wurden. Seit 1986 erteilt Paul Doron Doroftei Einzel- und Gruppenunterricht, hält Seminare und Vorträge in Therapiezentren und therapeutischen Ausbildungsstätten, in Volkshochschulen, Musikhochschulen, und Theatern, wie auch für das allgemeine Publikum in Deutschland, England, Italien, der Schweiz und U.S.A. Veröffentlichungen in der Fachpresse in Deutschland, England und Italien. Vorträge auf Kongressen in Deutschland (Feldenkrais Europäischer Kongress, Heidelberg 1995; Musiktherapie, Hamburg 1996; Musikmedizin, Freiburg am Breisgau 2003) und U.S.A. (Annual Conference of North American Feldenkrais Guild 2003, The Moshé Feldenkrais Centennial Weekend Celebration 2004).

Einen Schwerpunkt seiner Tätigkeit bildet die Arbeit mit spastisch und anderweitig körperbehinderten Kindern, sowie mit Musikern und Tänzern, mit deren spezifischen Problemen er sich seit Jahren erfolgreich auseinandersetzt.

Paul Doron Doroftei ist akkreditierter Assistent-Ausbilder der Feldenkrais Methode.